湖南省中医药专长绝技

古老神奇的灸法
——化脓灸治疗肺系疾病

主审　常小荣　何清湖

主编　刘　密　卓玉翠

全国百佳图书出版单位

中国中医药出版社

·北京·

图书在版编目（CIP）数据

古老神奇的灸法：化脓灸治疗肺系疾病 / 刘密，卓
玉翠主编 . -- 北京：中国中医药出版社，2024.5
ISBN 978-7-5132-8750-0

Ⅰ . ①古… Ⅱ . ①刘… ②卓… Ⅲ . ①化脓灸－经验
Ⅳ . ① R245.8

中国国家版本馆 CIP 数据核字（2024）第 079853 号

中国中医药出版社出版
北京经济技术开发区科创十三街 31 号院二区 8 号楼
邮政编码　100176
传真　010-64405721
三河市同力彩印有限公司印刷
各地新华书店经销

开本 710×1000　1/16　印张 18.5　彩插 0.5　字数 292 千字
2024 年 5 月第 1 版　2024 年 5 月第 1 次印刷
书号　ISBN 978 - 7 - 5132 - 8750 - 0

定价　76.00 元
网址　www.cptcm.com

服 务 热 线　010-64405510
购 书 热 线　010-89535836
维 权 打 假　010-64405753

微信服务号　zgzyycbs
微商城网址　https://kdt.im/LIdUGr
官 方 微 博　http://e.weibo.com/cptcm
天猫旗舰店网址　https://zgzyycbs.tmall.com

如有印装质量问题请与本社出版部联系（010-64405510）

《古老神奇的灸法——化脓灸治疗肺系疾病》

编委会

序

习近平总书记对中医药的传承与发展非常重视，并多次强调中医药在保健、治病和康复中的重要作用。中医药是中华民族宝贵的文化遗产，具有深厚的历史积淀和独特的疗效，应当发扬光大、传承创新。要推动中医药走向世界，为人类健康事业作出更大的贡献。在习近平总书记的领导下，政府出台了一系列支持中医药传承与发展的政策措施，促进中医药在临床实践、科研创新、国际交流等方面取得更大成就，为中医药的传承与发展提供了强大的政治保障，推动了中医药事业的蓬勃发展。

中医药的传承与发展需要在理论和临床实践上不断进行探索和总结。传统中医药理论对于肺系疾病的认识和治疗有着独特的见解，如"肺主气，司呼吸，开窍于鼻，其华在毛""肺主宣发与肃降""肺主通调水道""肺朝百脉，主治节"等，这些理论为治疗肺系疾病提供了理论指导。中医师经过大量的临床实践，积累了丰富的经验，并总结出许多有效的治疗方法和药方，为肺系疾病的治疗提供了重要参考。化脓灸作为一种独特的中医药疗法，在治疗肺系疾病方面有着得天独厚的优势。它是通过燃烧中草药或其他物质产生的热量刺激穴位，从而治疗疾病的方法，具有疗效确切、操作简便等特点，适用于多种肺系疾病的治疗。

《化脓灸治疗肺系疾病》不仅是对中医学的传承，更是对针灸疗法的创新和完善，是响应习近平总书记"做好中医药守正创新、传承发展工作"的具体表现。化脓灸有着悠久的历史，湖南省张家界市慈利县民间流传的烧艾灸医术由来已久。慈利县中医医院在传统疗法的基础上探索出化脓灸对治疗肺系疾病有独特的效果，不仅研制出艾炷和药膏，还对治疗方法进行了改进，把直接灸改为局部麻醉后施灸，减少了患者的痛苦。目前，化脓灸有规范的疗程和有效的穴位组合与搭配，并能根据每个患者的体质和伴随症状差异，配以不同功效的用药，做到个体化治疗。经过临床验证，化脓灸用于肺系疾病治疗取得了满意效果，目前已成为治疗哮喘、咳嗽等疾病的有效方法之一。本书的问世无疑将更好地推广和应用这一疗法，为中医学的发展注入新的活力。

本书的编写得到湖南中医药大学、湖南医药学院、宁夏医科大学等单位中青年学者的参与和支持。他们不仅具有深厚的中医药功底和丰富的临床经验，更对化脓灸治疗肺系疾病有着独到见解，为本书的编写提供了坚实的理论基础和丰富的临床案例，使本书学术价值得以提升。

希望本书能够为中医学界带来启发和思考，引起更多的医务工作者对中医疗法进行关注和研究。同时，也希望这本书能够为广大读者提供有益的知识和实践指导，促进中医疗法的应用和推广。

最后，希望《化脓灸治疗肺系疾病》的出版能为中医学的发展作出更大贡献，愿本书能够成为中医学术研究领域的里程碑，为针灸学的发展开辟新的道路。

国家"万人计划"教学名师

全国老中医药专家学术经验继承工作指导老师　常小荣

湖南中医药大学二级教授

2024 年 2 月

编写说明

　　国家对中医药事业的发展给予了高度重视，并出台了一系列扶持政策。国家中医药管理局发布的《关于加强中医外治法工作的指导意见》提出了一系列促进中医外治法发展的措施，包括加强中医外治法的基础研究、推广应用和人才培养等。为进一步完善中医外治法的理论体系，提高中医外治法的普及率，我们组织编写了《化脓灸治疗肺系疾病》一书，以总结化脓灸治疗肺系疾病的临床经验，推广中医传统外治法的临床应用。

　　化脓灸是灸法的一种，在中医学中占有重要地位，早在两千年前就在民间得到广泛运用。经过长期的临床实践，化脓灸被证实对一些疾病的治疗具有显著效果。慈利县有着悠久的中医药历史和独特的中医药文化，化脓灸作为一种独特的针灸疗法，在肺系疾病的治疗中显现出较好的疗效和应用价值。

　　本书首次系统论述了慈利化脓灸的理论及操作技法，丰富了中医外治法的治疗范围，有较高的学术价值。参与本书编写者均为中医药行业的高层次人才。本书从理论和实践两个方面对化脓灸进行了阐述，具有以下特点：一是系统性，本书比较全面地介绍了化脓灸疗法的理论基础、技术方法和临床应用，从历史渊源到现代研究，内容全面，层次分明。二是实用性，本书重点介绍了化脓灸在多种肺系疾病中的临床应用，临床医生可直接用于临床实践，提高治疗效果。

　　本书共四章，由湖南中医药大学针灸学学科团队和湖南省慈利县中医医院相关专家、医疗团队共同编写。第一章由尹鸿智、刘倩、王璐瑶、李祖强、杨翟璨、王伟彤、鲁祥、黎萍编写；第二章由宁克辉、丁攀婷、徐璇、梁枝懿、周竞颖、胡宗仁、朱晓雪、呙安林编写；第三章由阳晶晶、何灏龙、文琼、孙圣安、邱冉冉、李琴、杨柳、戴芹编写；第四章由朱明新、于正枚、邱冉冉、刘芊言、闫朝勃、陈琳、曹思慧、肖逸、张汝涵、周品汐、袁泉、贾铝编写。全书由阳晶晶、郭斌、徐璇统稿，刘密、卓玉翠总把关，常小荣、何清湖主审。

本书的编写目的是让更多人了解和认识慈利化脓灸治疗肺系疾病的独特之处和优势，以此推动中医药特色技术的传承和发展。希望本书能为广大读者提供有益参考，如有不足之处，欢迎指正，以便再版时修订提高。

《化脓灸治疗肺系疾病》编委会

2024 年 1 月

目　录

第一章

化脓灸的历史渊源

第一节　中医肺病理论发展简史

中医肺系疾病一般包括感冒、咳嗽、哮证、肺胀、喘证、肺痈、肺痿、肺痨等，西医学的呼吸系统常见疾病，诸如上呼吸道感染、急慢性支气管炎、支气管哮喘、支气管扩张、肺炎、肺气肿、肺脓肿、肺结核等均可参考肺系疾病论治。中医肺病学作为中医临床医学的一个主要学科，也是在实践中逐步发展和完善起来的。早在甲骨文中便记载了20多种疾病，其中与肺有关的疾病有鼻病、咽喉病。我国最早的诗歌集——《诗经》中记录了不少治疗肺病的常用药，如贝母、桑叶。大量文献资料说明，中医学对肺病的生理病理具有系统的认识，对其防治具有丰富的经验与良好的效果。这些经验经过长期反复验证，不断地得到完善。其形成和发展，上可追溯至春秋战国，下可至当代，是一个相当长的时期。

要了解中医肺脏疾病，必先清楚中医对肺的有关论述。肺，在脏腑中位置最高，有"华盖"之称，上通鼻窍，外合皮毛，与自然界息息相通，对抗外部能力差，易受外邪侵袭，故又有"娇脏"之称。肺为"娇脏"，指的是肺在脏腑中位置最高，且肺娇嫩，不耐寒热，为清虚之体。肺在体合皮毛，在五行中属金，为阳中之阴，与自然界秋气相适应。其生理功能主要为主气，司呼吸。肺主气包括主呼吸之气和一身之气。肺主行水，通调水道，肺气的宣发与肃降运动，推动和调节全身水液的输布与排泄。肺主宣发与肃降，主宣发是指肺具有向上升宣、向外布散气与津液的作用；肃降是指肺具有向内、向下布散气和津液的作用。肺朝百脉，主治节，说的是肺具有治理和调节呼吸运动、全身气机、血液运行及津液代谢作用，是肺生理功能的概括。

中医肺脏病理论肇基于先秦，形成于秦汉，充实于晋隋唐，发展于宋金元，成熟于明清，又经过现代长期的中医理论体系形成，是伴随着中医藏象学说的形成、中医理论的整理、临床实践和实验研究而逐渐形成和发展起来的。其理论发展过程大体可概括为五个阶段，即理论萌芽阶段、理论形成阶段、理论丰富阶段、理论发展阶段及理论成熟阶段。

一、理论萌芽阶段——先秦时期

早在远古时期，人类在与自然界的长期斗争中，为了免遭各种病邪的侵袭，常常采取一些简便易行的方法进行防治。《周礼》曰："春时有痟首疾，夏时有痒疥疾，秋时有疟寒疾，冬时有嗽上气疾。"对咳、嗽疾病等有相应的记载。我国古代人体解剖生理的发源较早，早在先秦典籍中就有肺等脏腑名称的记载。《管子·水地》记载："五味者何？曰五脏。酸主脾，咸主肺，辛主肾，苦主肝，甘主心。"《吕氏春秋·孟夏纪》载："孟夏之月，日在毕，昏翼中，旦婺女中。其日丙丁，其帝炎帝，其神祝融，其虫羽，其音徵，律中仲吕，其数七，其性礼，其事视，其味苦，其臭焦，其祀灶，祭先肺。"而肺在《说文解字》中解释为"肺字从肉，从市"。市同"芾"，指草木茂盛的样子，也有人认为是"勃"的初文。这表明，肺的本意取象于根深叶茂的树木形态，这与现代肺的解剖结构是相似的。由此说明，古人对肺的解剖是有一定认识的。而"肺"字声旁一方面显示了肺发声的生理功能，另一方面体现了其志所属，肺在志属悲，而肺与悲的古音，两者系帮母双声，月、微旁对转，故有同源关系，这就进一步说明在当时根据人体器官部位的不同、作用互异，而确立了相关专有名词。公元79年面世的《白虎通义》一书中，已明确了脏腑名称的含义。《白虎通义》认为，"肺之为言费也，情动得序"。《释名》记载："肺，勃也，言其气勃郁也。"费，资用也，耗也，呼吸之气资用不歇，情动所以得序也，而《释名》所言，或是指肺中充满气时，勃然壮盛郁逆而短之状。在此时期，古人尤其注意到五脏与五行的紧密关系。《黄帝内经》成书之前，一直存在五脏与五行两种配属方法，一种是古文《尚书》提到的配属法，即肺配火，这种配属法在《礼记·月令》《吕氏春秋·十二记》《明堂月令》中均有记载。这种配属法实际上源于古人对五脏实际解剖位置的观察，因为五行本身亦含有五方的规定性。五脏在人体之中，肺的位置最高，故配五行之火。另一种五行五脏的配属方法为古文《尚书》所记载，其具体搭配为肺配金，五脏的方位变为肺属金居右。这种配属显然已与五脏的实际解剖位置没有关联，而完全源自对五脏功能属性的认识。这种认识受中国传统文化轻体重用思想的影响。《黄帝内经》理论体系在形成之时，便完全采用第二种配属方法，这种以功能属性为基础的配属方法，不仅直接影响着《黄帝内经》理论对五脏特性的规定，而且也渗透到《黄帝内经》理论的各个方面。

二、理论形成阶段——战国－秦汉时期

战国至秦汉时期，人类由奴隶社会过渡到封建社会，伴随着政治经济、科学文化水平的不断提高，进一步促进了中医药事业的向前发展。在东汉早期的武威汉简中就记载有久咳上气、气逆、喉中如百虫鸣、声音嘶哑、鼻不利等肺系常见病症，并详细记载了药物的剂量、制药方法、服药时间，以及各种不同的用药方式。这些都从一个侧面反映了当时肺病临床医学的进步和发展。《黄帝内经》《难经》《伤寒杂病论》《神农本草经》四部经典著作的问世，奠定了中医理论体系，其中《黄帝内经》的问世标志着中医肺脏病理论体系的形成。

（一）《黄帝内经》

《黄帝内经》从藏象思维出发，建构藏象学说的生理、病理、疾病形成的病因及诊断和治疗的系统理论，它以功能相关、属性相关为前提，并经过长期临床实践、验证、完善和提高。它采取五行模式将人体分为五大系统，并与自然界相关事物相联系，建立以五脏为核心的人体整体功能动态模型。

1.《黄帝内经》对肺脏病理论的贡献

（1）明确了肺脏的位置及生理功能。如《灵枢·九针论》强调"肺"在五脏中位置最高，提出"肺者，五脏六腑之盖也"。而在《灵枢·本脏》则记载"巨肩反膺陷喉者，肺高；合腋张胁者，肺下"等有关肺脏位置受胸廓形态影响的描述，反映出古人对肺位于胸腔已有了明确认识。《素问·灵兰秘典论》记载："肺者，相傅之官，治节出焉。"在生理功能方面，《内经》明确指出"肺者，气之本""诸气者，皆属于肺"，这是说肺有主气的生理功能；如"上焦开发，宣五谷味，熏肤，充身，泽毛，若雾露之溉，是谓气""上焦出气，以温分肉而养骨节，通腠理"，是指肺的宣发作用；"通调水道"是指肺的宣降功能对水液的输布、运行、排泄所起的疏通和调节作用；"肺朝百脉"是说全身的血液都要通过经脉而聚会于肺；"主治节"则说明肺有辅助心治理调节全身气血运行的作用。

（2）以阴阳五行理论构建了肺脏系统理论体系。如《素问·六节藏象论》说："肺者气之本，魄之处也。其华在毛，其充在皮，为阳中之太阴，通于秋气。"《灵枢·脉度》记载："肺气通于鼻，肺和则鼻能知香臭矣。"《素问·宣明五气》提出："五脏化液……肺为涕。"《素问·金匮真言论》指出："西方白色，入通于肺，开窍于鼻，藏精于肺，故病在背。其味辛，其类金，其畜马，其谷稻，其应四时，上为太白星，是以知病之在皮毛也。其音商其数九，其臭腥。"《素问·阴阳应象大论》曰："西方生燥，燥生金，金生辛，辛生肺，肺生皮毛，皮毛生肾。肺主鼻，其在天为燥，在地为金，在体为皮毛，在脏为肺，在色为白，在音为商，在声为哭，在变动为咳，在窍为鼻，在味为辛，在志为忧。"以上观点进一步阐述了肺的功能及其同五体、五味、五声、五色、五液、七窍等之间的关系。

（3）阐述了肺脏疾病的病因病机。《素问·至真要大论》认为"诸气膹郁，皆属于肺"，这是对肺系疾病病机的高度概括。且对引起咳嗽的病因病机做了比较详细的论述，如《素问·咳论》指出："五脏六腑皆令人咳，非独肺也……皮毛者，肺之合也。皮毛先受邪气，邪气以从其合也。其寒饮食入胃，从肺脉上至于肺，则肺寒，肺寒则外内合邪，因而客之。"这些论述，至今仍对临床具有指导意义。

（4）描绘了手太阴肺经的循行路线及所主病证。《灵枢·经脉》记载："肺手太阴之脉，起于中焦，下络大肠，还循胃口，上膈属肺，从肺系横出腋下，下循臑内，行少阴心主之前，下肘中，循臂内上骨下廉，入寸口，上鱼，循鱼际，出大指之端。其支者，从腕后直出次指内廉，出其端。是动则病肺胀满，膨膨而喘咳，缺盆中痛；甚则交两手而瞀，此为臂厥。是主肺所生病者，咳，上气喘渴，烦心胸满，臑臂内前廉痛，厥，掌中热。气盛有余，则肩背痛风寒，汗出中风，小便数而欠。气虚，则肩背痛寒，少气不足以息，溺色变。"叙述了肺经的循行路线及其呈现出的一系列病证症状。

（5）提出了肺脏病证表现及虚实辨证要点。《黄帝内经》关于肺脏病的研究，其关注点是在辨证方面。《素问·脏气法时论》曰："肺病者，喘咳逆气，肩背痛，汗出，尻阴股膝，髀腨胻足皆痛。虚则少气不能报息，耳聋嗌干。"《灵枢·本神》记载："肺气虚，则鼻塞不利少气，实则喘喝胸盈仰息。"《素问·方盛衰论》曰："肺气虚，则使人梦见白物，见人斩血藉藉。得其时，则梦见兵战。"《灵枢·淫邪发梦》则记载："肺气盛，则梦恐惧、哭泣、飞扬。"《素问·大奇论》载："肺之雍，喘而两胠满。"《素问·标本病传论》论述："肺病喘咳，三日而胁支满痛，一日身重体痛，五日而胀。"《灵枢·五邪论》曰："邪在肺，则病皮肤痛，寒热，上气喘，汗出，咳动肩背。"《素问·至真要大论》则提出："诸气膹郁，皆属于肺。"这些论述均讨论了肺气虚、实等病理变化及其临床表现，明确提及了"虚"证及"实"证对肺气"虚""实"的认识，为后世医家对肺的进一步辨证打下了坚实的理论基础，且体现了《黄帝内经》时代八纲辨证的萌芽。《素问·刺热论》曰"肺热病者，先淅然厥，起毫毛，恶风寒，舌上黄，身热，热争则喘咳，痛走胸膺背，不得太息头痛不堪，汗出而寒""肺热病者，右颊先赤"。具体论述了五脏热病的病理、临床证候及其在颜面部的分布表现。《素问·痿论》记载："肺者，脏之长也，为心之盖也，有所失亡，所求不得，则发肺鸣，鸣则肺热叶焦。"讨论了肺痿的病理与临床表现。《素问·咳论》认为咳嗽系由"皮毛先受邪气，邪气以从其合也""肺咳之状，咳而喘息有音甚则唾血"，强调了肺脏受邪及功能失调均能导致咳嗽的发生。肺胀源于《灵枢·胀论》和《灵枢·本脏》，"肺胀者，虚满而喘咳""肺高则上气肩息咳"。提示喘证以肺为主病之脏，并以呼吸气促、鼻扇、抬肩为特征。

（6）确立了肺脏疾病的诊断及治疗原则。《黄帝内经》着重于色诊、脉诊，指出"夫脉之小大滑涩浮沉，可以指别；五脏之象，可以类推；五脏相音，可以意识；五色微诊，可以目察……白，脉之至也，喘而浮，上虚下实，惊，有积气在胸中，喘而虚，名曰肺痹"，对肺的平脉、病脉、死脉论述颇详："平肺脉来，厌厌聂聂，如落榆荚，曰肺平，秋以胃气为本。病肺脉来，不上不下，如循鸡羽，曰肺病。死肺脉来，如物之浮，如风吹毛，曰肺死。"对肺系疾病的预后及护理，指出"病在肺，愈在冬，冬不愈，甚于夏，夏不死，持于长夏，起于秋，禁寒饮食、寒衣"。同时提出了一些治疗原则："肺欲收，急食酸以收之，用酸补之，辛泻之。"

2.《黄帝内经》防治肺病的系统论述 《黄帝内经》对咳嗽、哮病、肺胀、咯血、失音、鼻渊、肺痿等病的病名厘定和临床发病机制及特征进行了较系统的论述，初步奠定了中医防治肺病的理论基础。

（1）咳嗽 《黄帝内经》对咳嗽的病因、症状、证候分类、病理转归及治疗等问题做了较系统的论述，并列《素问·咳论》专篇讨论。该书记载："皮毛者，肺之合也；皮毛先受邪气以从其合也。"就咳嗽病因指出了内、外两方面，外因主要是外感风寒，由皮毛而入，合于肺而为病；内因则指出寒饮入胃，则冷饮之邪循胃口上膈，从肺系上干肺而致咳。其认为咳嗽是肺的病变，故《素问·宣明五气》说："肺为咳。"但《素问·咳论》指出："五脏六腑皆令人咳，非独肺也。"说明其他脏腑受邪，皆可影响于肺而发生咳嗽。从治疗来说，提出五脏之咳应取俞穴，六腑之咳应取合穴。

（2）哮病　《素问·阴阳别论》说："阴争于内，阳扰于外，魄汗未藏，四逆而起，起则熏肺，使人喘鸣。"《素问·通评虚实论》亦有"乳子中风热，喘鸣肩息"的记载。喘，指气喘；鸣，指喉间作声。《素问·太阴阳明论》又把这一症状称作"喘呼"，谓："犯贼风虚邪者阳受之……阳受之则入六腑……入六腑则身热，不时卧，上为喘呼。""喘呼"也就是气喘而呼鸣有声的意思。可见《黄帝内经》不仅对哮病的临床特征有所掌握，而且还认识到本病主要是肺的病变，且与其他脏腑有关。

（3）喘证　《黄帝内经》最早记载了喘的名称、临床表现及病因病机。如《灵枢·五阅五使》说"肺病者，喘息鼻张"；《灵枢·本脏》也说："肺高则上气肩息。"《黄帝内经》认为，喘主要是肺与肾的病变，如《素问·脏气法时论》说："肺病者，喘咳逆气，肩背痛，汗出……虚则少气不能报息……肾病者，腹大胫肿，喘咳身重。"至其病因，则与"风热""水气""虚邪贼风""岁火太过""岁水太过""气有余"等有关。

（4）肺胀　《灵枢·经脉》有"肺手太阴之脉……是动则病肺胀满膨膨而喘咳"；《灵枢·胀论》说"肺胀者，虚满而喘咳"，说明肺胀是一种虚实相兼的复杂证候。

（5）肺痨　《灵枢·玉版》说"咳，脱形，身热，脉小以疾"，生动地描述了肺痨的一些主症及其慢性衰弱性表现。

（6）咯血　《素问·至真要大论》说："少阳司天，火淫所胜，则温气流行，金政不平，民病……咳唾血。"《灵枢·经脉》说："肾足少阴之脉……是动则病饥不欲食，面如漆柴，咳唾有血，喝喝而喘。"说明外邪侵袭及脏腑病变均可导致咯血。

（7）其他　关于失音，《黄帝内经》中指出有两种不同的情况：一是感受外邪，二是脏气内伤，均可致失音。感受外邪者与肺有关，五脏内伤者主要涉及心肾。而鼻渊的论述，最早亦见于《黄帝内经》，如"少阴之复懊热内作，烦躁鼽嚏……甚则入肺，咳而鼻渊"。

（二）《难经》

《难经》在《黄帝内经》的基础上有所发挥。第一，《难经》记载了肺脏的重量及形态。《难经·四十二难》曰："肺重三斤三两，六叶两耳，凡八叶，主藏魄。"第二，提出了肺与呼吸的关系。《难经·四难》曰："脉有阴阳之法，何谓也？然：呼出心与肺，吸入肾与肝，呼吸之间，脾受谷味也，其脉在中。浮者阳也，沉者阴也，故曰阴阳也。心肺俱浮，何以别之？然：浮而大散者心也；浮而短涩者肺也。"第三，指出了诊肺脉的方法。《难经·五难》曰："脉有轻重，何谓也？然：初持脉，如三菽之重，与皮毛相得者，肺部也。"第四，描述了肺病的内外之证。《难经·十六难》云："假令得肺脉，其外证面白，善嚏，悲愁不乐，欲哭；其内证脐右有动气，按之牢若痛；其病喘咳，洒淅寒热。有是者肺也，无是者非也。"

《难经·六十八难》指出："五脏六腑，皆有井荥俞经合，皆何所主？然：经言所出为井，所流为荥，所注为俞，所行为经，所入为合。井主心下满，荥主身热，俞主体重节痛，经主喘咳寒热，合主逆气而泄。此五脏六腑井荥俞经合所主病也。"因此对于肺脏病的针灸治疗，大多遵循"治脏者治其俞，治腑者治其合，浮肿者治其经"的原则，是故五脏之咳，应取俞穴；六腑之咳，应取合穴。故古代医家在治疗五脏咳时，选用本经的俞穴；治疗六腑咳时，选用本经的合穴，而伴有浮肿时则选用本经的经穴。故古代医家的处方中较常选用太渊（肺经腧穴）、足三里（胃经合穴）、支沟（三焦经经穴）。

（三）《伤寒杂病论》

后世医家在《黄帝内经》和《难经》的基础上，更有较大的发挥。张仲景在《伤寒论》中创六经辨证，将肺脏病的咳、喘放在太阳病篇，方证相对，所创麻黄汤、桂枝加厚朴杏子汤、大小青龙汤、麻杏甘石汤等经典方剂临床实用疗效显著。《金匮要略》则根据脏腑病机对疾病的脉症进行分析，归纳为某种证候类型，即应用脏腑辨证的方法对杂病进行分析。它对疾病的分析，以辨证为主，同时还注意到辨病。《金匮要略》强调辨病的思想，并且体现为对于疾病病科的设立，不满足于以疾病的主证作为病种，而追求朝着病种的方向不断分化。《金匮要略》关于肺系病证的内容较为丰富，论述了肺痿、肺痈、咳嗽、上气、肺胀及支饮等多种疾病。

《金匮要略·肺痿肺痈咳嗽上气病脉证治》首次提出肺痈病名，"咳而胸满振寒，脉数，咽干不渴，时出浊唾腥臭，久久吐脓如米粥者，为肺痈"，并列专篇进行论述，指出成脓者治以排脓，未成脓者治以泻肺，分别制订了相应的方药，还强调早期治疗的重要性。并指出肺胀的主症为"咳而上气，此为肺胀，其人喘，目如脱状""上气喘而躁者，属肺胀，欲作风水，发汗则愈"，在此提出"发汗"的治法。

全观《金匮要略》条文，肺胀的病机似属素有水饮内蓄，因外感而触发。其将证候分为六种类型，一是寒饮郁肺证，方药用射干麻黄汤；二是痰浊壅塞证，方药用皂荚丸；三是水饮内结证，方药用泽漆汤；四是水饮上迫证，方药用厚朴麻黄汤；五是饮热互结、热盛于饮证，方药用越婢加半夏汤；六是饮热互结、饮盛于热证，方药用小青龙加石膏汤。均描述了各类证候的临床表现并提出了各种具体的治法及方药。该篇对肺胀的病因病机、证候分类、治法和方药论述详细，为后世认识和治疗肺胀奠定了基础。

《金匮要略·肺痿肺痈咳嗽上气病脉证治》在《黄帝内经》的基础上深化了对肺痿的认识，将肺痿列专篇论述，对其主症、病因病机、辨证治疗均做了系统介绍，如："风伤皮毛，热伤血脉；风舍于肺，其人则咳，口干喘满，咽燥不渴，多唾浊沫，时时振寒。热之所过，血为之凝滞，蓄结痈脓，吐如米粥，始萌可救，脓成则死。"并创麦门冬汤治虚热肺痿。

《金匮要略·痰饮咳嗽病脉证并治》则论述了支饮等病证"咳逆倚息短气不得卧，其形如肿，谓之支饮"，若饮停心下，上迫于肺，证情较重者可见"喘满，心下痞坚，面色黧黑"等。

三、理论丰富阶段——晋隋唐时期

晋隋唐时期，由于医疗实践的丰富，使得医家对肺脏病的认识得到了充实和完善。与《金匮要略》相比，晋隋唐时期对肺脏病的病因病机、诊断及治法的认识又进一步创新，并补充了临床症状、治疗方药和预后判断等方面。

晋代医家王叔和在《脉诀》中提出："肺脏最居先，大肠通道宣。兑为八卦地，金属五行牵。皮与毛相应，魂将魄共连。鼻闻香臭辨，壅塞气相煎。语过多成嗽，疮浮酒灌穿。脂膏凝者吉，枯骨命难全。本积息贲患，乘春右胁边。顺时浮涩短，反即大洪弦。实梦兵戈竞，虚行涉水田。三斤三两重，六叶散分悬。"在诊脉的理论、方法和临床意义等方面，较秦汉时期论述得更系统全面。《脉经》收入了《伤寒杂病论》的许多内容，书中对肺痿的论治除现存《金匮要略》有关条文外，尚有其他脉证、预后判断及鉴别诊断，如："寸口脉不出，反而发汗，阳脉早索，阴脉不涩，三焦踟蹰，入而不出，阴脉不涩，身体反冷，其内反烦，多唾唇燥，小便反难，此为肺痿。伤于津液，便如烂瓜，亦如豚脑，但坐发汗故也。肺痿，其人欲咳不得咳，咳则出干沫，久久小便不利，甚则脉浮弱……师曰：肺痿咳唾，咽燥欲饮水者，自愈。自张口者，短气也。咳而口中自有津液，舌上苔滑，此为浮寒，非肺痿也。"晋代葛洪《肘后备急方》中有四方治肺痿咳嗽，吐涎沫，心中温温，咽燥而不渴者：一为生姜、人参、甘草、大枣；二为甘草；三为生天门冬（捣取汁）、酒、饴、紫菀；四为甘草、干姜、枣。进一步认识到肺痨具有传染性，指出"死后复传之旁人，乃至灭门"，并创立"尸注""鬼注"之名。

隋代巢元方在《诸病源候论》中对各种病证的病因、病理和临床证候的描述，远较秦汉时期的著作全面、系统而详尽。《诸病源候论·咳嗽候》在《黄帝内经》论"五脏六腑皆令人咳"的基础上，又把咳嗽分为"风咳""寒咳""支咳""肝咳""心咳""脾咳""肺咳""肾咳""胆咳""厥阴咳嗽"十种咳嗽病，并对这十种咳嗽做了症状的描述及鉴别。如："一曰风咳，欲语因咳，言不得竟是也。二曰寒咳，饮冷食寒，入注胃，从肺脉上气，内外合，因之而咳是也。"《诸病源候论》将哮病称为"上气鸣息""呷嗽"，并对其病机有精辟的阐发："肺主于气，邪乘于肺，则肺胀，胀则肺管不利，不利则气道涩，故气上喘逆，鸣息不通。"该书还指出本病之发生与痰有关："其胸膈痰饮多者，嗽则气动于痰，上搏喉咽之间，痰气相击，随嗽动息，呼呷有声。"其书虽不载方药，但对本病有"应加消痰破饮之物"的原则性提示。《诸病源候论》同样对喘证也做了相应论述，认为因"肺主于气"，故喘与上气、咳逆上气一类疾患均系肺的病变，但有虚实之异。如《诸病源候论·虚劳病诸候》云"肺主于气……气有余则喘满逆上；虚劳之病，或阴阳俱伤，或血气偏损，今是阴不足，阳有余，故上气也"，即是论虚喘。又《诸病源候论·气病诸候》云"肺主于气，邪乘于肺则肺胀……故气上喘逆"，即是论实喘。对肺痿的病因病机及转归预后等做了进一步探讨。"大发汗后，因复下之，则亡津液，而小便反利者此为上虚不能制于下也。虚邪中于肺，肺痿之病也。欲咳而不能，唾浊涎沫，此为肺痿之病也。""肺主气，为五脏上盖。气主皮毛，故易伤于风邪。风邪伤于腑脏，而血气虚弱，又因劳役大汗之后，或经大下而亡津液，津液竭绝，肺气壅塞，不能宣通诸脏之气，因成肺痿也。其病，咳唾而呕逆涎沫，小便数是也。咳唾咽燥，欲饮者必愈。欲咳而不能咳，唾干沫而小便不利者难治。诊其寸口脉数，肺萎也，甚则脉浮弱。"明确提出肺痿的成因是外邪犯肺，或劳役汗下过度，阴津亏耗，肺气受损，壅塞而成，较仲景认识更为全面。对本病的预后也从咳否、小便利否、欲饮否等方面做了探讨。《诸病源候论·咳逆上气》曰："肺虚为微寒所伤则咳嗽，嗽则气还于肺间则肺胀，肺胀则气逆，而肺本虚，气为不足，复为邪所乘，壅否不能宣畅，故咳逆，短乏气也。"指出肺气郁滞、痰浊内生是引起肺胀的原因，并贯穿肺胀的始终。《诸病源候论·肺痈候》曰："肺痈者……寒乘虚伤肺，寒搏于血，蕴结成痈，热又加之，积热不散，血败为

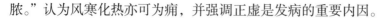

脓。"认为风寒化热亦可为痈，并强调正虚是发病的重要内因。

唐代孙思邈所著的《备急千金要方》在论述方剂的分类和各种处方的适应证时，对《伤寒杂病论》的辨证论治理论体系有所发展，尤其在脏腑辨证方面有了长足的进步，其内容更丰富。在咳嗽、哮证、喘证等病证的论治方面，《备急千金要方》和王焘《外台秘要》均多宗巢元方之说，其以广搜博采为特点，保留了古代医家许多宝贵的经验。如《外台秘要·卷九·久咳坐卧不得方》所载"久患气嗽，发时奔喘，坐卧不得，并喉里呀声"的证候和以麻黄、杏仁为主药的处方，就很明确地认识到本病的发作性和证候特点。在肺痈病的论治上，《备急千金要方·卷十七·肺痈》除引用《金匮要略》治疗肺痈的桔梗汤、葶苈大枣泻肺汤外，还提出著名的苇茎汤，以清肺排脓，活血消痈，此为后世治疗肺痈的要方，并指出服后"当有所见吐脓血"。此外还有"治咳有微热烦满，胸心甲错，是为肺痈者方"，即用合欢皮治疗肺痈之始。在《外台秘要·卷十》列有"肺痈方九首"，其中"疗肺痈，经时不瘥"的桔梗汤，以《金匮要略》的桔梗汤加地黄、当归、白术、薏苡仁、败酱、桑白皮而成，近世对肺痈之经久不愈、气血衰弱者，仍多采用。同时《备急千金要方》明确了肺实热证的概念，《备急千金要方·肺脏·肺虚实·肺实热》云："右手寸口气口以前脉阴实者，手太阴经也，病苦肺胀，汗出若露，上气喘，咽中塞，如欲呕状，名曰肺实热也。"指出肺实热可以引起肺胀。还有"肺胀气抢胁下热痛""肺胀胁满，呕吐上气"等症状的描述，皆是针对肺实热证而言。而在肺痿的论治上，《备急千金要方》在《金匮要略》基础上将肺痿分为热在上焦和肺中虚冷类，认为"肺痿虽有寒热之分，从无实热之例"。在治疗上认为虚寒可用生姜甘草汤、甘草汤；虚热可用炙甘草汤、麦门冬汤、白虎加人参汤。并指出胃反关上寒可成肺痿："胃反为病，朝食暮吐，心下坚如杯升，往来寒热，吐逆不下食，此为关上寒游所作，将成肺痿。"书中还指出用温中生姜汤治肺虚寒羸瘦缓弱、战掉嘘吸、胸满肺痿。《千金翼方》则指出肺痿并非皆为虚证，"寸口脉微而迟，尺脉沉即为血，滑即为实，血实内结，入络胸臆，肺痿色薄，不能喘息"，对《金匮要略》的治法又有所补充。王焘在《外台秘要·咳嗽门》中提出"肺气咳经久将成肺痿",并在《外台秘要·肺痿门》中补充"肺痿涎唾多,心中温温液液者",用炙甘草汤。随着对肺痨的认识不断深入,《备急千金要方》明确了肺痨病因病位的认识,提出"劳热生虫在肺",并把"尸疰"列入肺脏病篇,确认病位在肺。

晋隋唐时期,医家对于针灸治疗肺病的认识比战国—秦汉时期医家更上一层台阶。在《甲乙经》中就有对于各种肺病治疗的记载,如治疗咳嗽上气,有:"咳逆上气,咽喉鸣喝喘息,扶突主之;咳逆上气唾沫,天容及行间主之;咳逆上气,咽喉痈肿,呼吸短气,喘息不通,水突主之(一本作天突);咳逆上气,喘不能言,华盖主之;咳逆上气,唾喘短气不得息,口不能言,膻中主之;咳逆上气,喘不得息,呕吐胸满,不得饮食,俞府主之;咳逆上气,涎出多唾,呼吸喘哮,坐卧不安,彧中主之;胸满咳逆,喘不得息,呕吐烦满,不得饮食,神藏主之……"治疗寒咳有:"凄凄寒咳,吐血逆气,惊心痛,手阴郄主之。"治疗热咳有:"咳面赤热,支沟主之。"治疗痰嗽短气唾血则有:"咳嗽中鸣,咳唾血,大钟主之。"又有:"咳血,大陵及郄门主之。"而对于咳嗽杂病则有:"咳逆不止,三焦有小气,不能食,维道主之。咳干呕满,侠白主之。咳而胸满,前谷主之。"唐代孙思邈在其著作《千金翼方》《备急千金要方》中同样也有针灸治疗肺脏病的诸多记载,如《千金翼方》提到:"寒咳、支咳、肝咳,刺足太冲。心咳,刺手神门。脾咳,刺足太白。肺咳,刺手太渊。肾咳,刺足太溪。胆咳,刺足阳陵泉。厥阴咳,刺手大陵。"又有:"上气咳逆,短气气满,食不下,灸肺募五十壮。上气咳逆,短气,风劳百病,灸肩井二百壮。上气短气咳逆,胸背彻痛,灸风门热府百壮。上气咳逆,短气胸满多唾,唾血冷痰,灸肺俞五十壮。上气气闷咳逆,咽塞声坏,喉中猜猜,灸天瞿(一名天突)五十壮。上气,胸满短气,灸云门五十壮。上气咳逆,胸痹彻背痛,灸胸堂百壮,忌刺。上气咳逆,灸膻中五十壮。灸咳,手屈,臂中有横纹,外骨捻头得痛处二七壮。"而在《千金要方》则记载:"缺盆、心俞、肝俞、巨阙、鸠尾,主咳唾血。肺俞、肾俞,主咳喘少气百病。"又有："少海主气逆，呼吸噫哕呕。中府主肺紧急咳嗽胸痛。劳宫主气逆噫不止。三里主咳嗽多唾。"《古今医鉴》载："远年咳嗽，灸直骨穴即愈。如不与其病不可治。艾炷如小豆大，灸三壮，男左女右。"说明此时对于针灸治疗肺脏病的认识已大大提高。

四、理论发展阶段——宋金元时期

宋金元时期是我国医学史上的一个重要转折期，随着中医各种流派的产生，各家纷起，学术争鸣，使得人们对肺病的认识又有了新的突破。这一时期医家明确具体地阐述了肺脏病证的分型与方剂分类，为治疗肺脏疾病提供了可以遵循的法则，从而提高了肺脏病的临床防治效果。

宋代医家对肺脏理论的研究，尤贵在崇尚实践，除了脏腑生理解剖知识的不断积累及对脏腑的循名责实不断深化，主要表现在实践中所得的许多认识达到了新的水平，无论在基础理论还是在论病施治中，均有所体现。哮病，《圣济总录》虽没有专门论及，但所论之"伤寒喘""肺实""肺气喘急"等证，无疑也包括哮病在内。在"伤寒喘"一证里，就指出"其证不一"，有邪气在表、邪实在里以及水气郁热之异；并强调治法虽多，但"各求其本"已经初具辨证论治的规模。该书单"肺气喘急"一门就有治疗哮病处方35方。再如《普济本事方》还载有治哮病专方"紫金丹"，以砒剂治哮，至今还为临床所用。严用和在《济生方》对喘证的论述比较全面："诸气皆属于肺，喘者亦属于肺……将息失宜，六淫所伤，七情所感，或因坠堕惊恐，渡水跌仆，饱食过伤，动作用力，遂使脏气不和，营卫失其常度，不能随阴阳出入以成息，促迫于肺，不得宣通而为喘也……更有产后喘急，为病尤亟，因产所下过多，荣卫暴竭，卫气无所主，独聚于肺，故令喘急……治疗之法，当推其所感，详其虚实冷热而治之。"由此可见，宋代医家对于喘证的认识已日趋丰富与深刻。唯此期著作，差不多都把哮病与喘证混论，统称为喘。《太平惠民和剂局方》论述了"肺为四脏之上盖，通行诸脏之精气，气则为阳，流行脏腑，宣发腠理，而气者皆肺之所主"，"夫肺主于气，为四脏之上盖，其气通于皮毛，故令风邪易伤也，若人气血虚弱，动作劳伤，多吐利者"。在对肺胀的论述中，《圣济总录》曰："肺胀者，手太阴经是动病也。邪客于肺，脉气先受之，其证气胀满，膨膨而喘咳，缺盆中痛，甚则交两手而瞀，是为肺胀也。脉经谓肺胀者，虚而满，喘咳逆倚息，目如脱，其脉浮是也。"指出了肺胀的发病与临床表现。《圣济总录·肺胀》载肺胀证，治九方证中有五方证考虑到外感因素，药用麻黄或蝉蜕解表。肺痈在《太平圣惠方》中作为内痈之一，《太平圣惠方·卷六十一·辨痈疽证候好恶法》中具体指明痈疽"五善七恶"的各种症状，对深入观察病情、判断疾病预后很有参考价值。《三因极一病证方论》始以"痨瘵"定肺痨名，《济生方》亦用"痨瘵"之名以统诸称，并列"痨瘵"专篇，认识到肺痨有"传变不一，积年染疰，甚至灭门"的特殊性，并指出"五劳六极，非骨蒸、传尸之比，多由不能卫生，始于过用"所致，从发病学上把痨瘵与一般的虚劳病证划分了界限。宋代《孔氏谈苑》有一段比较符合矽肺的记载："贾谷山采石人，末石伤肺，肺焦多死。"阐明了职业是"采石人"，病因是"末石伤肺"，病机和转归是"肺焦"，预后则是"多死"。

金代医家刘完素《素问玄机原病式》依据《黄帝内经》理论，本着"医道法乎自然"的观点，借助五运六气学说取象比类地归纳五脏各自的功能属性。在正常情况下金主秋，在六气为燥（清），在人体为肺；如果发生了病变，则"肺本清，虚则温"。把五运六气与人体脏腑生理病理联系起来，并从温清寒热中观察每一脏的虚实。并在《河间六书》提出了肺消证的症状及方药："心移寒于肺，肺消，饮少溲多，当补肺平心。死而可治，乃心肺为贼也。黄芪汤主之。"《素问病机气宜保命集·咳嗽论》记载："咳谓无痰而有声，肺气伤而不清也；嗽谓无声而有痰，脾湿动而为痰也；咳嗽谓有痰而有声，盖因伤于肺气，动于脾湿，咳而为嗽也。"指出了咳嗽与肺气、脾湿的关系。

元代医家李杲在《黄帝内经》治则的指导下，提出了肺脏病具体的治法、方剂和药物。同时期张子和在《儒门事亲》中则对风、寒、暑、湿、燥、火六种咳嗽，分别制订了相应方剂，并提出"老幼强弱虚实肥瘦不同，临时审定权衡可也，病有变态，而吾之方亦与之俱变"的论点，示人治疗要因人而异，方随证转。王好古的《此事难知》则对《素问·咳论》的十一种咳证，分别提出了具体处方，多为后世医家引用，并在其《汤液本草》中记载："肺苦气上逆，急食苦以泻之，诃子皮；欲收，急食酸以收之，白芍药；以辛泻之，桑白皮；以酸补之，五味子。虚则五味子补之；如无他证，钱氏阿胶散补之。脾乃肺之母，以甘草补脾，实则桑白皮泻之；如无他证，以泻白散泻之。肾乃肺之子，以泽泻泻肾。"滑伯仁发展了《难经》"六叶两耳"的说法，提出"肺之为脏，六叶两耳，四垂如盖……中有二十四孔，行列分布"。葛可久《十药神书》是我国现存第一部治疗肺痨的专书，其对肺痨病病机、治法的论述及其十首良方的创设，对后世肺痨治疗学和营养疗法的发展以及虚劳病治法的完善，具有重要的学术价值和深远的影响。书中论述了肺痨的病机，即"虚火上炎，克伐肺金""气血精津亏损"，并把"虚则补之"作为治疗肺痨的基本治则。葛可久开篇就明确提出用药次第的重要性："余以用药次第，开列于后；用药之法，逐一条陈。""如呕血咳嗽者，先服十灰散劫住；如不住者须以花蕊石散止之。大抵血热则行，血冷则凝，见黑则止，此定理也。止血之后，患人必疏解其体，用独参汤补之，令其熟睡一觉，不要惊动，醒则病去六七矣。次服保真汤止嗽宁肺，太平丸润肺扶痿，消化丸下痰疏气，保和汤分治血盛、痰盛、喘盛、热盛、风盛、寒盛六事，加味治之，余无加法。"又服药法曰："三日前服保真汤，三日后服保和汤，二药相间服之为准。每日仍浓煎薄荷汤灌漱喉中，用太平丸徐徐咽下，次嚼一丸缓缓化下，至上床时候。如此用之，夜则肺窍开，药必流入肺窍，此诀最为切要。如痰壅，却先用饧糖烊消化丸百丸吞下，又依前嚼太平丸，令其仰卧而睡，嗽必止矣。如有余嗽，可煮润肺膏服之，复其根本，完其真元，全愈之后，方合十珍丸服之，此谓收功起身药也。"其中出血之标急者，急以十灰散、花蕊石散止之；平素咳嗽、虚弱、骨蒸、本虚的调理则以保和汤、保真汤主之，并可根据兼证的不同有所增损；若遇咳嗽剧者又有太平丸、消化丸之截药以止之；病情稳定，即以润肺膏、白凤膏、补髓丹调补收功；将脏器疗法引入痨病的治疗中，并直接将羊肺与此二方化裁用以为君来治疗久嗽、肺燥、肺痿。总之，《十药神书》一书，小之则仅十方，大之则既可融汇诸家治血之要法，又可融汇金元诸家治疗虚劳的主张，还可窥见孙思邈治疗虚劳的思路以及食补、脏器疗法的特色。齐德之《外科精义·论诊候肺痈肺痿法》将肺痈称为肺疮："其肺疮之候，口干喘满，咽燥而渴，甚则四肢微肿，咳唾脓血，或腥臭浊沫。""大凡肺疮，当咳嗽短气，胸满时唾脓血，久久如粳米粥者难治；若呕脓而不止者，亦不可治也。其呕脓而自止者，将自愈，其脉短而涩可自痊，浮大者难治，其面色当白而反面赤者，此火之克金，皆不可治。"指出肺痈的预后，凡病进邪盛，如呕脓不止、面赤脉大者，预后不良；病退邪衰，如呕脓自止、脉短而涩者，预后较好，对临床有一定的指导意义。朱丹溪集河间、东垣之学，善治杂病，创见颇多。在《丹溪心法》一书中始以"哮喘"作为独立的病名成篇，他认为"哮喘必用薄滋味，专主于痰"，并把哮喘的治法精辟地概括为"未发以扶正气为主，既发以攻邪气为急"的治疗原则。《丹溪心法·喘》记载："六淫七情之所感伤，饱食动作，脏气不和，呼吸之息，不得宣畅而为喘急。亦有脾肾俱虚体弱之人，皆能发喘。"认识到六淫、七情、饮食所伤、体质虚弱皆为喘证的病因。《丹溪心法·咳嗽》则结合四时季节的变化及一日之中的咳嗽时间分析病机，进行论治。如"上半日多嗽者，此属胃中有火，用贝母、石膏降胃火；午后嗽者多属阴虚，必用四物汤加炒黄柏知母降火"等，为咳嗽辨证论治提供了新的内容。《丹溪手镜》中明言肺痿热在上焦，对病因方面认识与《金匮要略》一脉相承，见症则与《外台秘要》肺痿门之论述相似，治疗宗《金匮要略》甘草干姜汤方义偏于温中健脾，燥湿化痰。而在《丹溪心法》中治虚劳肺痿，咳中有血，咳嗽不止，往来寒热，自汗，用益气养阴、清热化痰之法。《丹溪心法·咳嗽》中最早提出肺胀痰夹瘀血证候，明言"肺胀而嗽，或左或右，不得眠，此痰夹瘀血碍气而病"，强调痰瘀互结闭阻于肺，并提出了"宜养血以流动乎气，降火疏肝以清痰"的治则，方药用四物汤加桃仁、诃子、青皮、竹沥、姜汁之类治疗。还强调对于无外邪而内虚之肺胀，治法为敛肺化痰，方药用诃子、海浮石、香附、瓜蒌仁、青黛、半夏、杏仁、姜汁为末，蜜调噙化之。在此提出了用蜂蜜和药末含服的服药方法。朱丹溪在《十药神书》的基础上突出了肺痨的病机重点，在《丹溪心法·痨瘵》一书中倡"痨瘵主乎阴虚之说"，确立了滋阴降火的治疗大法。

宋金元时期是肺脏病的理论发展阶段，也是针灸防治肺脏病的理论发展阶段。宋代窦材在其著作《扁鹊心书》中记载："一人病咳嗽、盗汗、发热、困倦、咸食，四肢逆冷，六脉弦紧，乃肾虚也，先灸关元五百壮……"又："久咳而额上汗多，或四肢不时微冷间发热困倦者，乃劳咳也，急灸关元三百壮。"王执中则云："久咳最宜灸膏肓穴，其次则灸肺俞等穴各随证治之。"并在其著作《针灸资生经》写到："……凡胸满短气，不得汗，皆针补手太阴以出汗。涌泉，主短气。膻中、华盖，主短气不得息……大包，主大气不得息。廉泉，疗咳嗽少气……短气灸肓井二百壮。短气不得语，灸天井百壮，或大椎随年壮，或肺俞或肝俞或尺泽各百壮，或小指第四指间交脉上七壮，或手十指头合十壮。少年房多短气，灸鸠尾头五十壮，又盐灸脐孔中二七壮。乏气，灸第五椎下随年壮。短气，灸巨阙等。"同时还载有一则医案云："施密监尊人患伤寒咳甚，医告技穷。施桥《灸经》于结喉下灸三壮即瘥，盖天突穴也。"说明当时采用灸治疗肺脏病疗效显著。同期《医说》则载"久病咳逆者，乳根灸之立愈"。元代医家危亦林在《世医得效方》中记载"咳嗽上气，多吐冷痰，灸肺俞五十壮，又灸两乳下黑白肉际各百壮"。又《卫生宝鉴》中的《通玄指要赋》有言"咳嗽寒痰，列缺堪治"。朱丹溪在《丹溪心法》中有言"肺胀咳嗽不得卧，但可一边眠者，可左侧者灸右足三阴交，可右侧者灸左三阴交，立安"。

五、理论成熟阶段——明清时期

明清时期是在集古代中医基础理论大成的基础上，结合该时期临床医家的实践经验，经过反复探讨，对肺脏病证无论是病因病机，还是防治方法上都提出许多创见，大大地提高了中医对正常人体和对疾病的认识水平，使脏腑辨证理论体系得到进一步的发展，渐臻成熟。

明代医家李中梓《医宗必读·卷九》以肺病证为主，对痰饮、咳嗽、喘证做了详细论述。"痰饮，稠浊者为痰，清稀者为饮。""咳嗽，有声无痰曰咳，肺由火烁。有痰无声曰嗽，脾受湿侵。有痰有声曰咳嗽。""喘者，促促气急，喝喝痰声，张口抬肩，摇身撷肚；短气者，呼吸虽急而不能接续，似喘而无痰声，亦不能抬肩，但肺壅而不能下；哮者与喘相类，但不似喘开口出气之多，而有呀呷之音。呷者口开，呀者口闭，开口闭口，尽有声音，呷呀二音，合成哮字，以痰结喉间，与气相击，故呷呀作声。三证即当详辨。"汪绮石开始强调肺在虚损病证中的作用，对虚劳病证强调肺阴虚证治。其继承了葛可九治痨治虚之道，进一步完善了肺痨的论治，"阴虚劳症，虽有五劳七伤之异名，但要之以肺为撮则""终身不可或忘护肺""阴虚之治悉统于肺……治有三本，治肺为先"；并且重视药食滋补，在用药禁忌之中提出"禁"，认为劳嗽、吐血、骨蒸等阴虚成劳之证，皆统于肺，立清金保肺法。赵献可《医贯》进一步论述咳嗽与肺、脾、肾三脏的关系，并强调肾的重要性，对于火烁肺金之咳，力斥寒凉之弊，力主用六味丸壮水制阳，认为"滋其阴即所以降火，补北方正所以泻南方"，对后世医家多有启发。张景岳《景岳全书·咳嗽》指出外感咳嗽由肺而及他脏，故以肺为本、他脏为标，而内伤咳嗽则由他脏及肺，故以他脏为本、肺为标，并将咳嗽分为外感、内伤两类。至此，咳嗽的辨证分类渐趋完善，切合临床实用。《景岳全书·咳嗽》对外感、内伤咳嗽的治疗提出，外感咳嗽以寒邪为主，治以辛温，但须根据不同岁气施治，而在"时气"与"病气"的关系上，又当以"病气"为主；内伤咳嗽以阴虚为主，治以滋阴，但见虚寒而咳嗽不已者又当补阳。张景岳还把喘证归纳成虚实两证，《景岳全书·喘促》记载"实喘者有邪，邪气实也；虚喘者无邪，元气虚也"，指出了喘证的辨证纲领。李中梓《医宗必读·咳嗽》在申明咳嗽"总其纲领，不过内伤外感而已"的前提下，对外感内伤的治疗原则提出了自己的见解，指出："大抵治表者，药不宜静，静则留连不解，变生他病，故忌寒凉收敛，如'五脏生成'所谓肺欲辛是也。治内者，药不宜动，动则虚火不宁，燥痒愈甚，故忌辛香燥热，如'宣明五气'所谓辛走气，气病无多食辛是也。"但因药动静并不是绝对的，又必须随患者的具体情况而言，故他又说："然治表者虽宜动以散邪，若形病俱虚者，又当补中气而佐以和解，倘专于发散，恐肺气益弱，腠理益疏，邪乘虚入，病反增剧也。治内者，虽静以养阴，若命门火衰不能归元，则参芪桂附在所必用，否则气不化水，终无补于阴也。"《医学纲目·卷十九》有"肺痈者，由食啖辛热炙煿，或醋饮热酒，燥热伤肺"的记载，认为饮食不节为肺痈的病因之一。《外科正宗》提出在肺痈初起宜解散风邪或实表清肺，继则滋阴养肺，或降火抑阴，脓成则平肺排脓，最后补肺健脾收功。李梴《医学入门》记载："肺系喉管而为气之宗。形似人肩，而为脏之盖。三斤三两，空空相通；六叶两耳，脉脉朝会……义配于心……卦象乎兑……谷稻畜马，魄藏于中……合皮荣毛，鼻应于外。""气逆胸痞背疼，喘哮息贲。""风浮涕塞声重，瘾疹疮疥……热著，咽膈尻阴，股膝皆痛，鼻、鼻痔或成渊。""虚极，呼吸息微，欠伸溺频，肺痿、肺痈或成瘵。卫冷身颤呕涩。血燥掌热干咳。补以参、芪、阿胶五味。温必陈皮、半夏、干姜。凉以知母、栝楼、桔梗。泻必葶苈、桑皮、蛤蚧。轻声美食自清虚，夙兴夜寐防灾害。"《医学入门·卷六》有验痰之法，如"咳唾脓血腥臭，置之水中则沉为肺痈"，而在《寿世保元·肺痈》说"肺痈，吐脓腥臭，用黄豆一粒，予病人口嚼，不觉豆之气味，是肺痈也"，这几种辅助诊断之法对肺痈的诊断颇有帮助。王肯堂《证治准绳·杂病》引《仁斋直指方》"肺出气也，肾纳气也，肺为气之主，肾为气之本"之说，阐发了肺肾对气的相互关系，为肾虚咳嗽治疗提供依据。另外，王肯堂又将肺痿分别列入咳嗽门和血证门进行论述，如《证治准绳·诸气门》的"肺痿或咳沫，或咳血，今编咳沫者于此，咳血者入血证门"，《证治准绳·诸血门》的"久嗽咯血成肺痿"。孙一奎在《赤水玄珠全集·肺痿》引王海藏论认为，此证"初得可治，久则难愈"，因为"上枯水之源，下竭水之本也"；又云"凡风寒、伤寒后咳嗽唾血者，此肺虚也，若不治，恐乘虚而成肺痿"，对本病转归预后之病机做了明确说明。戴元礼在《证治要诀·诸嗽门》提到"劳嗽有久嗽成劳者，有因病劳久嗽者，证见寒热，往来，或独热无寒，咽干嗌痛，精神疲极，所嗽之痰，或浓或时有血，腥臭异常"，其所述之劳嗽与肺痿相似。明代龚廷贤认为"肺胀者动则喘满，气急息重"。在对肺痿的治疗上，虞抟在《医学正传·劳极》提出"杀虫"和"补虚"的两大治疗原则。《医宗必读·虚痨传尸劳瘵》指出"补虚以补其元，杀虫以绝其根"的治疗大法，其中特别强调杀虫一法："能杀其虫，虽病者不生，亦可绝其传疰耳。"认为杀虫不仅有治疗意义，还有预防意义。明代汪绮石《理虚元鉴》总结治虚之经验，认为："治虚有三本，肺脾肾是也。肺为五脏之天，脾为百骸之母，肾为性命之根，治肺、治脾、治肾，治虚之道毕矣。"这也是治疗肺痿诸虚的原则。对咯血的治疗，孙一奎《医旨绪余·论咳血》中说："咳血多是火郁肺中，治宜清肺降火开郁消痰，咳止而血亦止也。不可纯用血药，使气滞痰塞而郁不开，咳既不止，血安止哉！设下午身热而脉细数，此真阴不足，当清上补下。"强调清肺降火、开郁消痰在治疗咯血中的重要性。

清代医家王清任在《医林改错·脏腑记叙》中主要记叙内脏器官的位置形态和功能，用大量的篇幅对呼吸器的气管、支气管、肺等形态做了描述，以"肺为两叶"的新概念，纠正了古人"肺有六叶两耳，二十四孔"等错误观点。《医林改错》记载："肺管至肺分两杈，入肺两叶，直贯到肺底皆有节。管内所存皆轻浮白沫，如豆腐沫，有形无体。"其所论证的肺管及其逐级分支，接近现代解剖学上的气管、支气管、细支气管。林珮琴以脏腑病机为主线的辨证模式是《类证治裁》的鲜明特色，脏腑病证分型明显增多，其中肺病证型居首。书中共载肺系证型十九种，这与肺的病理生理特点密不可分。肺为娇脏，外合皮毛，开窍于鼻，又内连脏腑，既易受外邪侵袭，又易内伤耗损。林珮琴对肺系病证分型颇为细密，诸如肺经风热、肺经火毒、湿热犯肺、燥邪犯肺、风邪犯肺、寒邪犯肺、火邪犯肺、暑邪犯肺、风寒犯肺、湿邪犯肺、温邪犯肺、肺火盛、肺气虚、肺阴虚、肺气不降、败血冲肺、痰火伤肺、血热郁肺等，既有内伤所致，亦有外感罹难。叶天士《临证指南医案》在前人基础上进一步把哮喘的证治纲领总结为"在肺为实，在肾为虚"，颇为扼要。张聿青、蒋宝素、方仁渊对此又有补充。方仁渊说："实喘治肺，虚喘治肾，确有见地，然不可执一；实喘治肺，须兼治胃；虚喘治肾，宜兼治肺。"张聿青、蒋宝素则对治痰加以强调"在肺为实，在肾为虚，此指气而言，非关于痰也"，而"喘因痰作"，"欲降肺气，莫如治痰"。《类证治裁·肺痈》记载："肺痈毒结有形之血，血结者排其毒。""肺痈由热蒸肺窍，致咳吐臭痰，胸胁刺痛，呼吸不利，治在利气疏痰，降火排脓。"《类证治裁·喘症》明确指出"由外感者治肺，由内伤者治肾"的治疗原则。喻昌《医门法律·咳嗽门》指出："凡属肺痿肺痈之咳，误作虚劳，妄补阴血，转滞其痰，因致其人不救者，医之罪也。"说明肺痈不同于虚劳之咳。又在《医门法律·肺痿肺痈门》认为"肺痈由五脏蕴崇之火，与胃中停蓄之热，上乘于肺"，认识到他脏及肺的发病机制。治疗上"凡治肺痈病，以清肺热，救肺气，俾其肺叶不致焦腐，其生乃全，故清一分肺热，即存一分肺气，而清热必须涤其壅塞，分杀其势于大肠，令秽浊脓血日渐下移为妙"，主张以"清肺热，救肺气"为要。《张氏医通·肺痈》指出："盖由感受风寒，未经发越，停留肺中，蕴发为热，或夹湿热痰涎垢腻，蒸淫肺窍，皆能致此，慎不可用温补保肺药，尤忌发汗伤其肺气，往往不救。"另外，该书还提及肺痈排脓之后，病情仍有反复的情况："肺痈溃后，脓痰渐稀，气息渐减，忽然臭痰复甚，此余毒未尽，内气复发，必然之理，不可归咎于调理服食失宜也。但虽屡发，而势渐轻可，可许收功；若屡发而痰秽转甚，脉形转疾者，终成不起也。"《外科正宗·肺痈论》根据病机演变及证候表现，提出初起在表者宜散风清肺，已有里热者宜降火抑阴，成脓者宜平肺排脓，脓溃正虚者宜补肺健脾等治疗原则。清代医家对肺痿之病因病机、证候特点、辨证论治、类证鉴别及用药做了系统归纳。《证治汇补·胸膈门》记载："久嗽肺虚，寒热往来，皮毛枯燥，声音不清或嗽血线，口中有浊唾涎沫，脉数而虚，为肺痿之病。因津液重亡，火炎金燥，如草木亢旱而枝叶萎落也。治宜养血润肺，养气清金，初用二地二冬汤滋阴，后用门冬清肺饮以收功。"叶天士认为："肺痿一症,概属津枯液燥,多由汗下伤正所致。……肺热干痿,则清肃之令不行,水精四布失度,脾气虽散,津液上归于肺,而肺不但不能自滋其干,亦不能内洒陈于六腑,外输精于皮毛,其津液留贮胸中,得热煎熬,变为涎沫。侵肺作咳,唾之不已,故干者自干,唾者自唾,愈唾愈干,痿病成矣。"叶天士在《临证指南医案·肺痿门》提出治疗肺痿"用甘缓理虚,或甘药理胃",此所谓虚则补其母之义。喻嘉言有"肺火日炽,肺热日深,肺中小管日窒,咳声以渐不扬,胸中脂膜日干,咳痰难于上出,行动数武,气即喘鸣,冲击连声,痰始一应"之议。另外,喻嘉言在其"秋燥论"联系肺的病理、证候特点阐述了肺燥证,认为秋伤于燥,燥则伤肺,治疗主以甘柔滋润之药,并制定清燥救肺汤。其对肺燥证治的发挥,不但是对《黄帝内经》的新的诠释,更丰富了关于肺的辨证内容。张璐在其《张氏医通·肺痿》按喻嘉言之论,将肺痿的治疗要点归纳为"缓而图之,生胃津,润肺燥,下逆气,开积痰,止浊唾,补真气"七个方面,旨在"以通肺之小管""以复肺之清肃",可谓理义精深。另外,张璐对肺痈和肺痿的鉴别及治法异同进行了分析,如:"肺痈属在有形之血,血结宜骤攻;肺痿属在无形之气,气伤宜徐理,兼润肺燥,然肺虽燥而多不渴,勿以其不渴而用燥热之药,此辨证用药之大法也。"沈金鳌《杂病源流犀烛·肺病源流》进一步对肺痿的用药忌宜做了补充,"其证之发,必寒热往来自汗,气急,烦闷多唾,或带红线脓血,宜急治之,切忌升散辛燥温热,以养肺、养气、养血、清金降火为主"。《证治汇补·咳嗽》认为肺胀"又有气者,宜补肺,气逆而胀者,宜降气,当参虚实而施治"。说明对肺胀的辨证论治当分虚实两端。李用粹言"肺胀嗽者,喘急气粗"。在病机方面重视邪气闭肺,忽略邪气外束、腠理闭郁、表里同病这一病理变化。

明清时期的医家对肺阳生理、肺阳虚的证候及治疗均有一定的论述。对肺阳主宣降的生理功能,清代汪汝麟《证因方论集要》曰:"肺阳气旺则清肃下行归于肾阴,是气有所收摄,不复散而上逆。"石寿棠《医原》认为:"肺阳下归于肾,得肾之合纳,而阳气乃收藏不越,人之阳降,肺之阳气归于肾，如天之阳气潜藏于地，是即火出地下也。"唐容川《血证论》指出："心肺之阳宣，如日月一日。""肺阳布护，阴翳自消，一切寒怯虚悸之症自除。"清代高学山《高注金匮要略》指出："肺中阴阳自和，则下降清华以应甘露，肺中之阳主提携运行之用。"对肺阳主气的生理功能，魏之瑶《续名医类案》曰："肺易感受寒邪，既病于主气之肺阳，阳气益不得施化，而水中之阳化更微，致湿淫滋患。"对肺阳参与水液代谢的生理功能，清代王旭高、高学山认为"夫饮之生，总有脾肺阳虚""夫饮之由来，大概起于肾及脾肺之脏阳衰冷"。对肺阳虚的病机证治，张景岳在《类经附翼》中指出："寒嗽虚喘，身凉自汗者，以金脏之阳虚，不能保肺也。"高学山认为："医学云喘，在肾为虚，在肺为实。夫所谓实也，非真实也，乃肺之阳虚不化，致水上溢于高源耳。"明代秦景明《症因脉治》则认为肺阳虚可见于肺虚水肿、肺虚腹胀等病，"肺虚身肿……如面色惨白，二便清利，气怯神离，肺之真阳虚也"，"肺虚腹胀之治，肺阳不足，脉缓濡软，四君子汤、补中益气汤"。唐容川则认为"又有温补肺阳之法，用保元汤"。

　　明清时期，随着肺脏病理论的渐臻成熟，中医针灸防治肺脏病的理论体系也日趋完备，许多医家对于肺脏病的针灸防治颇有心得。如《普济方》中载"治肺咳穴肺俞，治肺痿咳嗽穴肺俞，治肺气咳嗽穴膻中""治咳嗽上逆唾血，穴肩中俞""治风劳气咳嗽大杼"；《医学入门》言"侠白主咳逆干呕，烦满心痛"；又如《医学正传》"咳逆不止，灸乳根二穴即止如神，又灸脐下气海五壮，七壮亦立止"。明代针灸集大成之《针灸大成》对肺脏病的治疗颇为详细，如："咳嗽寒痰，列缺、涌泉、申脉、肺俞、天突、丝竹空。""久咳不愈，肺俞、三里、膻中、乳根、缺盆。问曰：此证从何而得？答曰：皆因食寒物伤肺，酒色不节，或伤风不解，痰流经络，咳嗽不已，可刺前穴。又久咳不愈，咳吐血痰，风门、太渊、膻中、列缺。"《针灸大成》中的歌赋同样有治疗肺脏病的记载，如《席弘赋》所言"冷嗽先宜补合谷，却须针泻三阴交"；《胜玉歌》载"若是痰涎并咳嗽，治却须当灸肺俞"；《玉龙歌》曰"咳嗽须针肺俞穴，痰多宜向丰隆寻""寒痰咳嗽更兼风，列缺二穴最可攻，先把太渊一穴泻，多加艾火即收功"；《杂病穴法歌》则云"冷嗽只宜补合谷，三阴交泻即时住"。徐凤的《针灸大全》记载有"咳嗽寒痰，胸膈闭痛，膻中、肺俞、三里、列缺"，又有"久咳不愈，咳唾血痰，列缺二穴，风门二穴，太渊二穴，膻中一穴"。《名医类案》中还有相应病案记载，言"一人得伤寒证，七日热退而咳连声不绝，举家彷徨，虞诊其脉，皆沉细无力，人倦甚，以补中益气汤作大剂，加炮姜附子一钱，一日三贴，兼灸气海、乳根三处，当日咳止，脉亦充而平安"。清代《针灸集成》云"咳逆不止，灸期门三壮立止"。同时期日本针灸家石坂宗哲在其著作《针灸说约》记载"经渠治心痛呕吐，咳逆上气"。又有清《勉学堂针灸集成》卷二"咳嗽"中记录肺胀可左侧者，灸右足三阴交，可右侧者，灸左足三阴交；卷四"手部"中记载灸中泉七壮，可治胸中气满不得卧，肺胀，满彭彭然；卷三"手太阴肺经"中记载先针刺太渊二分，再灸三壮，可治疗肺胀喘息不休；卷四"足少阴肾经"记载先针刺阴都三分，再灸三壮，可治肺胀气抢呕沫；卷四"督脉"中记载先针刺大椎五分，再灸五壮，可治疟久不愈肺胀胁满。

六、肺脏病理论的研究现状

中医药学经历了一个长期的发展过程，其理论知识和治疗经验是在反复实践的基础上产生的，又通过反复的实践检验，证明确实是有效的，深受人民群众的欢迎。但是，在中华人民共和国成立前的相当长一段时间里，由于各种社会原因，中医受到歧视、排斥，不仅没有获得应有的发展，而且面临被消灭的境地，相应的，中医肺脏病基础理论与临床经验总结基本停滞不前。

中华人民共和国成立以后，由于党的中医政策的贯彻，中医又获得新生，并得到了进一步的继承和发扬，疾病防治水平不断提高。肺病防治工作得到了各级政府和医学界的高度重视，特别是广大医务工作者和有关科研人员，运用现代科学技术对中医理论、临床治疗及药理等方面进行了研究，取得了前所未有的进步和发展，中医肺脏病的理论、实践和研究有了明显的进展。近几十年来，人们注重取中西医之长，采用中西医结合的方法开展对肺病防治的基础研究和临床疗效总结。这是这一历史时期的主要特点。

随着国家科技政策重视与扶持，进一步促进了学术的繁荣与发展。20世纪50～70年代，卫生部开展了以城市工矿为中心逐步扩展至农村的结核病防治工作，建立各级机构，防痨宣教、接种卡介苗，尤其是异烟肼、利福平等高效抗结核药物的相继合成，开创了化疗的新时代，使肺结核的患病率与死亡率明显下降，改善了流行情况。70年代开始，呼吸病的防治研究有了较全面的发展。1971年国务院和周恩来总理做出了防治慢性支气管炎"一抓到底"的指示，很快在全国范围内掀起大规模防治慢性气管炎的群众运动，针对中医药治疗慢性支气管炎开展了大量中医和中西医结合方面的研究工作，包括文献整理、中药复方和单验方的筛选与应用等，总结了大量的临床经验。1971年全国首次召开了老年慢性支气管炎相关会议，确定了支气管炎的疗效评定标准，对于促进慢性支气管炎的临床观察与研究逐步向规范化方向发展起到了积极的作用。1979年在广州全国慢性支气管炎临床专业会议上，明确了慢性支气管炎的中医证候分类，分标实证和本虚证，为推动慢性支气管炎的规范研究奠定了基础。在这一时期，中医药治疗其他呼吸系统疾病多为基础理论的探讨、临床经验总结等。

20世纪80年代以来，中医治疗呼吸系统疾病的临床与研究有了长足的发展。主要表现：①围绕肺藏象的基础理论或慢性支气管炎、支气管哮喘等疾病的病理生理，采用西医的研究方法阐释中医肺脏的主气、朝百脉、主治节、通调水道等功能及其物质基础。②对中医咳喘等病证的文献研究，结合临床经验总结了治疗方法，提出了新的病名如风温肺热病。③探讨了常见呼吸系统疾病如肺炎、慢性阻塞性肺病、支气管哮喘的病机及其规律，开展了老年人肺炎、慢性阻塞性肺病的病机规律和证候诊断规范研究。④初步建立了包括呼吸病中医病证的中医内科常见病诊疗指南，并由中华中医药学会发布。⑤在国家科技部和国家自然科学基金委员会等的资助下，开展了中医和中西医结合治疗呼吸系统常见疾病的临床研究与作用机制探讨，如慢性支气管炎、慢性阻塞性肺病、支气管哮喘、肺纤维化、老年人肺炎等，优化了辨证治疗方案，提高了临床疗效，初步建立了突显中医疗效的评价指标体系，并探讨了中医药的作用机制。⑥初步建立有关病证模型，初步建立慢性支气管炎的肺气虚证模型，探讨了慢性阻塞性肺病稳定期的肺气虚证、脾气虚证、肾气虚证模型；基于病证结合的思路，结合疾病的主要病机，初步建立肺炎的痰热证和慢性阻塞性肺病急性加重期的痰热证、痰湿证模型，为探讨中医药的作用机制提供了依据。⑦源自针灸发现并验证了支气管哮喘的新靶标，上海中医药大学杨永清团队以针刺防治哮喘为例，经过多年来的探索和研究，从"三穴五针"针刺治疗哮喘有效出发，成功发现并验证 Transgelin-2 是针刺效应蛋白 MT2 的防治哮喘新靶标，成为我国学者发现并验证的第一个支气管哮喘新靶标，也是中国针灸人拥有自主知识产权的原创性科研成果。

此外，各省市级中医院和中医药高等院校的附属医院绝大多数设置了呼吸病科，部分单位的呼吸科为国家中医药管理局的重点专科（专病），提高了呼吸系统疾病的诊断治疗水平，提高了社会服务能力，也为学术发展提供了有力保障。部分中医药高等院校的课程体系中为本科生设置了呼吸系统方面的选修课和研究生的必修课，提高了人才培养质量。中华医学会、中华中医药学会、中国中西医结合学会、中国针灸学会及其有关学术团体举办呼吸系统疾病方面的培训班，有条件的医院招收呼吸系统疾病医师进修班，为培养呼吸系统疾病的专业人才作出了重要贡献。

为防止包括呼吸道疾病在内的各种疾病的流行，党和政府积极号召全国人民开展爱国卫生运动，防止病从口入等工作，同时结合历代医家预防疫病流行的经验，大力推广中医药预防肺病。不仅注重对肺病的未病先防，同时亦开展既病防变的防治工作。

未病先防。为预防肺病的发生，应加强劳动保护，改善环境卫生，消除烟雾、粉尘和有害气体对呼吸道的刺激；加强体育锻炼，提高抗病能力。气候变冷而受凉感冒是引起肺病的基本诱因，故及时治疗感冒对肺病的预防有重要意义。对于用中医药预防肺病的发生，各地曾多次报道，如用玉屏风散连服半年左右；或用黄芪、党参、白术、茯苓、甘草、当归、灵芝、陈皮等制成糖浆，连服 3～6 个月，可预防感冒或防止其复发。近年来，随着中医药事业的不断发展，冬病夏治穴位贴敷（以下简称"三伏贴"）日益推广普及，成为群众广为接受的中医药防治疾病的重要手段之一。"三伏贴"主要适用于反复发作的慢性呼吸系统疾病，也可用于以反复发作、冬季加重为临床特点，中医辨证为寒证的其他疾病。

既病防变。中医药具有缓效、稳定、持久的特点，尤其是缓解期，其防治结合，寓治于防，充分显示出中医药的优势和特点。而西药则给药途径方便，控制病情迅速，控制感染效果好（尤其对重度和危重患者）。近20 年来，由于人们结合中西医的优势，注重运用中西医结合防治肺病，如用补骨脂、淫羊藿、巴戟天、熟地黄、山萸肉、菟丝子、白术、黄芪、当归、五味子、附片、法半夏、胆南星、紫河车等药物组成的补肾防哮丸，按比例，或泛水为丸，或为蜜丸。治疗支气管哮喘缓解期，宜于好发季节前两个月左右连服 3～4 个月；常年性发作者，宜于喘止后服药 3～4 个月，可连服 3～5 年，或以病情稳定不发为度。这样可扶正固本，增强机体抗病能力，减少该病的急性发作，促使疾病向愈。

2003 年 5 月 8 日，吴仪副总理与在京知名中医药专家进行座谈，中医药参与"非典型肺炎"防治工作得到各级党委、政府和有关部门的高度重视，其采取切实措施，加大中医药防治非典型肺炎工作力度，充分发挥中医药的作用。国家科技部、国家中医药管理局等有关部门组织立项了各类中医药治疗非典型肺炎研究课题 30 余项，坚持把中医药防治非典型肺炎的临床与科研工作紧密结合，为中医、中西医结合治疗非典型肺炎的临床应用提供了重要的科研支撑和理论依据。2020 年新型冠状病毒疫情暴发，在此期间，中医药全疗程、全方位参与救治，在减缓轻、重症过程中发挥了巨大的作用，进一步扩大了中医药治疗肺脏疾病的影响，同时也引发了中医药与肺脏疾病研究的热潮。2022 年 3 月 15 日，国家卫生健康委员会、国家中医药管理局发布《新型冠状病毒肺炎诊疗方案（试行第九版）》，国家中医药管理局组织"岐黄学者"方邦江教授等全国中医临床专家对原《新型冠状病毒肺炎诊疗方案（试行第八版）》"中医治疗"进行了修订，其中重点新增"针灸治疗"，由此肯定并突出了针灸疗法在应对新冠疫情这种重大传染病中的独特优势与作用。

对中医药防治肺病的各种经验的系统总结，是近代中医防治体系飞速发展的重要标志。各种治疗方法的进一步研究，有效方药的进一步观察，各种剂型的不断改革，均充分显示了中医药防治肺病的良好效果和优势。

肺病的中医治法可谓丰富多彩。除药物内服外，尚有针灸、穴位贴敷、药浴、中药包热熨、推拿、气功、心理疗法等，这些治法各具特色。大量的实验证明，各种治疗肺病方法的综合运用，可明显地提高临床疗效。近30年来，治疗肺病的中药剂型不仅在传统的膏、丹、丸、散等剂型及所制成的成药方面有很大的发展，而且用现代制药方法所制成的煎剂、糖浆、雾化剂、针剂等亦在不断增加。中药剂型的不断改革，对于方便患者、提高疗效，发挥了积极的作用。

综上所述，近几十年由于肺病中医防治工作发展较快、成就较为显著，使肺病中医防治体系逐步完善。但也必须看到，由于肺病中医防治体系形成经历了一个相当长的历史时期，它必然存在着时代的局限性，加上一些主客观因素，其间依然存在着一些亟待解决的课题。因此，我们既要看到中医药防治肺病的优势，亦要正视存在的某些问题，只有这样，才能进一步推动中医肺病学向纵深发展。

目前我国正处于中国特色社会主义新时代，在这个特殊的时期，在坚持提高中医药诊断、防治肺病临床疗效这一目标不变的同时，也要加强中医药与现代科研思想、科研方法的融合与创新应用。此时期，中医肺病学临床科研主要应以优势病种研究为切入点，以中医肺病病因研究、诊断试验评价研究、疗效评价研究、预后研究等为研究分类，以系统评价、随机对照试验、随机交叉对照试验、同个体自身前后对照试验、队列研究、病例对照研究、问卷调查、量表制定、指南（标准）制定、数据挖掘、"真实世界"的科研范式等为方法支持，以中医临床肺病防治的前沿追踪为创新动力，旨在提高中医药临床防治肺病的疗效及构建公认的规范化中医肺病疗效评价体系，营造中医肺病优势专科发展新格局，为中医药高质量发展提供有力支撑，发挥中医药在维护和促进人民健康中的独特作用。

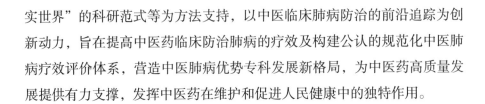

第二节　化脓灸发展简史

化脓灸，也称瘢痕灸，属于中医灸法直接灸的一种，是在古代艾条灸法不断发展的基础上逐渐形成的一种独特灸法。灸法的运用当起源于人类掌握用火之后，其时间可追溯至数千年以前。

一、基本内涵

"灸"字，在现存文献中，以《庄子》最早提及。例如《庄子·盗跖》载孔子劝说柳下跖，碰了个大钉子，事后对柳下季说："丘所谓无病而自灸也。"但"灸"的本字是"久"字，是象形字，如一位驼背老人手拄拐杖。1975 年于湖北云梦睡虎地出土的秦墓竹简（法律文书）《封诊式·贼死》记载："男子丁壮，析（晳）色，长七尺一寸，发长二尺，其腹有久故瘢二所。"此"久"即"灸"之本义，意为灸灼。1973 年长沙马王堆汉墓出土的帛书《五十二病方》《阴阳十一脉灸经》《足臂十一脉灸经》《脉法》《武威汉代医简》中均作"久"字。"久"以后慢慢演变为"灸"字。汉代许慎《说文解字》曰："灸，灼也，从火。"从字义发展上看，灸字表示长时间覆盖或刺激某一点，就会有热象出现，故"久"字下面加一"火"字，以表示下面持久地保持火热的意义。

灸法的产生是在人类掌握了火的应用之后，逐渐发展起来的。人类于原始社会的旧石器时代开始用火。大约 170 万年前，云南元谋人就已开始用火；陕西蓝田人在 100 万年前就有用火的痕迹；北京周口店人在 50 万年前已经掌握了用火的方法，并已能保存火种。火改变了人类的饮食结构，给人类带来了温暖。祖先们在烘烤食物或取暖等使用火的过程中发生灼伤，结果使原有的病痛减轻或消除，就这样在用火的过程中，人们无意识地发现温热可以治病，于是人类主动用火烧灼来治疗疾病，灸法从此起源。从甲骨文字形的研究考证，在殷商甲骨文中，有一个字表示一个人肚子上放草，躺在床上，据推断，这就是用灸法治病；还有表示用火灸下肢的象形文字。《庄子·外物》记载："木与木相摩则燃。"《绎史·大古第一》记载："燧人钻木取火，炮生为熟，教人熟食。"这些都是古人在钻木、刮木等生产实践中所发现的用火规律。

在人类生产与活动过程中，对灸火的材料进行了有目的的对比与选择，至《黄帝虾蟆经》已记载有松、柏、竹、橘、榆、帜、桑、枣八木不宜作为灸火之说。因为其对人体有所伤害，所以逐渐被淘汰，但桑树灸在后世亦有用之者。因"艾"易燃且燃烧缓慢，具有温经散寒等作用，故以后才逐渐用艾作为灸法的原料。

艾火灸疗，起初主要是用于治疗与改善寒证的。《素问·异法方宜论》曰："北方者……风寒冰冽，其民乐野处而乳食，脏寒生满病，其治宜灸焫。"唐代王冰注："火艾烧的，谓之灸焫。"用这种烧灼疗法治疗"脏寒生满病"是颇有疗效的，以后逐渐发展为治疗全身不同性质的多种疾病。《左传·成公十年》（前581年）记载，晋景公病，延秦国太医令医缓来诊，医缓说："疾不可为也。病在肓之上、膏之下，攻之不可，达之不及，药不至焉。""攻"即灸法，"达"即刺法。艾灸疗法在春秋战国时期已颇为流行。春秋时期的《诗经·采葛》载"彼采艾兮"，西汉毛亨和毛苌传释"艾所以疗疾"。从远古时代实际临床运用早于文字记载的特点来看，艾灸疗法的起源不会晚于西周时期。宋代沈括《梦溪笔谈·卷十八》载西戎的卜法："以艾灼羊髀骨，视其兆，谓之死跋焦。"以此印证，我国殷商以前的甲骨卜法，也可以用艾做燃料。《孟子·离娄》记载："今之欲王音，犹七年之病，求三年之艾也。"可见艾灸疗法在春秋战国时代已经颇为流行，用艾灸治病的起源也在西周之前。

二、化脓灸的相关记载

化脓灸疗法，顾名思义，就是需要人为制造感染的一种灸法，是在古代灸法不断发展基础上逐渐形成的一种直接灸法。系将艾炷直接置于皮肤表面，渐至化脓，最后形成瘢痕，亦称"烧艾灸""灸疗法""瘢痕灸"，早在两千年前就已经被民间广泛运用。1973年长沙马王堆汉墓出土的帛书《足臂十一脉灸经》《阴阳十一脉灸经》，是目前最早记载灸法的医学文献。据考其成书年代早于《黄帝内经》，书中主要论述人体十一脉的循行、主病和灸法。同时出土的《五十二病方》中也有灸法、熨法的记载。说明灸法在那个时期已具备了一定的理论基础和临床经验。产生于秦汉之际的医学巨著《黄帝内经》，把灸法作为一个重要的内容进行系统介绍，强调"针所不为，灸之所宜"（《灵枢·官能》）。灸法的适应证包括外感病、内伤病、脏病、寒热病、痈疽、癫狂等，如"脏寒生满病，其治宜灸焫"（《素问·异法方宜论》）。针灸是中医的精髓，分针法和灸法，灸法又分直接灸与间接灸。化脓灸是直接灸的一种，也就是古法灸。运用化脓灸治疗支气管哮喘，就是将上品陈艾加入包括麝香在内的30余味中草药配成艾炷，放于体表穴位灸治，贴敷中药熬制的化脓灸药膏封闭穴位，使伤口无菌性化脓。化脓灸贴敷在灸治穴位既能治疗疾病，后期又能促进穴位愈合，减少瘢痕，通过上述过程标本兼治，达到治愈哮喘病的效果。化脓灸作为传统的中医疗法，流传至今，有其独到之处，通过灼艾的通窜力，可振奋体内阳气，通经脉，恢复脏腑功能，祛除病邪。

1. 化脓灸溯源　医学古籍里没有化脓灸这一词，根据其治疗方式，可以将其归属于"灸疮""灸疮""发疮灸"等。"灸创"首次出现于东汉，系火伤，多因"过灸"所致，本义为灸后灼伤皮肤所致疮疡。1972年11月在甘肃武威出土的东汉医简，最早提及"治加及久创及马安月方"（《武威汉代医简》牍87甲），张氏考"久创"即指"灸疮"，是灸后造成的皮肤损伤，属外科伤疾，用药物入骆驼乳酥煎汤外敷治疗效果良好。据考，

《武威汉代医简》为东汉早期的医学著作，早于《伤寒杂病论》150年左右，两者文字一脉相承。

"灸疮"出自《金匮要略》，系艾灸过度致使痉病难治之坏证。现有古籍记载"灸疮"出于汉代张仲景《金匮要略》卷上"痉湿暍病脉证治"篇："太阳病，发汗太多，因致痉……痉病有灸疮，难治。"太阳病若汗出太多耗伤津液和阳气，筋脉失其濡养则易发生拘缩挛急成为痉病。灸疮患者因艾灸过量灼伤阴液，患痉病则难治。《灵枢·经水》曰："灸而过此者得恶火，则骨枯脉涩。"清代黄元御《金匮悬解》"外感杂病·痉"病释"灸疮，艾火燔灼，焦骨伤筋，津血消烁，未易卒复，故难治也"，"灸疮"被视为艾灸过度灼伤筋骨损耗气血的坏证表现。后世医家亦认为"灸疮"系火伤说，如唐代孙思邈在《备急千金要方》"火疮第四"记载："灸及汤火所损。"日本医家丹波康赖《医心方》在"灸例法第六"记载："凡灸，因火生疮长润，久久不瘥，变成火疽。"明代之前，艾卷还未出现，灸法多用艾炷直接施灸，易于引起灼伤而成灸疮，多因"过灸"所致。魏晋时灸法未偏重瘢痕灸，灸量多3～5壮或7～14壮（《针灸甲乙经》《肘后备急方》），此时由灸疮造成的皮肉损害比较少见。唐宋时施灸壮数增多，医家有主张艾灸累积至数百壮者，如《备急千金要方》有灸至300壮者，《扁鹊灸法》有300～500壮甚至1000壮者，灸成灸疮的可能性增大。

"发灸疮"法始自晋代《针灸甲乙经》。晋以前医家著作只提到艾灸壮数，未见化脓灸的论述，至晋代皇甫谧《针灸甲乙经》始有发灸疮的记载，卷三中记载："欲令灸发者，灸臬扁（音遍，草履）烫之，三日即发。"明确指出用草履热烫促使灸疮感染化脓的方法，标志着化脓灸法的出现。

2. 灸疮的形成　与机体的功能状态、外加的促发因素、灸量等均有密切关系。

"若任其自然，则终不发矣"（《针灸资生经·治灸疮》），故古代医家强调须采取干预措施人为促发灸疮，并创造增加灸量、热熨法、外用药、调补法等诸多发灸疮方法。灸疮化脓过程，是通经活血，疏散风寒、风毒等邪气的途径。唐代《医心方·灸例法第六》记载："灸得脓坏，风寒乃出，不坏病则不除也。"《外台秘要·脚气论》记载："候灸疮瘥后，瘢色赤白，平复如本，则风毒尽矣。若色青黑者，风毒未尽，仍灸勿止。"《针灸资生经·治灸疮》记载煎汤温洗灸疮"令驱除风气于疮口出，兼令经脉往来不滞"。《针灸大成》"灸后调摄法"认为养护灸疮化脓"使气血通流，艾火逐出病气"。不过古人虽将灸疮化脓与否视为灸法能否治愈疾病的一个重要指标，但化脓灸临床中取效须在辨证选穴正确的前提下，以气血充足、取穴准、灸量足三大要素为准。

（1）灸疮发脓须气血充足　气血充实是发灸疮的重要前提。元代罗天益《卫生宝鉴》记载"灸之不发"的原因，"大抵本气空虚，不能作脓，失其所养故也"。清代吴谦《医宗金鉴》外科卷下"刺灸心法要诀·灸疮调治歌"亦言："凡灸诸病，灸疮应发不发，是其气血大亏，不必复灸，即灸亦多不能愈。"皆说明气血大亏则灸疮不能作脓。明代杨继洲《针灸大成》记载："凡用针者，气不至而不效，灸亦不发……故不知经络气血多少，应至之候，而灸之者，则疮不发。"灸法发脓与针刺得气一样，经络气血盛衰成为影响灸疮发否、气至得效的重要因素。

（2）取穴必准为化脓灸取效之要义　化脓灸取穴当循经络为准，疏通经气以产生灸感取效，违则灸疮无效。《医心方·灸例法第六》记载："凡灸诸俞，皆令如经也，不如经者，徒病无益。"《备急千金要方·针灸上·灸例第六》记载："灸时孔穴不正，无益于事，徒破皮肉耳。"宋代庄绰《灸膏肓俞穴法·坐点坐灸法》记载："或胛骨开而相远，动争寸余，火气不入穴窍，徒受苦楚，无所益也。若不失其穴，灸至数壮，觉胛骨中通热而不甚痛，意自快畅。"因此揣穴务求准确，取穴当审的，是化脓灸取效第一义也。

（3）施灸量足为化脓灸得效必备条件　古人用艾灸治疗顽症大疾时多强调灸熟、灸透，认为达到化脓程度才能提高疗效并治愈疾病。《小品方·灸法要穴》记载："灸不三分，是谓徒痕……减此为不覆孔穴上，不中经脉，火气则不能远达。"《医宗金鉴》外科卷下"刺灸心法要诀"亦明确提到："凡灸诸病，必火足气到始能愈。"说明灸量积累于灸效之重要性。

医籍所载施灸数壮、百壮以至千壮之说，即强调造成灸疮的首次施灸刺激量不仅要达到标准，而且在灸疮造成之后还须反复加强灸量，以免效果减退。

3. 灸疮与灸效 对于灸疮在一段时间内的炎症反应，很多不明真相者"谈虎色变"，患者们也会忧心忡忡，担心因此导致炎症感染，不能收口。其实大可不必担忧，灸疮的形成与外伤导致的细菌性感染有本质的区别，前者是热量累积后导致的伤口，后者是某种细菌导致的感染。前者是一种人为的非细菌性炎症，目的是延长对局部区域的刺激量，以形成长效刺激。古代医家早就强调，灸后必得疮发（脓多），才能达到防病强身的目的。宋代王执中《针灸资生经·治灸疮》记载："凡着艾得疮发所患即瘥，不得疮发其疾不愈。"明确提出灸法治病要求产生灸疮且发脓，才能治愈疾病，如果不能灸疮发脓，则不能治愈疾病，将灸疮发脓与否作为是否治愈疾病的一个指标。《针灸甲乙经》更是详细描述了诱发灸疮化脓的办法："灸疮不发者，用故履底灸令热，熨之，三日即发……亦有恐气血衰不发，服四物汤，滋养血气，不可一概论也……古人贴灸疮，不用膏药，要得脓出多而疾除……而欲其速愈，此非治疾之本意也……若速愈，恐病根未除也。倘疮口易收，而病气不得出也。"这段话充分说明了化脓灸疗法的作用，主要就是造成灸疮以形成慢性刺激。当灸疮形成后，火的作用已经不复存在，但灸疮的过程在整个灸法治疗中可持久地产生巨大的作用。又如《小品方》载："灸得脓坏，风寒乃出，不坏则病不除也。"清代李守先在《针灸易学》中言："灸疮必发，祛病如把抓。"化脓灸将灸疮作为判断灸量和治疗效果的一个主要指标。灸疮的化脓状态叫（疮）"发"，亦称为"灸花"（《勉学堂针灸集成·灸后治法》）。古人有"灸必发疮"方能奏效之说，"灸疮发脓者易瘥"（《千金翼方·疮痈下·疬湿第六》），为求病愈甚则反复促发灸疮。

4. 麻醉的应用 《扁鹊心书》极力推崇烧灼法，艾灸之时由于烧灼较为疼痛，使人临医畏于灸法，为防止烧灼痛，采用"睡圣散"，服后施灸，"即昏不知痛"（《扁鹊心书·卷上》）。睡圣散以曼陀罗为主药，进行全身麻醉，这是麻醉药用于灸疗的最早记载。《古今医鉴》指出："用药制过的纸擦之，使皮肉麻木，用艾灸一炷……制纸法：用花椒树上马蜂窝为末，用黄蜡蘸末并香油频擦纸，将此纸擦患处皮上，即麻木不知痛。"用花椒树上的马蜂窝，是取两药的止痛作用。花椒辛温、有毒，具有止痛之功。诸药同用制成药纸，擦拭皮肤，使局部皮肤麻木，不知疼痛，然后施针挑和艾灸。这种局部麻醉的方法，变内服为外用，较服睡圣散有了很大改进，使麻醉更为简便、实用，且宜为病家所接受。由于化脓灸灸疗时产生的疼痛，限制了其在临床的应用价值，古代医家对此进行一系列的改革，从全身麻醉到局部麻醉，以减轻灸疗时的疼痛。

5. 化脓灸的局限性 灸与针刺一样，"气至而有效，气不至则不效"，"气至病所"的感传作用，为灸和针的疗效标志之一，也是灸针疗法作用机制的主要所在。古代医家如南宋王执中《针灸资生经》记载"灸痔法……觉火气通至胸乃效"；卷四"心痛"记载："它日心疼甚，急灸中管数壮。觉小腹两边有冷气自下而上至灸处而散，此灸之功也。"现代中外医家注重灸法临床疗效，如承淡安先生认为临床施灸是否能到达相应的病理层次决定了治疗能否取效，"气至而有效，气不至则不效"，艾灸过量无效，灸温太高只可能造成人体的无谓损伤，并不能带来疗效。周楣生"灸感三相"论、陈日新"热敏灸"、谢锡亮倡导的麦粒灸压灭法、由化脓灸改善而成的日本透热灸，皆以激发灸感气至为疗效标准。上述医家通过大量灸法临床实践得出结论，认为艾灸得效以灸感气至为要，采用温和灸法也能取得良好临床效果，且能增加患者依从性，避免化脓灸的痛苦与养护禁忌。

随着灸法的不断发展，化脓灸的使用逐渐减少，温和灸、隔物灸等非化脓灸普遍应用，医家认为灸法不令发疱亦可达到治疗效果。化脓灸的局限性主要原因有如下几点。

（1）灸疮坏症 辨证选穴不准、艾灸过度、护理不当等是导致灸疮坏症的主要原因。灸疮坏症主要体现为疼痛感染、过灸伤阴、伤肌肤坏经络，甚至致残致死。目前随着灸法的规范和改良，疼痛和创伤情形虽有所

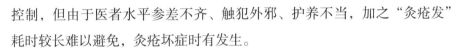

控制，但由于医者水平参差不齐、触犯外邪、护养不当，加之"灸疮发"耗时较长难以避免，灸疮坏症时有发生。

（2）艾烟浓度较高　施灸量足是化脓灸得效的必备条件，故化脓灸操作时灸量大，施灸时间相对较长，室内空气中艾烟浓度会明显升高。艾烟是艾灸的产物，能杀菌消炎、促进创面修复和愈合，用于治疗褥疮疗效显著，但是艾烟在发挥治疗作用的同时污染了治疗室内的空气，让患者和针灸医师难以忍受。现代研究对艾烟的安全性评价较为重视，有研究认为长期处于中、高浓度艾烟环境可能会引起肺和支气管产生炎性改变。

（3）患者接受度低　化脓灸带来的疼痛令人难以忍受，且灸后形成瘢痕影响美观，加之化脓灸耗时较长、灸后养护需患者保证较高依从性，使得患者对其接受度降低。

（4）灸法的革新　随着现代临床研究的进展，人们对灸法的认识不断加深。高希言以古代"重灸"为理论基础，提出"透灸法"的概念。透灸法是以患者自觉灸感和施灸部位肌肤反应作为治疗程度指征，刺激量相对较大，具有较强的温通作用，可透达脏腑组织深部，扶助阳气，充分疏经通络，全面调节气血。透灸法可引起机体灸疗反应而不形成疮瘢，高希言认为其既可产生化脓灸的治疗效果，又不影响美观和日常活动。

三、化脓灸的技术革新

化脓灸作为灸法中古老、特殊的疗法，相对于其他灸法刺激量大，具有明显的即刻效应和持久的后续效应，在骨科、呼吸系统等多科疾病中均有所应用。为了提高患者对化脓灸的接受度及依从性，医者们从多方面对化脓灸进行了继承与创新，但每个改良环节对总体疗效的具体影响尚需进一步深入研究。针对艾烟问题，贺成功团队先后研制了无烟艾灸治疗床、艾烟净化器、艾烟净化车、通脉温阳灸排烟系统、通脉温阳灸聚烟罩，减少了针灸治疗室内艾烟的含量，但艾叶挥发油作为有效化学成分是否含量降低，以及艾烟本身是否具有治疗作用尚未得到解答。在减痛方面，有研究认为灼痛感在化脓灸发挥治疗作用过程中具有积极的甚至是关键的正面意义。如何在保证疗效的前提下减痛，或无痛化脓灸能否保证预期疗效，尚存争议。

化脓灸技术革新的代表主要来自湖南省慈利县，慈利县民间流传烧艾灸医术由来已久，县中医医院吴贤任医师在传统疗法的基础上探索出化脓灸对治疗哮喘有独特效果，他写的《化脓灸治疗十六例哮喘的初步小结》，为慈利县化脓灸的发展奠定了基础。此后，慈利县中医医院从免疫学的角度完成了化脓灸治疗哮喘的基础研究工作，不仅研制出了艾炷和药膏，还对治疗方法进行了改进，把直接灸改为局部麻醉后施灸，减少患者痛苦。经过反复验证，采用化脓灸法治疗哮喘、慢性支气管炎、慢阻肺等疾病，运用于临床取得了极大的成就，已成为治疗哮喘、咳嗽较有效的方法。1985年、1987年化脓灸技术先后通过湖南省卫生厅、省科委组织的鉴定，结果显示化脓灸治疗哮喘有效率达94.7%。到了20世纪90年代，慈利县中医医院哮喘科主任卓玉翠和同事们经观察研究，首先规范了疗程，同时优化了穴位的组合与搭配，并根据不同患者体质、伴随症状的差异，配以不同功效的用药，做到个体化治疗。

第三节　慈利县化脓灸发展简史

一、慈利县化脓灸

化脓灸的历史十分悠久，早在两千年前就已经被民间广泛运用。作为灸法的一种，它和针刺一起占了《黄帝内经》三分之二的篇幅，可见它在传统中医中的重要地位。《医学入门·针灸》记载："凡药之不及，针之不到，必须灸之。"《扁鹊心书》的保命之法"灼艾第一，丹药第二，附子第三"。唐代"药王"孙思邈《备急千金要方》记载："炷令平整着肉，火势乃至病所也。""若要安，三里常不干。"宋代张杲《医说》曰："若要安，三里灸莫干。"清代吴亦鼎《神灸经纶》也有"取艾辛香作炷，能通十二经，入三阴，以治百病，效如反掌"之说。

　　慈利是著名的中医大县。清同治《直隶澧州志》记载，当地流传有施艾灸术的中医治疗技术，并涌现出唐文魁、黎民藩、吴凤鸶、赵济人、吴贤任等名中医。慈利县中医医院医师吴贤任师从当地名中医赵济人，熟读医籍，学习临证处方，在前人基础上摸索针灸疗法治疗哮喘病。受中医古籍《针灸大成》提出的"若要安，三里常不干"等理论启发，摸索设计了一套灸法治疗方案，取得了相当好的治疗效果。慈利县中医医院采用化脓灸治疗哮喘已有长达50年的历史，早在20世纪60年代，吴贤任医师在总结严肃容哮喘化脓灸经验基础上，对其进行改良，发现其具有显著减轻哮喘发作程度和防止复发的效果，反复试验后予以定型。自那以后，几代慈利中医人不断深入研究化脓灸疗法。特别是80年代，时任院长李国忠率领科研团队进行了一系列基础性研究，取得了令人瞩目的成果。其后，慈利县中医医院从免疫学的角度完成了化脓灸治疗哮喘的基础研究工作，并对治疗方法进行了系列改进，改为局部麻醉后施灸，减少痛苦；疗程也由原来的每年灸3个月、连续灸3年，改为每年灸1个月、连续灸3年。化脓灸治疗哮喘的特点是无不良反应，临床有效率高，抗复发能力强。作为一种传统医疗手段，化脓灸的核心要点包括对疾病的诊断明确、灸治过程耐心仔细、灸后严格按照标准换药，保证整个疗程治疗的严谨性、连续性。

　　在研究之初，这一疗法也引发了广泛的争议。一方面，该疗法找不到循证医学的证据，无法证明其科学性；另一方面，采用化脓灸治疗，穴位处会留下如一分钱硬币大小的痕迹，年轻的以及有瘢痕体质的患者可能无法接受。在质疑声中，哮喘专科的几代中医人从未放弃研究。有些患者难以忍受灼艾的痛苦，宁愿多服几剂汤药以达到化脓灸通经脉的神奇效果；有些患者不良的生活习惯难以改正，不断消耗着元气，单靠药物无法取得如化脓灸一般强大的通经脉作用。对于元气大虚的患者，药物通过胃肠的消化吸收作用也需要元气，元气不足，其消化吸收功能不足，药物所发挥的通经脉、恢复元气作用大打折扣，而患者自身体内的瘀血、湿邪、痰饮等也在消耗元气，消耗元气的速度甚至超过元气恢复的速度，病越来越重，此即虚不受补。此时，可采用重灸关元穴、中脘穴的化脓灸，避开对胃肠道消化吸收功能的影响，直接利用艾灸的热力，只需调用少量元气，就能产生强大的通经脉作用，使脏腑功能得以快速恢复。倘若元气虚甚，汤药难以疏通经脉，恢复元气，甚至使元气继续下陷受损，《黄帝内经》称为"陷下则灸之"，唯有灸法可以担此重任。慈利中医人在系统挖掘、整理、总结前人经验的基础上，结合临床实践，认为哮喘的产生责之于"痰"，即朱丹溪在《丹溪心法》所云："哮喘必用薄滋味，专主于痰。"同时在此基础上主张"虚"为根本，指出痰的产生责之于肺不能布散津液，脾不能转输精微，肾不能蒸化水液，以致津液凝聚成痰，伏藏于肺，称为痰的"夙根"。哮喘反复发作，更取决于肺肾不足，并引用沈金鳌《沈氏尊生书》所云"喘因虽多，而其原未有不由虚者"的主张，指出该病病位在肺，涉及脾肾。同时在治疗上主张张仲景之"病痰饮者，当以温药和之"，以及朱丹溪之"未发以扶正气为主，既发以攻邪气为急"的两大治疗原则。慈利中医人根据这两大治疗原则研制了发作时以射干麻黄汤为基础方的咳喘灵片专科制剂；未发作时重视补虚，培土生金，重视肺脾肾的调理，以培补摄纳，在六君子汤的基础上研制了哮喘平片专科制剂。同时对前人化脓灸治哮喘技术进行整理，并总结出化脓灸治疗哮喘的取穴原则、操作流程等规范，使得临床化脓灸治哮喘疗效得到进一步提高。

2004年，慈利县中医医院哮喘科被确定为省级重点中医专科和湖南省哮喘病治疗中心，2005年被确定为国家级重点中医专科建设单位。化脓灸技术于2015年被评为湖南省首批中医药专长绝技，2016年列入湖南省第四批非物质文化遗产保护名录。2013年国家发改委投资2000万的哮喘综合大楼项目正式立项落户慈利县中医医院，为化脓灸技术的传承发展提供了保障。

二、慈利县几代传承攻哮喘

吴贤任（已故）、李国忠、陈明清、姚和平、卓玉翠、肖调湘、于正枚，一代又一代的接力，将慈利县化脓灸传承发扬，展现了一个优秀团队的力量。

吴贤任：化脓灸治哮喘开创者。提起化脓灸治哮喘，有一个人必定会被大家所铭记，他就是这一疗法的开创者——医院已故中医师吴贤任先生。吴贤任，生于1931年，1962年至慈利县中医医院工作。他聪颖好学，博览群书，善于古为今用。在读到孙思邈医籍中"若要安，三里常不干"时，他大胆设想将这一方法运用到哮喘的治疗中。他试着在患者身上几处穴位上用艾条烧灸，并贴上自制的小膏药，不久患者就变得面色红润、呼吸顺畅、精神抖擞。消息不胫而走，一时间吴贤任医师成了治喘神医。1962年，吴贤任医师在全国权威杂志《中医杂志》发表了《化脓灸治疗哮喘16例临床小结》的论文。正当他雄心不已、准备大干一番之时，意外出现了，他积劳成疾而过早地离开了人世。化脓灸治疗哮喘这棵科技幼苗也被无情地扼杀于摇篮之中，但吴贤任医师所创下的功劳永远为人们所纪念。

李国忠：勇挑重担重启研究。20世纪80年代初，在院长龚承盛同志的支持下，时任副院长李国忠（后任湖南省中医药管理局副局长）勇挑哮喘攻关重担，组织人员继续对化脓灸进行研究。当时医院技术力量不强，设备落后，经费不足，李国忠抱着攻克科学难关的雄心壮志，根据吴贤任医师遗留的资料，带领康晓娥等年轻骨干组成了"化脓灸攻关小组"。没有资料，他们就在自己身上做实验，常常是旧伤疤未好，又添新伤痕。没有患者上门，他们就翻山越岭服务，上门普查寻找。就这样，从选穴到药物的配制，再到建立患者的档案资料，一点一滴地积累了下来。为了取得理论依据，医院多次派员到省城医学院校、科研机构，检索出信息资料达10余万字。动物实验中需要绵羊血，他们就跑遍武陵山区，最后在石门蒙泉乡的大山中找到两只绵羊，饲养在海拔800多米的高山上，每星期爬山步行十多公里，抽一次血清。有志者事竟成，通过几年的努力，研究小组终于从免疫学的角度为化脓灸治疗哮喘的机制初步揭开了面纱；随后，他们还对治疗方法进行了系列改进，将原来在皮肤上硬灸的方法改为局部麻醉后施灸。所立课题"化脓灸治疗支气管哮喘远期疗效观察"于1985年通过了省卫生厅组织的科研鉴定。

陈明清：促进成果推广运用。1987年，科研的接力棒传到了院长陈明清和化脓灸研究所副所长康晓娥的手中，工作重点也由临床学研究上升到现代医学研究的深化阶段和科研成果推广应用阶段。在陈明清的大力推广下，医院先后与上海、新疆、广州、北京、武汉、深圳等全国50多家医疗单位合作，为当地哮喘患者解除了痛苦。为促进这项成果走向成熟，1987年，省卫生厅、省科委专门批准，成立了湖南省中医药研究院慈利化脓灸研究所，并批复其"化脓灸治疗支气管哮喘远期疗效观察及前列环素、血栓素变化观察"的科研课题。康晓娥承担了这一课题，开展了大量的研究，并于1989年通过了省科委组织的鉴定。研究结果表明，化脓灸治疗哮喘近期疗效达到94.3%，达到国内领先水平。

卓玉翠：提高个体化治疗效果。卓玉翠，主任医师、湖南省基层名中医，现任哮喘专科主任。1986年自湖南中医学院（现湖南中医药大学）毕业，1991年至慈利县中医医院呼吸内科工作。作为主要科研人员，自20世纪90年代开始参与化脓灸治哮喘的研究，获省级科研成果奖1项、市级3项、县级4项。1998年被列入湖南省中医专家库。卓玉翠善于根据每个哮喘患者的体质、症状，搭配不同的穴位，配以功效不同的中药，做到个体化治疗。她还带领大家整理出一批行之有效的经验方，如哮喘灵片、哮喘平片、化脓灸药膏，进一步提升了治疗效果。慈利县中医医院坚持弘扬中医国粹，传承千年医道，结合现代医学技术，坚持中医院姓"中"，积极发挥中医特色和优势，强化院内管理，降低医疗成本，中医特色日益凸显，中医药服务水平、疗效不断提高。卓玉翠主攻呼吸内科疾病，是国家重点中医专科"哮喘科"的带头人。20世纪80年代，县中医医院运用

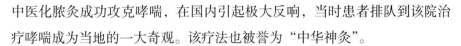

中医化脓灸成功攻克哮喘，在国内引起极大反响，当时患者排队到该院治疗哮喘成为当地的一大奇观。该疗法也被誉为"中华神灸"。

肖调湘：提升专科上台阶。为促进哮喘专科进一步发展，现任院长肖调湘对该科给予了大力支持和精心扶持，集中医院优秀人才，保证其后续发展；带领以科室主任卓玉翠为首的科研小组，不断巩固和提升治疗效果，科室多项工作上了新的台阶。2004年，该科被确定为省级重点中医专科及湖南省哮喘病治疗中心，2005年确定为国家级重点中医专科建设单位，2012年化脓灸技术被列入张家界市第三批非物质文化遗产保护名录。2013年国家发改委投资2000万的哮喘科综合大楼项目正式立项落户慈利县中医医院，为化脓灸技术的传承发展提供了保障，也圆了慈利县中医人的"中医梦"。在攻克哮喘这条布满荆棘的科研路上，付出艰辛劳动的人还有很多。而今，数十万哮喘患者在这里得以康复，看到这项科研成果造福社会，付出心血的人也定会倍感欣慰。

于正枚：这是一份荣耀。2001年，于正枚从湖南中医学院（现湖南中医药大学）针灸专业毕业，2002年1月进入慈利县中医医院呼吸科，开始接触并钻研化脓灸，这一钻研便是20年。这20年来，于正枚与化脓灸研究团队将化脓灸在呼吸疾病方面的治疗范围不断扩大。于正枚说："这是一份荣耀，我既然接触这个了，做到这个了，那就要做好，要守住这份荣耀。"化脓灸为患者减轻病痛，在社会上得以广泛流传，于正枚因化脓灸接手的患者9000多人，他们来自全国各地，因各种原因患有呼吸疾病。面对每一个患者，于正枚悉心照料，用尽毕生所学，让他们得到专业的治疗，守护着健康。她说："医生要把患者当家人、当亲人、当朋友，尽自己所能帮助他们。"医学漫漫，学无止境，除了钻研化脓灸，于正枚平时还会研究西医，看西医书籍，汲取西医经验，与中医融会贯通，更好地服务患者。她的这种学习劲头、钻研精神也感染着身边的同事。于正枚说，此生行医，路上无悔，选择了学医就是选择了奉献，能为患者解除痛苦，是医生最大的快乐。

三、慈利县化脓灸非遗传承与创新发展

针灸（化脓灸）是张家界市和湖南省非物质文化遗产代表性项目。2015 年，慈利哮喘化脓灸疗法被湖南省卫计委、省中医药管理局评为湖南省中医药专长绝技项目。慈利县民间流传烧艾灸医术由来已久，县中医医院在传统疗法的基础上探索出化脓灸对治疗哮喘有独特效果。

湖南省慈利县中医医院位于县城西部，秀丽的澧水河南岸，东邻道教圣地南武当——五雷山，西邻世界旅游胜地武陵源风景区，占地面积 2.5 万平方米，是一所集中西医临床医疗、科研、教学、中医康复于一体的综合性国家二级甲等中医医院，全国示范中医医院，尤以中医化脓灸治疗支气管哮喘技术而名闻海内外。慈利县中医医院从免疫学的角度完成了化脓灸治疗哮喘的基础研究工作，不仅研制出了艾炷和药膏（艾炷由陈艾加 30 余味温经祛痰平喘的中草药配制而成），还对治疗方法进行了改进，把直接灸改为局部麻醉后施灸，减少患者痛苦。经过反复验证，采用化脓灸法治疗哮喘、慢性支气管炎、慢性阻塞性肺疾病等，运用于临床取得了很好的疗效，已成为治疗哮喘、咳嗽有效的方法。

1985 年、1987 年化脓灸技术先后通过省卫生厅、省科委组织的鉴定，结果显示化脓灸治疗哮喘有效率达到 94.7%。古人云"内科不治喘、外科不治癣"，可见喘病的治疗难度。多年来，中医院一直以"化脓灸治疗支气管哮喘"这一特色医疗技术而饮誉海内外，为全国 20 多万哮喘患者解除了痛苦。目前，化脓灸仍在县中医医院临床使用，是目前能根治部分哮喘、慢性支气管炎的方法，具有抗复发、疗效巩固率高、周期长等优点。这项成就对人类健康特别是对哮喘病的康复有十分重要的临床科研价值，对继承发展中医药传统文化，发展中医药事业也有重要意义。

1987 年，"湖南省中医研究院慈利化脓灸研究所"在慈利县中医医院挂牌成立，为二级临床研究机构。2013 年，国家发改委投资 2000 万的哮喘综合大楼项目正式立项落户慈利县中医医院，为化脓灸技术的传承发展

提供坚实的硬件保障。

在发展壮大传统中医药治疗的同时，慈利县中医医院将中医药文化融入医院文化建设，营造特色鲜明、内涵丰富的中医药文化氛围，开展各种形式的活动，积极宣传弘扬中医药文化及中医药知识。慈利县中医医院每年组织义诊活动 20 多次，为老百姓免费检查，提供健康咨询，大力宣传中医药科普知识。2016 年全年下乡入户 5 次，对联系帮扶南山坪乡双和村、龙潭河镇联富村、汤溪村 75 户贫困户实施结对帮扶，落实帮扶资金 6 万多元，为贫困村民住院治疗减免住院自付费用上万元，定期到对口帮扶医院进行中医药义诊，树立群众口碑，赢得群众信任，对提高中医药的社会影响、夯实中医药的群众基础起到了积极推动作用，医院先后获得"文明单位""医疗执业先进单位""绩效评估先进单位"等一系列光荣称号，被广大群众誉为"老百姓自己的医院"。

2015 年，由省卫计委、省中医药管理局联合举办的湖南省第一批中医药专长绝技项目授牌仪式在长沙举行，全省共计 18 个中医药项目入选。慈利县中医医院的化脓灸治疗哮喘技术作为整个张家界地区的唯一入选项目，成功获评"湖南省中医药专长绝技"。

截至 2021 年，获得多项省级成果奖励：①"化脓灸治疗慢性支气管炎及前列腺素 F2 a 60 例临床观察"获省科技成果四等奖。②"化脓灸治疗支气管哮喘急性发作期及白三烯 FCT4 60 例临床观察"获张家界市科技成果一等奖。③"化脓灸治疗慢性阻塞性肺病及肺功能测定 200 例临床观察"获张家界市科技成果二等奖。

目前，化脓灸技术已为来自美国、加拿大、巴西、日本等 10 多个国家近 30 万人次哮喘患者进行治疗，推广到全国 20 多个省市、50 多家医疗单位，得到了广大患者的好评，取得了很好的社会效益。

第二章

化脓灸的理论基础

第一节　肺藏象理论

一、藏象理论

"藏象"首见于《素问·六节藏象论》，后世又称"脏象"。"藏"（zàng），藏（cáng）也，匿也。《灵枢·本脏》曰"五脏者，所以藏精神血气魂魄者也"，《黄帝内经》中"藏"指隐藏在人体内的脏腑组织器官。之所以选择"藏（zàng）"作为脏腑器官的代名词，一是因为人体脏腑组织器官深藏于体内不可直视；二是古人认为人体脏腑组织器官中贮藏了人体需要的各种精微物质。为了同"宝藏（zàng）"的"藏"加以区分，在"藏"字旁加"肉"字，写作"臟"以示区别。

"象"，其义有二：一指脏腑的解剖形态、结构。张志聪《黄帝内经素问集注·卷二》中说："象者，像也。论脏腑之形象，以应天地之阴阳也。"《医宗必读·改正内景脏腑图》中形容心之象为："心象尖圆，形如莲花。"二指脏腑的生理病理表现于外的征象。王冰注《黄帝内经素问》记载："象，谓所见于外，可阅者也。"《类经·藏象类》也谈到："象，形象也。藏居于内，形见于外，故曰藏象。"关于"象"，《周易·系辞上》曰："书不尽言，言不尽意……圣人立象以尽意。"大意是说，如果用文字、语言不能完全表达其含义的话，可以采取绘画的形式，用图像就可以完整地表达出其中的内涵。显然"象"表达出来的意思最为直接具体。

藏象，近又称为"脏象学说"。"象"是"藏"的外在反映，"藏"是"象"的内在本质，两者结合起来就叫作"藏象"，又写作"脏象"。藏象学说是研究脏腑、形体、官窍的形态结构、生理活动规律及其相互关系的学说。根据其形态结构特点，脏腑分为五脏、六腑和奇恒之腑三类。五脏是人体生命的中心，与人体各组织器官和生命现象相联系。五体（皮、肉、筋、骨、脉）为五脏所主；五华（面、毛、唇、爪、发）为五脏所荣；五官九窍（舌、鼻、口、目、耳及二阴）为五脏所司；五志（喜、忧、思、怒、恐）为五脏所生；五神（神、魄、意、魂、志）为五脏所藏；五液（汗、涕、泪、涎、唾）为五脏所化，等等。

二、肺脏的形态结构

中医的肺主要指呼吸系统，肺的位置在五脏之上，称为"华盖"，即覆盖了五脏，空间上起到保护脏腑之作用。古人通过解剖对人体脏腑有了一定的了解，《黄帝内经》中已明确定位肺脏在人体中的位置，并以阴阳五行理论构建了肺脏系统理论体系，描绘了肺脏经络循行路线及所主病症，为后世医家对肺的辨证打下坚实的理论基础。《难经》在《黄帝内经》的基础上又记载了肺脏的重量及形态，《难经·四十二难》曰："肺重三斤三两，六叶两耳，凡八叶，主藏魄。"

呼吸系统是由外呼吸道和肺两部分组成，包括鼻、咽、喉、气管、主支气管和肺等。肺，为白色分叶、质地疏松而含气的器官，位于横膈上方，胸腔之内，纵隔两侧，肺尖高出胸廓上口，分为左肺和右肺，左肺因心脏偏左，较右肺窄而长；右肺因膈下有肝，较左肺宽而短。左右肺的形态都呈圆锥形，肺尖钝圆；肺底略向上凹贴膈。肺外侧面较隆凸，与胸廓前、后、外侧壁的肋及肋间肌接触。内侧面对向纵隔，此面中央为肺门，有主支气管、肺动脉、肺静脉、淋巴管及神经等出入，这些结构被结缔组织包绕成束，称为肺根。左肺有一条斜裂（叶间裂），由后上斜向前下方走行，此裂深达肺门，将左肺分为上、下两叶。右肺除斜裂外，尚有一水平裂，它起自斜裂，水平向前；两裂将右肺分为上、中、下三叶。每个肺的表面覆以胸膜，故平滑、湿润、有光泽。

三、肺脏的功能及特点

（一）肺脏的功能

1. 肺主气 肺主气是肺主呼吸之气和肺主一身之气的总称。

（1）肺主呼吸之气 "天气至清，全凭呼吸为吐纳，其呼吸之枢则以肺为主"。肺主呼吸之气是指肺作为体内外气体交换的场所，通过呼吸运动吸入自然界的清气，呼出体内的浊气，实现体内外气体交换的功能。通过不断地呼浊吸清，吐故纳新，促进气的生成，调节着气的升降出入运动，从而保证了人体新陈代谢的正常进行。

（2）肺主一身之气 肺主一身之气是指肺有主持、调节全身各脏腑之气的作用，即肺通过呼吸而参与气的生成和调节气机的作用。"人身之气，禀命于肺，肺气清肃则周身之气莫不服从而顺行"（《医门法律·肺痈肺痿门》）。

①气的生成：肺参与一身之气的生成，特别是宗气的生成。自然界中的清气通过肺的呼吸运动进入人体，水谷精气由脾胃的消化吸收化生，脾气升清，上输于肺。自然界的清气和水谷精气在肺内结合，聚于膻中，便称之为宗气。宗气有促进肺的呼吸运动，助心行血，以及温养各脏腑组织和维持它们的正常功能活动的功能，在生命活动中占有重要地位，故起到主一身之气的作用。因此，肺呼吸功能健全与否，不仅影响宗气的生成，也影响着全身之气的生成。

②调节全身气机：所谓气机，泛指气的运动，升降出入为其基本形式。肺的呼吸运动，是气的升降出入运动的具体体现。肺有节律地一呼一吸，对全身之气的升降出入运动起着重要的调节作用。总之，肺主一身之

气的功能正常，则各脏腑之气旺盛。反之，肺主一身之气的功能失常，会影响宗气的生成和全身之气的升降出入运动，表现为少气不足以息、声低气怯、肢倦乏力等气虚之候。

2. 肺主行水 肺主行水是指肺的宣发和肃降对体内水液输布、运行和排泄的疏通和调节作用。《血证论·肿胀》曰"肺为水之上源，肺气行则水行"。由于肺为华盖，其位最高，参与调节体内水液代谢。人体内的水液代谢，是由肺、脾、肾，以及小肠、大肠、膀胱等脏腑共同完成的。肺主行水的生理功能，是通过肺气的宣发和肃降来实现的。肺气宣发，一是使水液迅速向上向外输布，布散到全身，外达皮毛，"若雾露之溉"以充养、润泽、护卫各个组织器官。二是使经肺代谢后的水液，即被身体利用后的废水和剩余水分，通过呼吸、皮肤汗孔蒸发而排出体外。肺气肃降，使体内代谢后的水液不断地下行到肾，经肾和膀胱的气化作用，生成尿液而排出体外，保持小便的通利。这就是肺在调节水液代谢中的作用，也就是肺通调水道的生理功能。如果肺气宣降失常，失去行水的职能，水道不调，则可出现水液输布和排泄障碍，如痰饮、水肿等。

3. 肺主治节 治节，即治理调节。肺主治节是指肺辅助心脏治理调节全身气、血、津液及脏腑生理功能的作用。心为君主之官，为五脏六腑之大主。肺为相傅之官而主治节。"肺与心皆居膈上，位高近君，犹之宰辅"。心为君主，肺为辅相。人体各脏腑组织之所以依着一定的规律活动，有赖于肺协助心来治理和调节。故曰"肺主气，气调则营卫脏腑无所不治"（《类经·脏象类》），因此称肺为"相傅之官"。肺主治节，是对肺的主要生理功能的高度概括，主要体现在肺主呼吸、调节气机、助心行血及宣发肃降四个方面。

4. 肺主宣肃 宣谓宣发，即宣通和发散之意。《医学实在易》云"气通于肺脏，凡脏腑经络之气，皆肺气之所宣"。肃谓肃降，清肃下降之意。肺禀清虚之体，性主于降，以清肃下降为顺。肺宜清而宣降，其体清虚，其用宣降。宣发与肃降为肺气机升降出入运动的具体表现形式。肺位居上，既宣且降又以下降为主，方为其常。肺气必须在清虚宣降的情况下才能保持其主气、司呼吸、助心行血、通调水道等正常的生理功能。

（二）肺脏的特点

1. 肺为华盖 华盖原指古代帝王的车盖。肺为华盖是指肺在体腔中位居最高，具有保护诸脏、抵御外邪的作用。肺位于胸腔，居五脏的最高位置，犹如伞盖保护位居其下的脏腑，肺又主一身之表，为脏腑之外卫，故称肺为华盖。吴克潜《大众医药·卫生门》谓："肺居五脏最高之部位，因其高，故曰盖。因其主气，为一身之纲领。恰如花开向荣，色泽流霞，轻清之体，华然光采，故曰华盖。"肺为华盖是对肺在五脏中位居最高和保护脏腑、抵御外邪、统领一身之气作用的高度概括。

肺通过气管、喉、鼻直接与外界相通。因此，肺的生理功能最易受外界环境的影响。如自然界风、寒、暑、湿、燥、火"六淫"之邪侵袭人体，尤其是风寒邪气，多首先入肺而导致肺卫失宣、肺窍不利等病变，由于肺与皮毛相合，所以病变初期多见发热恶寒、咳嗽、鼻塞等肺卫功能失调之候。

2. 肺为娇脏 肺为娇脏是指肺脏清虚娇嫩而易受邪侵的特性。娇是娇嫩之意。肺为清虚之体，且居高位，为诸脏之华盖，百脉之所朝，外合皮毛，开窍于鼻，与天气直接相通。六淫外邪侵犯人体，不论是从口鼻而入，还是侵犯皮毛，皆易于犯肺而致病。他脏之寒热病变，亦常波及于肺，以其不耐寒热，易于受邪，"其性恶寒、恶热、恶燥、恶湿，最畏火、风。邪著则失其清肃之令，遂痹塞不通爽矣。"（《临证指南医案·卷四》）肺位最高，邪必先伤，肺叶娇嫩，不耐邪侵，肺为清虚之脏，不容邪气所干。故无论外感、内伤或其他脏腑病变，皆可累及于肺而为病。故曰"肺为娇脏，所主皮毛，最易受邪"（《不居集》），"肺气一伤，百病蜂起，风则喘，寒则嗽，湿则痰，火则咳，以清虚之府，纤芥不容，难护易伤故也"（《理虚元鉴》）。

3. 肺气与秋气相应 肺为清虚之体，性喜清润，与秋季气候清肃、空气明润相通应。故肺气在秋季最旺盛，秋季也多见肺的病变。肺气旺于秋，肺与秋季、西方、燥、金、白色、辛味等有内在的联系，如秋金之时，燥气当令，此时燥邪极易侵犯人体而耗伤肺之阴津，出现干咳，皮肤和口鼻干燥等症状；又如风寒束表，侵袭肺卫，出现恶寒发热，头项强痛，脉浮等外感表证时，用麻黄、桂枝等辛散解表之药，使肌表之邪从汗而解。

四、肺生理系统

（一）肺与脏腑组织官窍

1. 在体合皮，其华在毛　皮毛，包括皮肤、汗腺、毫毛等组织，是一身之表。它们依赖于卫气和津液的温养和润泽，具有防御外邪，调节津液代谢，调节体温和辅助呼吸的作用。肺与皮毛相合，是指肺与皮毛的相互为用关系。

肺对皮毛的作用，主要有二：一是肺气宣发，宣散卫气于皮毛，发挥卫气的温分肉、充皮肤、肥腠理、司开阖及防御外邪侵袭的作用。二是肺气宣发，输精于皮毛，即将输送于肺的津液和部分水谷精微向上、向外布散于全身皮毛肌腠以滋养之，使之红润光泽。若肺津亏、肺气虚，既可致卫表不固而见自汗或易感冒，又可因皮毛失濡而见枯槁不泽。

皮毛对肺的作用，也主要有二：一是皮毛能宣散肺气，以调节呼吸。《黄帝内经》把汗孔称作"玄府"，又叫"气门"，是说汗孔不仅是排泄汗液之门户，而且是随着肺气的宣发和肃降进行体内外气体交换的部位。二是皮毛受邪，可内合于肺。如寒邪客表，卫气被郁遏，可见恶寒发热、头身疼痛、无汗、脉紧等症，若伴有咳喘等症，则表示病邪已伤及肺。故治疗外感表证时，解表与宣肺常常并用。

2. 在窍为鼻，喉为肺之门户　鼻为呼吸之气出入的通道，与肺直接相连，所以称鼻为肺之窍。鼻为呼吸道之最上端，通过肺系（喉咙、气管等）与肺相连，具有主通气和主嗅觉的功能。鼻的通气和嗅觉功能，都必须依赖肺气的宣发运动。肺气宣畅，则鼻窍通利，呼吸平稳，嗅觉灵敏；

肺气失宣发，则鼻塞不通，呼吸不利，嗅觉亦差。故曰"鼻者，肺之官也"（《灵枢·五阅五使》）；"肺气通于鼻，肺和则鼻能知臭香矣"（《灵枢·脉度》）。临床上常把鼻的异常变化作为诊断肺病的依据之一，而治疗鼻塞流涕、嗅觉失常等病症，又多用辛散宣肺之法。

喉位于肺系的最上端，为呼吸之门户、发音之器官。喉由肺津滋养，其发音功能由肺气推动和调节。肺津充足，喉得滋养，或肺气充沛，宣降协调，则呼吸通畅，声音洪亮。若各种内伤或过用，耗损肺津、肺气，以致喉失滋养或推动发音失常，可见声音嘶哑、低微，称为"金破不鸣"；若各种外邪袭肺，导致肺气宣降失常，郁滞不畅，可见声音嘶哑、重浊，甚或失音，称为"金实不鸣"。

（二）肺与精气血津液神

1. 在液为涕 涕，即鼻涕，为鼻黏膜的分泌液，有润泽鼻窍的作用。鼻涕由肺津所化，由肺气的宣发运动布散于鼻窍，故《素问·宣明五气》说："五脏化液……肺为涕。"肺津、肺气的作用是否正常，亦能从涕的变化中得以反映。如肺津、肺气充足，则鼻涕润泽鼻窍而不外流。若寒邪袭肺，肺失宣，肺津被寒邪所凝而不化，则鼻流清涕；肺热壅盛，则可见喘咳上气，流涕黄浊；若燥邪犯肺，则又可见鼻干而痛。

2. 在志为忧（悲） 关于肺之志，《黄帝内经》有二说：一说为悲；一说为忧。但在论及五志相胜时则说：悲胜怒。悲和忧虽然略有不同，但其对人体生理活动的影响是大致相同的，因而忧和悲同属肺志。悲忧皆为人体正常的情绪变化或情感反应，由肺精、肺气所化生。过度悲哀或过度忧伤，则属不良的情志变化，又可损伤肺精、肺气，或导致肺气的宣降运动失调。《素问·举痛论》说："悲则气消。"悲伤过度，可出现呼吸气短等肺气不足的现象。反之，肺精气虚衰或肺气宣降失调时，机体对外来非良性刺激的耐受能力下降，易于产生悲忧的情绪变化。

3. 肺与精气血 肺与气血津液的诸种关系，实际上都是通过肺主宰人体之气的作用来实现的。肺与气的关系，可以理解具有以下内容：①肺与外界相通，吸清呼浊；②肺聚宗气，藏于膻中；③肺布达营卫之气；④胸中大气包举肺外。由此，即可更好地理解肺为"阳气之主""气之宗"。由于气具有化生血、津液，并推动其运行，控制其运动部位等作用，于是衍化出肺与血、津液的关系，即肺"孕水而化血"，乃"血纲"，而令"水津四布"。肺与血、津液的这种关系，也可以用肺的"气化"概之。

（三）肺与经络腧穴

1.肺的经络循行 手太阴肺经的循行路线：起于中焦，向下联络大肠，回绕过来沿胃之上口，通过横膈，连属肺，从"肺系"（肺与喉咙相联系的部位）横行（中府），向下沿上臂内侧，行于手少阴经和手厥阴经的前面，下行到肘窝中，沿着前臂内侧前缘，进入寸口，经过鱼际，沿着鱼际的边缘，出拇指内侧端（少商）。

2.肺经的络脉 络脉的循行路线：手太阴络脉从手腕的后方（列缺）分出，沿掌背侧一直走向食指内侧端（商阳穴），交于手阳明大肠经。

3.肺经腧穴 本经经穴分布在胸、肩、上肢掌侧面的桡侧，左右各有11个腧穴。

（1）中府 主治咳嗽，气喘，肺胀满，胸痛，肩背痛。

（2）云门 主治咳嗽，气喘，胸痛，肩痛。

（3）天府 主治气喘，鼻衄，瘿气，臑痛。

（4）侠白 主治咳嗽，气喘，干呕，烦满，臑痛。

（5）尺泽 主治咳嗽，气喘，咯血，潮热，胸部胀满，咽喉肿痛，小儿惊风，吐泻，肘臂挛痛。

（6）孔最 主治咳嗽，气喘，咯血，咽喉肿痛，肘臂挛痛，痔疾。

（7）列缺 主治伤风，头痛，项强，咳嗽，气喘，咽喉肿痛，口眼㖞斜，齿痛。

（8）经渠 主治咳嗽，气喘，胸痛，咽喉肿痛，手腕痛。

（9）太渊 主治咳嗽，气喘，咯血，胸痛，咽喉肿痛，腕臂痛，无脉症。

（10）鱼际　主治咳嗽，咯血，咽喉肿痛，失音，发热。

（11）少商　主治咽喉肿痛，咳嗽，鼻衄，发热，昏迷，癫狂。

（四）肺经与其他经脉

手太阴肺经下络大肠，与手阳明大肠经互为表里，肺经络脉列缺合于大肠经，大肠经络脉偏历合于肺经。两经在生理上密切联系，病理上相互影响。手太阴肺经与足厥阴肝经有着密切联系，肺经为经气流注之终端，两经直接交接，气血由肝经直接注入手太阴肺经而开始循环，往复不已；而且肝经的支脉直接注入肺中。手太阴肺经"还循胃口"，与胃有着密切联系，在病理上肺胃常互为影响，相兼而病，如肺胃阴虚、肺胃郁热等。

（五）肺经的主要病症

《灵枢·经脉》曰："是动则病，肺胀满，膨膨而喘咳，缺盆中痛，甚则交两手而瞀，此为臂厥是主肺所生病者，咳，上气喘喝，烦心胸满，臑臂内前廉痛厥，掌中热。气盛有余，则肩背痛风寒汗出中风，小便数而欠。气虚则肩背痛，寒，少气不足以息，溺色变。为此诸病，盛则泻之，虚则补之，热则疾之，寒则留之，陷下则灸之，不盛不虚，以经取之。盛者寸口大三倍于人迎，虚者则寸口反小于人迎也。"手太阴肺经的主要病症有咳嗽，气喘，少气不足以息，咯血，伤风，胸部胀满，咽喉肿痛，缺盆部位及手臂内侧前缘痛，肩背部寒冷、疼痛等。

五、肺与其他脏腑的关系

（一）肺脏与心的关系

心、肺同居上焦，心与肺之间的关系，实际上就是气与血的关系。心主血脉，上朝于肺，肺主宗气，贯通心脉，两者相互配合，保证气血的正常运行，维持机体各脏腑组织的新陈代谢。所以说，气为血之帅，气行则血行；血为气之母，血至气亦至。气属阳，血属阴，血的运行虽为心所

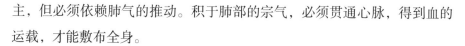

主，但必须依赖肺气的推动。积于肺部的宗气，必须贯通心脉，得到血的运载，才能敷布全身。

肺朝百脉，助心行血，是血液正常运行的必要条件。只有正常的血液循环，才能维持肺主气功能的正常进行。由于宗气具有贯心脉而司呼吸的生理功能，从而加强了血液循环和呼吸之间的协调平衡。因此，宗气是联结心之搏动和肺之呼吸两者之间的中心环节。心与肺，血与气，是相互依存的。气行则血行，血至气亦至。若血无气的推动，则血失统帅而瘀滞不行；气无血的运载，则气无所依附而涣散不收。在病理上，肺的宣肃功能失调，可影响心主行血的功能，而致血液运行失常。反之，心的功能失调，导致血行异常时，也会影响肺的宣发和肃降，从而出现心肺亏虚、气虚血瘀之候等。

（二）肺脏与肾的关系

肺属金，肾属水，金生水，故肺肾关系为金水相生，又名肺肾相生。肺为水上之源，肾为主水之脏；肺主呼气，肾主纳气。所以肺与肾的关系，主要表现在水液代谢和呼吸运动两个方面。

肺与肾的关系主要体现于气和水两个方面，但是，金能生水，水能润金，故又体现于肺阴与肾阴之间的关系。

1. 呼吸方面 肺司呼吸，肾主纳气。人体的呼吸运动虽然由肺所主，但需要肾的纳气作用来协助。只有肾气充盛，吸入之气才能经过肺之肃降，而下纳于肾。肺肾相互配合，共同完成呼吸的生理活动，所以说"肺为气之主，肾为气之根"。

2. 水液代谢方面 肺为水之上源，肾为主水之脏。在水液代谢过程中，肺与肾之间存在着标和本的关系。肺主行水而通调水道，水液只有经过肺的宣发和肃降，才能使精微津液布散到全身各个组织器官中去，浊液下归于肾而输入膀胱。所以说，小便虽出于膀胱，而实则肺为水之上源。肾为主水之脏，有气化升降水液的功能，又主开阖。下归于肾之水液，通过肾的气化，使清者升腾，通过三焦回流体内；浊者变成尿液而输入膀

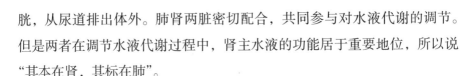

胱，从尿道排出体外。肺肾两脏密切配合，共同参与对水液代谢的调节。但是两者在调节水液代谢过程中，肾主水液的功能居于重要地位，所以说"其本在肾，其标在肺"。

3. 阴液方面　肺与肾之间的阴液也是互相资生的。肺属金，肾属水，金能生水，肺阴充足，输精于肾，使肾阴充盛，保证肾的功能旺盛。水能润金，肾阴为一身阴液之根本，肾阴充足，循经上润于肺，保证肺气清宁，宣降正常。故曰"肺气之衰旺，全恃肾水充足，不使虚火炼金，则长保清宁之体"（《医医偶录》）。肺肾之间在病理上的相互影响，主要表现在呼吸异常、水液代谢失调和阴液亏损等方面，出现肺肾阴虚和肺肾气虚等肺肾两虚之候，往往须肺肾同治而获效。故又有"肺肾同源""金水同源"之说。

（三）肺脏与脾的关系

脾主运化，为气血生化之源；肺司呼吸，主一身之气。脾主运化，为胃行其津液；肺主行水，通调水道。所以脾和肺的关系，主要体现于气的生成和津液的输布两个方面。

1. 气的生成方面　肺主气，脾益气，肺司呼吸而摄纳清气，脾主运化而化生水谷精气，上输于肺，两者结合化为宗气。宗气是全身之气的主要物质基础。脾主运化，为气血生化之源，但脾所化生的水谷之气，必赖肺气的宣降才能敷布全身。肺在生理活动中所需要的津气，又要靠脾运化的水谷精微来充养，故脾能助肺益气。肺气的盛衰在很大程度上取决于脾气的强弱，故有"肺为主气之枢，脾为生气之源"之说。总之，肺司呼吸和脾主运化功能是否健旺与气之盛衰有密切关系。

2. 水液代谢方面　肺主行水而通调水道，脾主运化水湿，为调节水液代谢的重要脏器。

人体的津液由脾上输于肺，通过肺的宣发和肃降而布散至周身及下输膀胱。脾之运化水湿赖肺气宣降的协助，而肺之宣降靠脾之运化以资助。脾肺两脏互相配合，共同参与水液代谢过程。如果脾失健运，水湿不化，聚湿生痰而为饮、为肿，影响及肺则肺失宣降而喘咳。其病在肺，而其本在脾。故有"脾为生痰之源，肺为贮痰之器"之说。反之，肺病日久，又可影响于脾，导致脾运化水湿功能失调。肺脾二脏在病理上的相互影响，主要在于气的生成不足和水液代谢失常两个方面，常表现为脾肺两虚、痰湿阻肺之候等。

（四）肺脏与肝的关系

肝主升发，肺主肃降，肝升肺降，气机调畅，气血流行，脏腑安和，所以二者关系到人体的气机升降运动。

肝和肺的关系主要体现于气机升降和气血运行方面。

1. 气机升降　《素问·刺禁论》云"肝生于左，肺藏于右"。肺居膈上，其气肃降；肝居膈下，其气升发。肝从左而升，肺从右而降。《素问·阴阳应象大论》曰"左右者，阴阳之道路也"。肝从左升为阳道，肺从右降为阴道，肝升才能肺降，肺降才能肝升，升降得宜，出入交替，则气机舒展。人体精气血津液运行以肝肺为枢转，肝升肺降，以维持人体气机的正常升降运动。

2. 血气运行　肝肺的气机升降，实际上也是气血的升降。肝藏血，调节全身之血；肺主气，治理调节一身之气。肺调节全身之气的功能需要得到血的濡养，肝向周身各处输送血液又必须依赖于气的推动。总之，全身气血的运行，虽赖心所主，但又须肺主治节及肝主疏泄和藏血作用的制约，故两脏对气血的运行也有一定的调节作用。

在病理情况下，肝与肺之间的生理功能失调，主要表现在气机升降失常和气血运行不畅方面，如肝火犯肺（又名木火刑金）之候等。

（五）肺脏与大肠的关系

脏与腑的关系，实际上就是脏腑阴阳表里配合关系。由于脏属阴，腑属阳；脏为里，腑为表，一脏一腑，一表一里，一阴一阳，相互配合，组成心与小肠、肺与大肠、脾与胃、肝与胆、肾与膀胱等脏腑表里关系，体现了阴阳、表里相输相应的关系。

一脏一腑的表里配合关系，其根据有四：一是经脉络属，即属脏的经脉络于所合之腑，属腑的经脉络于所合之脏。二是结构相连，如胆附肝叶之间，脾与胃以膜相连，肾与膀胱之目有"系"（输尿管）相通。三是气化相通，脏行气于腑，脏腑之间通过经络和营卫气血的正常运行而保持生理活动的协调。六腑传化水谷的功能，受五脏之气的配合才能完成，如胃的纳谷需脾气的运化、膀胱的排尿赖肾的气化作用等。腑输精于脏，五脏主藏精气，有赖六腑的消化、吸收、输送水谷精微，需六腑传化物的功能活动相配合。四是病理相关，如肺热壅盛，肺失肃降，可致大肠传导失职而大便秘结等。反之，大肠热结，腑气不通，亦可影响肺气宣降，导致胸闷、喘促等。五脏不平，六腑闭塞；反之，六腑闭塞，五脏亦病。脏与腑之间的互相联系和影响，称之为脏腑相合。

脏腑表里关系，不仅说明它们在生理上的相互联系，而且也决定了它们在病理上的相互影响，脏病及腑，腑病及脏，脏腑同病。因而在治疗上也相应地有脏病治腑，腑病治脏，脏腑同治等方法。掌握这种理论，对指导临床实践有着重要的意义。

肺为脏，属阴，大肠为腑，属阳，两者相距甚远，但由于手太阴肺经属肺络大肠，手阳明大肠经属大肠络肺，通过经脉的相互络属，构成脏腑表里关系。因此二者在生理病理上有密切关系。

肺主气，主行水，大肠主传导，主津，故肺与大肠的关系主要表现在传导和呼吸方面。

1. 传导方面　大肠的传导功能，有赖于肺气的清肃下降。肺气清肃下降，大肠之气亦随之而降，以发挥其传导功能，使大便排出通畅。所以有"小肠中物至此，精汁尽化，变为糟粕而出，其所能出之故，则大肠为之传导，而大肠之所以能传导者，以其为肺之腑，肺气下达，故能传导，是以理大便必须调肺气"（《中西汇通医经精义·上卷》）。此外，大肠传导功能正常与否，同肺主行水、大肠主津的作用也有关系。肺主行水、通调水道，与大肠主津、重新吸收剩余水分的作用相互协作，参与了水液代谢的调节，使大肠既无水湿停留之患，又无津枯液竭之害，从而保证了大便的正常排泄。

2. 呼吸方面　肺司呼吸，肺气以清肃下降为顺。大肠为六腑之一，六腑以通为用，其气以通降为贵。肺与大肠之气化相通，故肺气降则大肠之气亦降，大肠通畅则肺气亦宣通。肺气和利，呼吸调匀，则大肠腑气畅通。反之，大肠之气通降，肺气才能维持其宣降之性。肺与大肠在病理上的相互影响，主要表现在肺失宣降和大肠传导功能失调方面。

第二节　肺病病因病机

一、病因

（一）外感病因

外感病因，是指由外而入，或从皮毛，或从口鼻，侵入机体，引起外感疾病的致病因素。外感病是由外感病因引起的一类疾病，一般发病较急，病初多见寒热、咽痛、骨节酸楚等。外感病因大致分为六淫和疫疠两类。

1. 六淫　即风、寒、暑、湿、燥、火六种外感病邪的统称。在正常情况下的风、寒、暑、湿、燥、火称为"六气"，是自然界六种不同气候的正常变化。健康的人体对这些自然的变化有一定的适应能力，所以六气不会致病。当气候变化异常，非其时而有其气，或六气太过与不及，加之人体抵抗力低下，不能适应外界气候的变化时，这时六气就成为能够伤害人体的"六淫"邪气。

六淫致病特点有五：一是外感性。六淫为病多侵犯肌表、皮毛，或自口鼻而入，或二者同时受邪即所谓"外感六淫"，如《素问·咳论》说："皮毛者，肺之合也。皮毛先受邪气，邪气以从其合也。"二是季节性。六淫致病，多与季节气候有关，发生时令性的常见病、多发病。如春季多风病、夏季多暑病、长夏多湿病、秋季多燥病、冬季多寒病等;《素问·金匮真言论》说:"春善病鼽衄,夏善病胸胁,长夏善病洞泄寒中,秋善病风疟,冬善病痹厥。"形成了一个四季发病的规律,即各个季节中的"主气"。三是地域性。六淫致病与生活、工作的区域环境密切相关,如西北多燥病,东北多寒病,江南多湿热为病,久居潮湿环境多湿病,长期高温环境作业多燥热或火邪为病。四是兼邪性。六淫致病,既可单独袭人,又可两种以上同时侵犯人体发病,如风寒、寒湿、风寒湿等。五是转化性。六淫致病,不仅能相互影响,其病证还可在一定条件下相互转化,如寒邪入里,日久可化热等。

肺为娇脏,不耐寒热,最怕燥邪,易为邪侵,罹患疾病。六淫是肺系疾病的常见病因,外邪侵袭,或从口鼻而入,或从皮毛而受,肺卫受邪,肺气壅遏不宣,清肃之令失常,肺气出入升降失调,引起肺系疾患。

风邪伤肺:《内经》认为风为"百病之长",风邪为外感病邪的先导,所以风邪常夹寒邪、湿邪、燥邪、火邪、温邪、热邪等犯肺,但由于四时气候变化的不同,人体所感受的致病邪气亦有区别,临床多出现风寒、风热和燥热等不同咳嗽。

寒邪伤肺:多为寒邪侵犯肌表,也常见寒饮入胃犯肺,如《素问·咳论》说:"其寒饮食于胃,从肺脉上至于肺则肺寒。肺寒则外内合邪,因而客之,则为肺咳。"《素问·至真要大论》亦说:"……寒淫所胜……鼽衄,善悲。"均明确指出形寒饮冷而伤肺系致咳、致鼽、致衄、致悲,为肺病主因之一。

暑邪伤肺:季节明显,独见夏令,如《素问·气交变大论》所说:"岁火太过,炎暑流行,金肺受邪,已病疟,少气咳嗽。"此"少气"乃暑邪升散耗气所致。暑性炎热,又常夹湿邪,呈暑湿兼邪伤肺。

湿邪犯肺:凡气候湿冷,或冒雨涉水,久卧湿地,水湿之邪亦可湿聚为痰,痰湿交织,阻滞于肺脏和气道而致病。《素问·阴阳应象大论》记载:"秋伤于湿,冬生咳嗽。"《素问·至真要大论》亦说:"……湿淫所胜……咳唾则有血。"

燥邪伤肺：燥性干涩，易伤津液，最易伤肺。因肺为娇脏，喜润恶燥。肺开窍于鼻，外合皮毛。故燥邪无论是从口鼻抑或从皮肤侵入人体，皆可犯肺而劫伤肺津发病。《素问·至真要大论》："阳明司天，燥淫所胜……病……咳。"

火、热、温邪皆可犯肺：温邪犯肺，诚为吴鞠通在《温病条辨》中记载："凡温病者，始于上焦，在手太阴肺。""温邪上受，首先犯肺，逆传心包。"指出温热阳邪从口鼻吸入，自上而下的发病特点。火热阳邪，易侵阳位，肺位最高，阳位也，所以，火热阳邪最易犯肺致病。《素问·至真要大论》说："少阳司天，火淫所胜，则温气流行，金致不平，此病头痛……咳。""热淫所胜……病胸中烦热，嗌干，右胠满，皮肤痛，寒热咳喘，唾血血泄，鼽衄嚏呕……病本于肺。"

2. 疠气　疠气是一类具有强烈传染性的病邪，又名戾气、疫疠之气、毒气、异气、杂气、乖戾之气等。疠气通过空气和接触传染。疠气与六淫不同，不是由气候变化所形成的致病因素，而是一种人们的感官不能直接观察到的微小的物质（病原微生物），即"毒"邪。疠气经过口鼻等途径，由外入内，故属于外感病因。由疠气而致的具有剧烈流行性、传染性的一类疾病，称为疫、疫疠、瘟疫（或温疫）等。温病与瘟疫不同，温病为多种外感急性热病的总称，无传染性和流行性。

疠气的致病特点有三：一是发病急骤，病情危笃。疫疠之气，其性急速、燔灼，且热毒炽盛，故其致病具有发病急骤、来势凶猛、病情险恶、变化多端、传变快的特点，且易伤津、扰神、动血、生风。疠气为害颇似火热致病，具有一派热盛之象，但毒热较火热为甚，不仅热毒炽盛，而且常夹有湿毒、毒雾、瘴气等秽浊之气，故其致病作用更为剧烈险恶，死亡率也高。二是传染性强，易于流行。疫疠之气具有强烈的传染性和流行性，可通过口鼻等多种途径在人群中传播。疫疠之气致病可散在发生，也可以大面积流行。因此，疫疠具有传染性强、流行广泛、死亡率高的特点。诸如大头瘟（由疫毒感染而发病，以头面红肿或咽喉肿痛为特征）、虾蟆瘟（人体感受疫毒之后，以颈项肿大为主症，连及头面，状如虾蟆，故名）、疫痢、白喉、烂喉丹痧、天花、霍乱、鼠疫等，实际包括现代医学许多传染病和烈性传染病。三是特适性与偏中性。特适性指疠气致病的病位与病种的特异性。疠气作用何腑何脏，发为何病，具有特异性定位的特点。疠气对机体作用部位具有一定选择性，从而在不同部位上产生相应的病证。疠气种类不同，所致之病各异，每一种疠气所致之疫病，均有各自的临床特征和传变规律，所谓"一气致一病"。偏中性指疠气的种属感受性，疠气有偏中于人者，也有偏中于动物者。偏中于人的，则不传染给动物；偏中于动物的，也不传染给人。即使偏中于动物的，因动物种属不同，也不互相传染。

总之，六淫和疠气均属外感病邪，其性质和致病特点各有不同，但因其所致之病多以火热之候为之，故常统称为外感热病。

（二）七情内伤

七情，即喜、怒、忧、思、悲、恐、惊七种情志变化，是人们对客观事物的不同反应。正常情况下，七情不会使人致病，只有强烈地或长期持久地情志刺激，超过了人的正常生理适应范围，或人的气血脏腑功能低下，调控功能失常，对过度情志刺激，不能及时消除或排解，此时的情志变化就变成了病因，可导致疾病的发生。由于七情属于精神致病因素，又直接影响内脏，使脏腑气机逆乱、气血失调，故称为"七情内伤"。情志致病是中医病因特点之一。《黄帝内经》中记载着大量七情与人体阴阳气血脏腑的生理联系与病理影响，认为情志活动是以五脏精气为物质基础，脏腑气血的变化会影响情志的变化，情志的变化也对脏腑气血有不同程度的影响。如"肝在志为怒""怒伤肝"；"心在志为喜""喜伤心"；"脾在志为思""思伤脾"；"肺在志为悲""悲伤肺"；"肾在志为恐""恐伤肾"（《素问·阴阳应象大论》）等。

肺主气藏魄。《灵枢·本神》说："肺藏气，气舍魄。""并精出入者谓之魄。"《类经·三卷》第九注："魄之为用，能动能作，痛痒由之而觉也。精生于气，故气聚则精盈，魄并于精，故形强而魄壮。"魄属于本能的感觉和动作，如耳的听觉、目的视觉、皮肤的冷热痛痒感觉、手足的动作和新生儿吸乳动作等。

肺在志为忧，忧、悲同属肺志。忧是愁苦忧虑，悲是悲哀的情绪表现。悲、忧是人体接受外界某些不良刺激而发生的不愉快的情绪反应。悲多自外来，可由引起伤心哀痛的事物刺激而引起；忧多自内发，是对某种不良刺激因素先有所了解，因而表现忧心忡忡。一般来说，二者虽略有不同，但对人体生理活动的影响是大体相同的，故悲和忧同属肺志。悲、忧动于心而肺应。《素问·举痛论》记载"悲则气消"，即悲忧过度，可致肺气抑郁，意志消沉，肺气耗伤。此外，神气不足，也可以致悲。《灵枢·本神》曰："神有余则笑，不足则悲。"故肺和心是产生悲、忧情志的生理和病理基础。喜怒忧思悲恐惊七情内伤，均可损伤五脏气机，直接或间接影响肺气之宣发和肃降，使气不布津，聚而为痰。《素问·举痛论》曰："喜则气缓，怒则气上，（忧）悲则气消，思则气结，恐则气下，惊则气乱。"其中肝最为密切，肝脉布两胁，上注于肺，情志刺激，肝失条达，气郁化火，气火循经上逆犯肺，灼津为痰，痰阻气道，可见咳喘发作；肺脏次之，悲为肺志，"悲则心系急，肺布叶举，而上焦不通，营卫不散，热气在中，故气消矣"，上焦不通则肺气郁痹，津聚为痰。"悲则气逆，膹郁不舒，积久伤肺"（《医醇賸义·劳伤》）。

（三）饮食不当

饮食不节，是指饮食失宜、饥饱失常、饮食不洁或饮食偏嗜等。第一，贪凉饮冷，最易伤肺。《素问·咳论》说："其寒饮食入胃，从肺脉上至于肺则肺寒。"明确指出形寒饮冷而为肺伤咳嗽。不少患者在夏季多食棒冰、雪糕等冷饮，以致在秋季发生咳喘加重。第二，饮食不洁，饮食不节，易伤脾胃。脾胃受损，失于健运，一方面脾气虚弱，不能资生肺气而致肺气虚，咳喘、短气、咳逆上气；另一方面，脾失健运而痰浊内生，上干于肺，壅阻肺系，肺失宣降，而致咳喘等证。第三，嗜烟过酒，易助生湿热，酿生痰浊，阻于肺脏，易发肺病。第四，食鱼虾、螃蟹、毛笋、蘑菇等发物，可诱发鼻衄、咳喘等症。另外，服食酸咸太过，可致哮证。如何梦瑶说："哮者……得之食味酸咸太过，渗透气管，痰入结聚，一遇风寒气郁痰壅即发。"

（四）劳逸失节

劳逸失节，包括过度劳累与过度安逸两个方面。劳逸适度，有益健康，过度劳逸就成了致病因素之一。劳力过度（形劳），"劳则气耗"（《素问·举痛论》），可致肺虚气弱。房劳过频则耗伤肾精，精气内夺，肾不纳气则肺气虚喘。肺肾阴虚，肺阴亏耗，虚火灼肺，劫津为痰，而名肺痨。劳神过度，心脾两伤，肺失所养亦致肺虚。

（五）先天禀赋不足

先天禀赋，是指子代出生以前在母体内所禀受的一切，包括父母生殖之精的质量，父母血缘关系所赋予的遗传性，父母生育的年龄，以及在母体内孕育过程中母亲是否注意养胎。先天禀赋是体质形成的基础，决定了人体体质的强弱。体质因素又决定着个体对某些病邪的易感性。如瘦人或阴虚之体，易罹患肺痨、咳嗽诸病。过敏体质是形成鼻衄（过敏性鼻炎）、哮病、喘病的重要病因。临床上的哮喘患者，一般以虚寒体质、痰湿体质和瘀郁体质多见。实践证明，下决心选择有效的体质调治方法，过敏性体质是可以改变的；哮喘病的根治从此入手也是有希望的。

（六）痰饮瘀血

1. 痰饮　痰饮是人体水液代谢障碍所形成的病理产物，与肺、脾、肾、肝及三焦的功能失常密切相关。痰饮的形成还与某些外感内伤直接相关，如外感湿邪留滞体内、火邪伤人煎灼津液、恣食肥甘厚味、七情内伤、气郁水停等凡与津液代谢功能失调有关的致病因素均可导致痰饮的形成。稠浊的为痰，清稀的为饮。痰又可分为有形之痰与无形之痰，视之可见、闻之有声的为有形之痰，一般呼吸病中所谓之痰即指此类；只见其征象不见其形质的痰病中的痰即无形之痰。

痰饮形成后往往阻滞气血的运行，如痰饮阻滞，使肺失宣降则胸闷气喘、咳嗽、咳痰等。痰饮形成后还影响肺、脾、肾及三焦的功能，进一步影响体内的水液代谢，使体内水湿痰饮增多，病证繁多，症状复杂且病势缠绵，病程较长。

2. 瘀血　瘀血是指体内血液瘀滞停积而成的病理产物，包括体内瘀积的离经之血，及血液运行不畅、停滞于经脉和脏腑组织内的血液，既是疾病过程中的病理产物，又是致病因素。瘀血致病的特点如下。

（1）阻滞气机　瘀血一旦形成必然加重气机郁滞，所谓"血瘀必气滞"，导致局部青紫、肿胀、疼痛等症。

（2）影响血脉运行　瘀血的形成可影响心、肝的功能而见口唇与爪甲青紫、皮肤瘀斑、瘀点，脉涩不畅。

（3）影响新血的生成　瘀血的产生会影响气血的运行，导致脏腑失养，功能失常。

（4）病位固定，病症繁多　瘀血致病的特点：①疼痛：刺痛，痛处不移，拒按，夜间尤甚。②肿块：积于皮下或体内，质硬，坚固难移。③出血：量少而不畅，血色紫黯又夹有血块。④可出现肌肤甲错：脉结代或脉涩。⑤色紫黯：一是面色紫黯，口唇爪甲青紫；二是舌质紫黯或舌瘀斑、瘀点。

（七）久病及肺

1. 心病及肺　心气不足，则血运无力，从而导致肺之气血不畅，出现胸闷咳嗽，喘息气促，甚则端坐呼吸，不能平卧。如果影响肺之通调水道，还会出现悬饮、水肿等病。此外，心气不足，日久不愈也常导致肺气亏虚，而出现气短，动则气喘，自汗等肺气不利，卫外不固的表现。

2. 肾病及肺　如果肾阳不足，气化不行，水液泛溢，则可导致水肿、鼓胀等，也可导致水泛胸胁，影响肺的宣发肃降功能，不但出现咳嗽气喘，端坐呼吸等，而且由于肺失肃降，通调水道失常，使水邪泛滥之势更甚，加重水肿、鼓胀、悬饮等病症。在气机方面，肺主呼气，肾主纳气。肾主纳气具有促进、协助肺主呼吸的功能，只有肾的精气充足，吸入之气经肺肃降后才能下纳于肾；如果肾中的精气亏虚，摄纳无权，则会导致肺气上逆，可见气喘，动则尤甚等。另外，肺肾阴液互相滋养，肾阴不足则不能滋养于肺，可出现咯血、咳嗽、失音等肺阴虚症状。

3. 脾病及肺 脾为气血生化之源，肺的津气依靠脾运化生成的水谷精微提供。如果脾气亏虚，气血生化不足，常引起肺气不足，出现体倦乏力，气短懒言，呼吸急促，动则气喘，自汗易感等症。若脾失健运，不能运化水湿，痰湿内停，上渍于肺，则可影响肺之宣发肃降功能，出现咳喘痰多、胸闷纳差等痰浊阻肺之症。对此类病证除治肺外，必须结合治脾，因为"脾为生痰之源，肺为贮痰之器"，只有治脾才能治本。

4. 肝病及肺 肝的疏泄失常，可影响肺气的肃降，使肺气痹阻，不降而上逆，出现咳嗽气喘，胸胁胀痛，每遇恼怒、惊悸则加重。若肝郁化火，郁火上逆犯肺，肺络受损，除咳喘外，还可出现咯血或痰中带血，咳喘阵作，烦躁易怒等；若肝病日久，瘀血内结，导致鼓胀、腹水出现时，也常影响肺气的肃降，出现气短气喘、端坐呼吸、不能平卧等。以上病证的根本原因均在于肝病日久，累及于肺，导致肺之功能失常。

5. 大肠病及肺 肺与大肠相表里。生理状态下，大肠需借助肺气的肃降才能得以正常传导，而肺气的宣发肃降也与大肠的传导功能相关。病理上，大肠病变也可影响及肺。如阳明腑实，日久不愈常引起肺气不降，导致咳嗽、气逆而喘等症。对此类病症，临床常用承气汤类泻下通腑，腑气通调则肺气自降。

（八）其他

1. 外伤 外伤指因受外力如扑击、跌仆、利器等击撞，以及虫兽咬伤、烫伤、烧伤、冻伤等而致皮肤、肌肉、筋骨损伤的因素。

2. 寄生虫 寄生虫是动物性寄生物的统称。寄生虫寄居于人体内，不仅消耗人的气血津液等营养物质，而且能损伤脏腑的生理功能，导致疾病

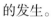

的发生。

3. 吸烟　吸烟者吸入体内的浊气是种具有温热干燥特性的外邪，直接侵袭吸烟者的鼻、咽喉及肺，当时没有异常表现，但这种伤害持续不断，已成隐患，会与日俱增，逐渐加深加重。这种烟浊之气实为阳邪，其性温燥有毒，致病特征可表现为：损伤肺气，使肺卫功能降低，易受外邪侵袭而发生外感疾患；使脾主运化的功能失常，易生痰饮。脾主运化即脾将饮食物生成的精微输送至相关脏腑化为精气血津液，并转输至全身以营养五脏六腑、四肢百骸，使其发挥正常的生理功能。脾主运化的功能失常，使人体脏腑组织得不到充盛的营养，而且调节水液代谢的功能受损，必会导致水液在体内停聚而产生水湿痰饮等病理产物。经常吸烟的人一般都有吐痰多的表现，临床所见患气管炎、慢阻肺、肺心病等以咳痰为主症之一的患者，大部分都有大量吸烟的既往史。吸烟可伤津耗气，吸烟量多的人多口干咽燥、痰液黏稠咯吐不利，吸烟日久者多气短，动则加重。吸烟的时间越长、吸烟的量越大，以上表现就越明显。

二、病机

（一）肺失宣肃

1. 宣发失常

（1）外感风寒　肺主宣发，外合皮毛，其津气与皮毛相通。风寒之邪常经口鼻、皮毛侵袭肺卫，外束肌表，使肺卫失和，卫气郁闭，营卫运行受阻，影响肺气的宣降和津液的输布。常见临床表现为发热恶寒，无汗，头身疼痛，鼻塞流涕，咳嗽咳痰等。若素体虚弱，复感风寒，则表现为正虚邪实之证。气虚之体外感风寒，以正气不足、表卫不固为主要表现，除风寒外感症状外，可兼见气短、汗出、恶风、脉虚等表现；阳虚之体外感风寒，则既有外感风寒之表证，又有神倦欲寐、四肢逆冷、脉沉细等里寒症状。若肺有饮邪内伏，复感风寒，则形成里外皆寒的肺卫表里病证，临床表现为恶寒发热、无汗、咳逆喘息、痰多色白清稀等；若素体蕴热，复感风寒，则可形成表寒里热之证，其表现为发热恶寒、无汗、头身疼痛、心烦、口渴、舌红等。若失治误治，病邪入里，可形成肺气郁闭的重症。

（2）外感风热 指风热邪气由皮毛、口鼻侵犯肺卫，导致肺失宣发，卫表失和的病理改变。风性疏泄，热性升散，可上扰清窍、咽喉，开泄腠理；风热袭肺，肺失宣降，灼津成痰，痰阻气道，故临床常见症状有发热微恶风，头痛，咽赤肿痛，口渴，汗出，咳嗽，咳痰黏稠，脉浮数等。外感风热也常因体质不同而出现不同病理改变。阴虚体质外感风热，由于伤津显著，故除发热微恶风、咳嗽等肺卫表证外，还可出现口渴欲饮、咽干口燥、干咳、心烦、无痰或痰少黏稠难以咳出、舌红少苔、脉细数等津液亏虚症状，由于津液耗伤，汗源不足，常无汗或少汗。若阴血亏虚复感风热，则临床除可见发热微恶风、咳嗽等风热表证外，还可出现面色苍白、心悸、唇甲色淡等阴血亏虚症状。

（3）外感燥邪 外感燥邪多见于秋季干燥之时，燥邪经口鼻、皮毛侵犯肺卫，耗伤津液，导致肺气失宣，表卫失和的病理改变。初秋燥气偏热称为温燥，深秋燥气偏凉则称凉燥。燥邪为病也受体质的影响，易于寒化或热化，临床以热化较为多见。由于燥邪为病易伤津液，因此无论温燥、凉燥都伴有津伤症状。温燥犯肺主要表现为发热微恶风寒，头痛，无汗，咽干口干，唇干鼻干，咳嗽，痰少黏稠，难以咳出，口渴，舌干边尖红等；凉燥则表现为发热恶寒，头痛，无汗，鼻干，鼻塞，鼻涕色白，黏稠难出，唇干咽干，咳嗽，苔白少津等。

（4）湿郁肌表 湿邪由皮肤、毛孔侵袭肌表，使肺气失宣，卫阳被遏，表卫不和引起的病理改变，其主要表现为发热恶寒、无汗、头身困重酸痛、胸闷不适、口淡纳差、脘胀、苔白腻等。

2. 肃降失常

（1）肺气上逆 肺失肃降，气机紊乱，必然要导致相关脏腑气机失调。同样，脏腑失调也常引起肺失肃降，以咳、痰、喘为主。正常情况下，肺肃降功能体现在助心运血、抑制肝木过亢、助肾纳气、助胃肠之气通降、通调水道等方面。病理情况下可有以下表现。

①金不制木：肝性升发，肺主肃降，二者相互制约，保持协调和稳定。如果肝木相火上逆犯肺，就可导致肺失肃降，肺气上逆，形成金不制木的病理改变。常见表现为气逆咳嗽或喘，胸胁胀满疼痛，常随情志波动，兼见头痛目赤、心烦易怒等。

②胃失和降：肺气与胃气均以下降为顺，二者在气机下降方面相互促进。若胃气受邪失于和降，可逆而犯肺；或肺失肃降，引起胃失和降，导致肺胃不和，出现呕吐、咳嗽、气喘等症状；脾失健运，痰浊犯肺，气逆不降，肺失肃降，气不布津，又使津液停聚成痰，出现咳喘痰多，胸闷纳差，常因过食油腻使痰多等病情加重；如果大肠不通，也可影响肺气肃降，肺之肃降失常又可导致大肠腑气不通，因而出现咳嗽气喘、大便秘结等症状。

③肾虚失纳：肺主呼吸，肾主纳气，若肾虚纳气失职，久之也可影响肺气的肃降，导致肺气逆而喘。

④心血不运：心气不足，推动无力，血液不能回流于心，导致血瘀于肺。肺失肃降，出现咳嗽，气逆而喘，端坐呼吸，不能平卧，口唇青紫，血脉怒张等。

⑤外邪犯肺：温热之邪或寒邪等壅滞于肺，导致肺气闭阻，失于肃降，引起喘咳咯痰等外邪壅肺，肺气上逆之病症。

（2）水道不通 肺失肃降，不能通调水道，可分虚实两种病理改变。

①痰饮犯肺：痰饮的形成与肺、脾、肾三脏关系密切，若因各种原因引起肺的肃降无权，不能通调水道，导致水液的输布和运行障碍，则水液可停聚而为痰饮，出现短气咳逆，喘息不得卧，胸胁胀满疼痛等症。如果感受风邪，肺失宣降，通调水道失常，风水泛滥肌肤则可导致眼睑浮肿，继则出现全身四肢皆肿等表现。

②肺虚失治：肺气肃降，通调水道是通过疏通和制约两个方面来实现的。疏通指水行通畅，制约则指水行有节，藏泻适度。若肺气虚寒，不能宣发输布津液，则导致水津不布，直驱而下，出现遗尿、小便频多清长等症。若肾阳不足，不能化气行水，水邪犯肺，则常会引起咳则遗尿的病

症，此属病本在下、病标在上的上实下虚之症。

（二）主气失调

1. 肺司呼吸异常

（1）肺失宣发，布散失常　肺的宣发，主要指肺气能使卫气和津液输布全身，以温润肌腠皮肤的作用。而皮肤汗孔的开合，有助于肺气的宣散和布津作用，即肌表之气通于肺，所以肺的宣发失常，病变多见于肺卫，而肺卫表证则多与外邪侵犯有关，常见的有风寒、风热、风燥、风湿等。外邪侵袭肺卫，均可引起肺气失宣，表卫失和，表现为发热、恶风或恶寒、咳嗽、咳痰、头身疼痛、鼻塞、咽部异常、无汗或有汗等。如果素体不足，复感外邪，则除外邪侵袭肺卫病证外，常伴有阴、阳、气、血亏虚的表现。

（2）肺失肃降，水道不通　此病变按其病因可归结为脏腑功能失调，痰气阻滞于肺及外邪壅肺两类。脏腑功能失调方面，主要与肝、脾、胃、心、肾等功能失常关系密切，以肺气上逆，引起咳嗽，气逆喘促，甚则端坐呼吸，不能平卧为主要表现。外邪方面，则主要是风寒袭肺，痹阻肺气及热邪犯肺，肺气壅塞，而致肺气不降，临床表现为咳逆喘息，咳痰，发热恶风，伴有寒证或热证表现。

（3）鼻喉异常　由于鼻喉为呼吸之气出入的门户和通道，直接与肺相通。鼻的通气、嗅觉及喉的通气与发音，均受肺气的影响。如果外邪袭肺，肺气不宣，常出现鼻塞流涕，嗅觉不灵，鼻衄，咽喉红肿疼痛，呼吸不利，声音重浊，失音或声嘶等症状。如果肺热壅盛，则可见鼻翼扇动等。

2. 宗气生成障碍　肺主一身之气，主要体现在肺与宗气的生成关系密切。宗气由水谷之精气与自然之精气结合而成，形成后则上出喉咙以司呼吸，又通过肺朝百脉，随血液运行全身，起到温煦四肢百骸和维持其正常生理功能的作用。如果化源不足，或耗气过多，可导致肺气不足，则宗气的生成必然减少，出现呼吸不利，气短难续而急促，遇劳则加重，语声低微等症。若肺气虚弱，津液失于输布，则可聚而为痰，出现痰多色白清稀，咳声无力，气促而喘，甚则无力助心行血，出现面色㿠白，体倦，唇甲色暗，心悸，舌暗等。如果肺失去呼吸功能，则清气不能入，浊气不能出，宗气不能生成，随着呼吸停止，生命也就结束。

（三）通调失常

1. 风水泛滥 由于风邪外袭，客于肺卫，肺气不宣，不能清肃下降以通调水道，则出现以水液代谢障碍为主的病理改变。肺居上焦，其气以下降为顺，如果肺失肃降，水道通利失常，则可影响上焦水液下输膀胱，导致风水相搏，溢于肌肤，成为水肿。主要临床表现为：先有风邪侵袭肺卫之表证，随即出现水肿，从眼睑颜面开始，然后向全身蔓延，颜面及双下肢水肿较为显著，甚则全身皆肿，伴肢节酸痛，小便不利，尿少，发热，恶风寒，咳嗽，咽痛，或喘，苔薄白，脉浮紧。

2. 水饮内停 肺失宣降，不能通调水道，除导致风水泛滥，发生水肿外，也可导致水液内停，聚而为饮，成为痰饮病证，其中支饮、溢饮、悬饮与肺之通调功能失常关系较为密切。肺的通调不利，除与上述病证有关外，如果肺气虚寒，不能宣发输布津液，还可导致水津直趋而下，即肺失治节，出现遗尿、小便频多等症；如果肾阳不足，不能化气行水，水邪犯肺，则出现咳而遗尿等症。

（四）肺病传变

1. 六经传变 六经病证是脏腑、经络病变的反映，而脏腑、经络之间又是相互联系不可分割的整体，因此，六经病证可以相互传变，从而表现为传经、直中、合病、并病等。病邪自外侵入，逐渐向里发展，由某一经病证转变为另一经病证，称为"传经"。其中若按伤寒六经的顺序相传者，即太阳病证→阳明病证→少阳病证→太阴病证→少阴病证→厥阴病证，称为"循经传"；若是隔一经或两经以上相传者，称为"越经传"；若相互表里的两经相传者，称为"表里传"，如太阳病传少阴病等。伤寒病初起不从三阳经传入，而病邪直入于三阴者，称为"直中"。伤寒病不经过传变，两经或三经同时出现的病证，称为"合病"，如太阳阳明合病、太阳太阴合病等。伤寒凡一经病证未罢，又见他经病证者，称为"并病"，如太阳少阴并病、太阴少阴并病等。

东汉张仲景继承《内经》《难经》之说，总结前人经验，创立了治疗伤寒外感病的六经辨证论治体系。

太阳病主要论述太阳表寒虚实证治，分为：①太阳表寒实证，症见恶寒，发热，头项强痛，身体疼痛，无汗，脉浮紧，或见气喘，治用麻黄汤；②太阳表寒虚证，症见发热，恶风，汗出，脉浮缓，或见鼻鸣，干呕，治用桂枝汤。膀胱属太阳经，故其邪深入，又有在经、在腑之别。若太阳表寒由经入腑，一为太阳经证（膀胱气化被阻），症见发热恶寒，小便不利，小腹满，口渴，或水入即吐，脉浮或浮数，宜用五苓散；一为太阳腑证（瘀热在里），症见少腹急结或硬满，小便自利，如狂或发狂，健忘，大便色黑如漆，脉沉涩或沉结，宜用桃核承气汤。太阳主表而统卫气，肺主气属卫而外合皮毛。故太阳、卫分、上焦肺三者之间的关系极为密切，病在太阳，势必牵连肺卫。因此，病在太阳，皆可责之于肺。

2. 卫气营血传变　温热病的整个发展过程实际上就是卫气营血证候的传变过程。卫气营血证候的传变一般有顺传和逆传两种形式。顺传是指病变多从卫分开始，依次传入气分、营分、血分。它体现了病邪由表入里、由浅入深，病情由轻而重、由实致虚的传变过程，反映了温热病发展演变的一般规律。逆传是指邪传卫分后，不经过气分阶段而直接深入营分、血分。实际上逆传只是顺传规律中的一种特殊类型，病情更加急剧、重笃。

卫气营血辨证是清代叶天士创立的治疗外感温病的辨证论治体系。其治疗原则是："大凡看法，卫之后，方言气，营之后，方言血。在卫汗之可也，到气才可清气，入营尤可透热转气……入血就恐耗血动血，直须凉血散血。"

风温邪犯卫分，症见发热，微恶风寒，少汗，头痛，全身不适，口微渴，舌边尖红，苔薄黄，脉浮数，或有咳嗽，咽喉肿痛，宜用银翘散，此为卫分表热实证；若为表热虚证，则宜用加减葳蕤汤，或七味葱白饮。湿温初起，邪郁卫分，宜用藿朴夏苓汤。肺主气属卫而外合皮毛，故卫分病，皆可责之于肺。

3. 三焦传变 三焦病证多由上焦手太阴肺经开始，传入中焦，进而传入下焦，此为"顺传"，标志着病情由浅入深、由轻到重的病理进程。若病邪从肺卫而传入心包者，称为"逆传"，说明邪热壅盛，病情重笃。故《温病条辨·中焦篇》总结为："温病由口鼻入，鼻气通于肺，口气通于胃，肺病逆传则为心包。上焦病不治，则传中焦，胃与脾也。中焦病不治，即传下焦，肝与肾也。始上焦，终下焦。"

三焦病证自上而下的传变，是一般的规律。临床有邪犯上焦，经治而愈，并不传变者；亦有上焦病证未罢而又见中焦病证者，或自上焦而径传下焦者；亦有中焦病证未除而又出现下焦病证者，或起病即见下焦病证者；还有两焦病证错综互见和病邪弥漫三焦者。因此，对三焦病势的判断，应根据临床资料进行全面、综合的分析。三焦辨证是清代吴鞠通《温病条辨》根据叶天士"温邪上受，首先犯肺"之说，创立的治疗外感温病的三焦辨证论治体系。

上焦病变在肺与心（心包络）。叶天士云："温邪上受，首先犯肺，逆传心包。肺主气属卫，心主血属营。"温邪致病，病性属热，治法宜清。风温邪犯上焦肺卫，症见发热，微恶风寒，头痛，汗出，口渴，咳嗽，舌边尖红，脉浮数或两寸独大，或见但热不寒，咳嗽，气喘，口渴，苔黄，脉数，甚则高热，大汗，谵语神昏或昏愦不语，舌謇肢厥，舌质红绛，宜用桑菊饮、银翘散。若邪自肺卫分迫及肺气分，宜用麻杏石甘汤；若卫分之邪已解，邪入肺气分，宜用白虎汤，若因肺热日久耗散津气，宜用白虎汤加人参汤；若津气欲脱，宜用生脉散。若肺热灼伤血络，则宜用犀角地黄汤。若肺热逆传心包，宜用中医"三宝"（安宫牛黄丸、紫雪丹、至宝丹）。若因手厥阴心包热盛引动足厥阴肝风（热极生风），宜用羚角钩藤汤。又湿温初起，邪遏上焦肺，宜用三仁汤。若病因是温邪入心包，宜用苏合香丸。上焦温病，皆责之于肺。若病邪逆传则病在心包。

4.脏腑传变

（1）肺病传心　肺病最易传心，因肺主气，心主血，气病及血；肺心最近，肺病逼心；肺气不降，心火独亢，肺气盛实，反侮于心。其病变涉及气血不和、水火不济、升降失调、精神变异等多方面，颇为复杂，其间最为关键的非气病及血莫属。在肺与心的关系中，无论是生理或是病理，气对于血都处主导地位，血病的发生、发展与转归，无不与气病相关，对此古今之研究已达成共识。

（2）肺病传肝　肺金与肝木之间存在着相克的关系，肺病传肝乃肺对肝的制约失常所为。其制约失常表现为太过或不及。肺金制肝太过则为"相乘"，肝喜条达，过于压制，其气郁而不畅，众医所举"痈肿""筋脉沮弛""胁痛"诸证，实寓气滞血瘀之病机于其中。反之，肺金制肝不及，肝气又升发无度，众医所举"鼻衄""发惊"诸证，实寓气逆血升、阳亢动风之病机于其中。故肺之于肝是非制不可，但又不得制之太过，稍有偏颇，肝即失于安宁，逆乱于内也。

对临床上常见的金不制木，由于其过在于肺失宣降，故治疗上当以治肺为要，即"佐金"，而这种佐金，实乃清肺热、养肺阴，使金清肺肃，以降而制木。若木气升发太过，反侮之势较甚，"佐金"之时，又当辅以"平木"，以清泻肝火，迫使肝木得平。"佐金"之治可选用石膏、知母、黄芩、麦冬、沙参之类；"平木"之治，可选用栀子、龙胆草、青黛、菊花之类。

（3）肺病传脾胃　金为土之子，生理上，肺主气为其本，脾生气为其源；肺主治节而降下，脾主运化而升清；肺司宣降而为水上之源，脾主运化而为水之中洲。肺病传脾表现在：①子盗母气，肺气虚损则母来相救，终致脾气虚弱而不守。②肺气壅滞，固而不通，可致脾气受阻。③肺气在上不降，则脾气在下难升，上下失于交通，可使土气壅实。④肺失治节，水道失调，水湿滞留，因而脾土受困于中。

肺病及脾，其病机重在气的生化与运行，以及水液代谢失常两方面。肺与脾母子相生相依，同称太阴，同行气于诸脏，二者相互为用又相互为害也。

肺病及脾，当病变表现在气化方面时，即便是子盗母气，治疗上也当以补脾为主，旨在资其生化之源。当病变表现在气之运行与水液代谢方面时，治疗上或以宣肺，或以运脾，或两脏同治，上焦得以温运，气行津布，水饮自消，痰湿自化。

（4）肺病传肾 金为水之母，金水相生、肺肾相关的理论，于二者的生理、病理及病治中皆有重要意义。肺肾之阴阳互相资生，故肺寒肺热皆可移于肾。肺移寒于肾，肾阳既虚，无力气化行水则为涌水、飧泄等病。肺阴虚移热于肾，真阴消烁，液干髓枯，筋骨失养而为柔痉；肺热入肾消烁肾脂，津液、精微无气管摄，则饮一溲二，溲如膏油，此乃肾消病也，由上消传变所为。

肺为水上之源，肾乃水下之源，上源治则下流调也，倘若上之宣降失治，则下之开阖失调。如肺受火烁，上焦有热，绝水之源，源郁而渗道闭，见溺涩或小便不利也；如肺气虚弱，见淋证或小便遗失也。肺为气之主，肾为气之根，呼吸出纳，清浊交换，升降有序。倘若肺虚及肾，肾不摄纳，气无所归，喘病作也。

（5）肺与大肠病互传 肺与大肠相表里，肺气肃降，有助于大肠之传导；腑气通畅，亦有助于肺气之肃降。病变时，脏病及腑，腑病及脏，从而脏腑互传。

脏病及腑：肺气不降，大肠传导受阻，而便闭便结；肺气虚弱，大肠传导无力，或为便秘而虚坐努责，或难以收敛而脱肛、腹泻；肺燥津伤，移热于大肠，或为大便硬结，或为肠澼下痢，或为肠风痔漏。腑病及脏：一旦大肠邪滞于内，肺难保其清肃，常有邪痹大肠而气逆上干于肺者，致喘争大作。

肺病及腑，除与大肠关系甚密外，尚与胃和膀胱有关。肺病及于胃，乃因肺脉起于中焦还循胃口，故肺气失降可致胃气不降，发为呕吐之证，病见于胃而出于肺也，病机十九条将"呕"之病机责于上焦之肺，意乃在于此。肺病及于膀胱，则取决于二者皆与水液相关，肺为水上之源，膀胱为津液之府，肺失宣降或肺中伏热，金不生水，水源断绝，津液之府干涸，小便何以得利，甚则点滴不出而闭。

5. 各种传变形式之间的关系 六经、三焦、卫气营血与脏腑辨证论治之间具有不可分割的内在联系。六经辨证论治中包含三焦和卫气营血的名目，三焦、卫气营血辨证论治中也包含六经的名目；同样，六经、三焦和卫气营血辨证论治中包含脏腑经络的名目，而在脏腑辨证论治中也包含六经、三焦和卫气营血的名目。

肺系疾病包含"六经"的太阳病和阳明病的大肠腑证、中焦腑证，"三焦"的上焦病，"卫气营血"的卫分证、气分证。因肺属上焦，主气属卫而外合皮毛，主表，又肺与大肠相表里，故上述病位皆可从肺系论治。

第三节　肺病辨证

中医基础理论有两个很重要的特点，一个是整体观念，另一个就是辨证论治。整体观念是指具有统一性和完整性，包括人与环境形成一个整体和人体是一个有机整体两个方面。中医学非常重视人体本身的统一性、完整性及其与自然界的相互关系。人体与自然界是密不可分的，自然界的变化随时影响着人体，人类在能动地适应自然和改造自然的过程中维持着正常的生命活动。人体也是一个有机的整体，构成人体的各个组成部分之间在结构上不可分割，在功能上相互协调、互为补充，在病理上则相互影响。整体观念是中国古代唯物论和辩证思想在中医学中的体现；它贯穿中医学整个体系中的各方面，包括辨证论治。

辨证论治是中医认识疾病和治疗疾病的基本原则，是中医学对疾病的一种特殊的研究和处理方法，是在中医理论指导下对疾病进行因时、因地、因人、因证而实行的个体化治疗，从而达到疗效最大化，是中医整体观的具体表现。它包括辨证和论治两个过程，辨证是决定治疗的前提和依据，论治是治疗疾病的手段和方法，二者是诊治疾病过程中相互联系、不可分割的两个方面。

所谓辨证，是对证的一个认识过程。证是对机体在疾病发展过程中某一阶段病理反应的概括，包括病变的病因、病位、病性及邪正关系，反映了一个阶段的病理变化本质。因此，证比症更全面、更深刻、更正确地揭示疾病的本质。辨证就是根据四诊所收集的资料，通过综合分析，辨清疾病的病因、病性、病位，以及邪正的关系。证的形成是古人在与疾病长期做斗争中积累的经验和创造性思维的结晶。人们反复实践，发现不同疾病的相同证候及反复出现的规律，从而进行归纳总结。

论治又称施治，是根据辨证的结果，确定相应的治疗方法。在诊治疾病的过程中，辨证和论治是相互联系、密不可分的两个部分。通过辨证论治的效果可以检验辨证论治的正确与否。在具体的临床工作中，就是通过观察患者的症状所得之感性材料，经过思考，找出其本质和规律，然后给予恰如其分的治疗。

在中医学发展的历史长河中，中医的辨证方法不断发展，其导源于《黄帝内经》，奠基于张仲景的《伤寒杂病论》。之后，经历代医家的补充、发展与完善，形成形式多样、方法多样的完整的辨证体系，成为中医学伟大宝库中丰富多彩的宝贵内容之一。先贤们因时代不同、认识方法不同，创立了多种不同辨证方法，并不断完善，包括八纲辨证、脏腑辨证、卫气营血辨证、气血津液辨证、六经辨证、三焦辨证和经络辨证。它们既可独立偏重于某种疾病的辨证论治，也可相互互补地对某些疾病进行辨证论治。不论哪一种辨证方法，都有适应的疾病和病证。

八纲辨证是各种辨证方法的总纲；脏腑辨证是以脏腑学说为根据，从脏腑角度辨识证候，是各种辨证方法的基础，主要用于杂病的辨证；气血津液辨证是分析气血津液方面的病变，与脏腑辨证密切相关，互相补充；六经辨证、三焦辨证都是从外感热病中总结出来的辨证方法，所以主要用于辨别外感热病，它们既有区别，又有联系；卫气营血辨证是六经辨证的发展，也是外感热病常用的一种辨证方法，它代表病证深浅的四个不同层次或阶段，用以说明某些温热病发展过程中的病情轻重、病变部位、各阶

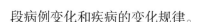

段病例变化和疾病的变化规律。

下面分别就肺与脏腑辨证、卫气营血辨证、三焦辨证、六经辨证、气血津液辨证和经络辨证进行论述。肺病的"论治"详见第四章。

一、脏腑辨证

脏腑辨证是指脏腑在发生病理变化时反映于临床的症状和体征。因各个脏腑的生理功能和病理变化有所不同，表现也多种多样，根据各个脏腑不同的生理病理辨析病证就是脏腑辨证。脏腑辨证是中医辨证体系中的重要内容之一，也是中医临床各科辨证的必备基础。中医用于临床的辨证方法较多，如八纲辨证、六经辨证、卫气营血辨证及三焦辨证等，尽管各种辨证方法独具特色，各有侧重，但无一不与脏腑密切相关；而且脏腑辨证的内容比较系统、完整，生理、病理概念均较确切，纲目清楚，内容具体，既有利于对辨证思维的指导，也有利于对其他辨证方法所述证候实质的理解。因此，脏腑辨证是临床辨证的基本方法，是整个辨证体系中的重要组成部分。脏腑辨证主要运用于内、外、妇、儿等科的内伤杂病，具体使用时还应与所属之学科特点相结合，与辨病相结合。在进行脏腑辨证的同时，还一定要从整体观念出发，必须以八纲辨证为基础，不仅要考虑一脏一腑的病理变化，还须注意脏腑联系和相互影响，进行综合分析研究，才能全面地认识病证的本质。

肺病的脏腑辨证是根据肺的生理功能、病理变化，通过四诊获得的症状和体征进行综合分析和归纳，最后确定肺的虚、实、寒、热的一种辨证方法。许多与肺系疾病相关，而不具卫气营血、三焦及六经辨证的疾病，如慢性阻塞性肺疾病（肺胀）的肺气虚证、肺脾气虚证等，则可通过脏腑辨证，采取补肺气、健脾益气的方法来进行治疗。

肺的病变主要反映在肺系，呼吸功能活动减退，水液代谢输布失常，以及卫外功能失职等方面。其症状表现以咳嗽、喘促、咳痰、胸痛、喉痛及声音变异、鼻塞流涕等为常见，其中尤以咳喘更为多见。《素问·脏气法时论》中"肺病者，喘咳逆气"，《中藏经》中"肺者......虚实寒热皆令喘嗽"等即言此意。

肺病的证候有虚、实两类，虚证多因久病咳喘，或被他脏病变所累，导致肺气虚和肺阴虚；实证多因风、寒、燥、热等外邪侵袭和痰饮停聚于肺而成。此外，肺与其他脏器的关系是非常密切的。与心同居上焦，朝百脉而助心行血。与脾在五行中属相生的关系，当肺出现虚证的时候往往因为"子盗母气"而致脾气亏虚。肝为将军之官，肝火旺则可"木火刑金"，临床上可出现干咳、烦躁，甚至少量咳血。与肾的关系也较为密切，肺为气之主，而肾为气之根，只有心肾相交才能使得呼吸畅通而平稳。由此可见，临床上常常有肺病而涉及他脏者，亦有因他脏病变而致肺发生病理变化的现象。

（一）风寒犯肺证

风寒犯肺证是由于风寒之邪侵袭肺表，肺卫失宣所表现的证候。

临床表现：咳嗽，咳痰清稀，微有恶寒发热，鼻塞，流清涕，喉痒，或见身痛无汗，舌苔薄白，脉浮紧。

机理分析：本证多由外感风寒之邪侵袭肺卫，致使肺气失宣而成。

肺合皮毛，且为娇脏，外感风寒，袭表犯肺，肺气被束，失于宣降，故咳嗽。肺津不布，聚成痰饮，随肺气逆于上，故咳吐痰液清稀。鼻为肺窍，肺气失宣，则鼻塞流涕。肺主气属卫，风寒犯表，损伤卫阳，肌表失于温煦，故见微恶风寒，卫阳被遏则发热。寒邪凝滞经络，经气不利，故头身疼痛，寒性收引。腠理闭塞，故见无汗。舌苔薄白、脉浮紧，为感受风寒之征。本证以咳嗽、痰液清稀和风寒表证并见为审证要点。

（二）风热犯肺证

风热犯肺是指风热邪气侵袭肺系，肺卫受病所表现的证候。本证在三焦辨证中属上焦病证，在卫气营血辨证中属卫分证。

临床表现：咳嗽，痰稠色黄，鼻塞、流鼻涕，发热微恶风寒，口微渴，或咽喉疼痛，舌尖红，苔薄黄，脉浮数。

机理分析：本证是因外感风热之邪，侵犯肺卫所致。

风热犯肺，肺失清肃，肺气上逆，故咳嗽。肺气失宣，鼻窍不利，津液为热邪所熏，故鼻塞、流鼻涕。风热上扰，咽喉不利，故咽痛。肺主气属卫，肺卫受邪，卫气抗邪则发热。卫气郁遏，肌表失于温煦，故恶寒。热伤津液则口微渴。舌尖红，苔薄黄，脉浮数，为风热袭表犯肺之征。本证以咳嗽和风热表证并见为辨证要点。

（三）燥邪犯肺证

燥邪犯肺是指外界燥邪侵犯肺卫，肺系津液耗伤所表现的证候，又称燥气伤肺证，亦称肺燥（外燥）证。据其偏寒、偏热之不同，又有温燥、凉燥之分。

临床表现：干咳少痰，或痰黏难咯，甚则胸痛，痰中带血，口、唇、鼻、咽干燥，或见鼻衄，咯血，便干溲少，苔薄而干燥少津，发热，微恶风寒，无汗或少汗，脉浮数或浮紧。

机理分析：本证多因秋令之季感受燥邪，耗伤肺津，肺卫失和，或因风温之邪化燥伤津所致。初秋感燥，燥偏热，多病温燥；深秋感燥，燥偏寒，多病凉燥。

肺喜润恶燥，职司清肃，燥邪犯肺，易伤肺津，肺失滋润，清肃失职，故干燥无痰，或痰少而黏，难以咯出，甚则咳伤肺络，而见胸痛咯血。"燥胜则干"，燥邪伤津，失于滋润，则见口、唇、鼻、咽干燥；肠道失润，故大便干燥；尿源不足则溲少。燥袭卫表，卫气失和，故见发热微恶风寒。若燥与寒并，寒主收引，腠理闭塞，故见无汗，脉浮紧；燥与热合，腠理开泄，则见少汗，脉浮数。苔薄而干燥少津，为燥邪袭表犯肺之象。本证以肺系症状及干燥少津为审证要点。

（四）肺热炽盛证

肺热炽盛证是指邪热内盛于肺，肺失清肃而出现的肺经实热证候，简称肺热证或肺火证。本证在卫气营血辨证中属气分证；在三焦辨证中属上焦病证。

临床表现：发热，口渴，咳嗽，气喘，鼻扇气灼，胸痛，咽喉红肿疼痛，小便短赤，大便秘结，舌红苔黄，脉数。

机理分析：本证多因外感风热入里，或风寒之邪入里化热，蕴结于肺所致。

热邪犯肺，肺失清肃，气逆于上，故见咳嗽，气喘。肺热上熏咽喉，气血壅滞，故咽喉红肿疼痛。肺开窍于鼻，邪热迫肺，肺气不利，故见鼻扇气灼。里热蒸腾则发热；伤津则口渴，便秘，小便短赤。舌红苔黄，脉数，为邪热内盛之征。本证以肺系症状和里实热证并见为审证要点。

（五）痰热壅肺证

痰热壅肺证是指痰热互结，壅闭于肺，致使肺失宣降而表现的肺经实热证候，又称痰热阻肺证。

临床表现：咳嗽，咳痰黄稠而量多，胸闷，气喘息粗，甚则鼻翼扇动，或喉中痰鸣，烦躁不安，发热口渴，或咳吐脓血腥臭痰，胸痛，大便秘结，小便短赤，舌红苔黄腻，脉滑数。

机理分析：本证多因外邪犯肺，郁而化热，热伤肺津，炼液成痰，或素有宿痰，内蕴日久化热，痰与热结，壅阻于肺所致。

痰热壅阻于肺，肺失清肃，肺气上逆，故咳嗽，胸闷，气喘息粗；甚则肺气郁闭，则见鼻翼扇动。痰热互结，随肺气上逆，故咳痰黄稠而量多，或喉中痰鸣。若痰热阻滞肺络、气滞血瘀、肉腐血败，则见咳吐脓血腥臭痰，胸痛。里热炽盛，蒸达于外，故发热。侵扰心神则烦躁不安，灼伤阴津，则见口渴，便秘，小便黄赤。舌红苔黄腻，脉滑数，为痰热内盛之证。本证以咳喘、痰多及里实热证并见为审证要点。

（六）寒痰阻肺证

寒痰阻肺证是指寒邪与痰浊交并，壅阻于肺，肺失宣降所表现的证候。

临床表现：咳嗽痰多，痰质黏稠，或清稀色白，量多，易咯，胸闷，或见喘哮痰鸣，形寒肢冷，舌质淡，苔白腻或白滑，脉濡缓或滑。

机理分析：本证多因素有痰疾，罹感寒邪，内客于肺，或因寒湿外邪侵袭于肺，或因中阳不足，寒从内生，聚湿成痰，上干于肺所致。

寒痰阻肺，肺失宣降，肺气上逆，故咳嗽，气喘，痰多色白；痰气搏结，上涌气道故喉中痰鸣而发哮；寒痰凝闭于肺，肺气不利，故胸膈满闷。寒性阴凝，阳气被郁而不达，肌肤失于温煦，故形寒肢冷。舌淡，苔白腻或白滑，脉濡缓或滑，均为寒痰内盛之象。本证以咳喘并见寒痰内盛的表现为审证要点。

（七）饮停胸胁证

饮停胸胁证是指水饮停于胸胁，气机受阻，表现为胸胁饱胀、咳唾引痛为主症的证候，又称为"悬饮"。

临床表现：胸胁胀闷疼痛，咳唾痛甚，气息短促，或眩晕，身体转侧或呼吸时胸胁部牵引作痛，舌苔白滑，脉沉弦。

机理分析：本证多因中阳素虚，气不化水，水停为饮，或因外邪侵袭，肺失通调，水液运行输布障碍，停聚为饮，流注胁间而成。

胸胁为气机升降之道，饮停胸胁，气道受阻，络脉不利，故胸胁饱胀疼痛。水饮上迫于肺，肺气不利，故咳时疼痛加剧，气短息促。饮邪遏阻，清阳不升，故见眩晕。沉脉主里，弦脉主饮，主痛，饮邪结聚，胸胁疼痛，故脉沉弦。苔白滑，亦为水饮内停之征。本证以胸胁胀闷疼痛、咳唾引痛为审证要点。

（八）肺气虚证

肺气虚证是指由于肺功能减弱，其主气、卫外功能失职所表现的虚弱证候。

临床表现：咳喘无力，咳痰清稀，平素少气短息，动则益甚，语声低怯，或有自汗、畏风，易于感冒，神疲体倦，面色淡白，脉弱。

机理分析：本证多由久病咳喘，耗伤肺气，或因脾虚水谷精气化生不足，肺失充养所致。

肺气亏虚，宣降失权，气逆于上，且宗气生成不足，呼吸功能减弱，故咳喘无力；动则耗气，则咳喘益甚。津液不布，聚而为痰，随肺气上逆，则咳痰清稀。肺气虚，宗气衰少、走息道以行呼吸功能衰退，故少气短息，语声低怯。面色淡白，神疲体倦，舌淡苔白、脉弱，均为气虚功能衰减之象。若肺气虚，不能宣发卫气于肌表，腠理不密，表卫不固，故见自汗、畏风，且易受外邪侵袭而患感冒。本证以咳喘无力、咳痰清稀及气虚见症为审证要点。

（九）肺阴虚证

肺阴虚证是指由于肺阴不足，失于清肃，虚热内生所表现的证候。若虚热内扰之症不明显，称为津伤肺燥证。

临床表现：干咳无痰，或痰少而黏，不易咯出，口燥咽干，形体消瘦，五心烦热，午后潮热，盗汗，两颧潮红，或痰中带血，声音嘶哑，舌红少津，脉细数。

机理分析：本证多因燥热伤肺，或痨虫蚀肺，耗伤肺阴，或汗出伤津，阴津耗泄，或久咳不愈，耗损肺阴，渐致肺阴亏虚而成。

肺为娇脏，性喜清润，职司清肃，肺阴不足，虚热内生灼肺，以致肺热叶焦，失于清肃，气逆于上，故干咳无痰，或痰少而黏，难以咯出；甚则虚火灼伤肺络，络伤血溢则痰中带血。肺阴不足，咽喉失润，且为虚火所蒸，以致声音嘶哑。阴虚阳无所附，虚热内炽，故午后潮热，五心烦热；热扰营阴则盗汗；虚火上炎，故两颧发红；阴液不足，失于滋养，则口燥咽干，形体消瘦。舌红少津，脉细数，为阴虚内热之象。本证以干咳或痰少而黏和阴虚内热见症为辨证要点。

（十）心肺气虚证

心肺气虚证是指由于心肺两脏气虚，表现以心悸、咳喘为主症的证候。

临床表现：胸闷心悸，咳喘气短，动则尤甚，吐痰清稀，头晕神疲，语声低怯，自汗乏力，面色淡白，或唇舌淡紫，脉沉弱或结代。

机理分析：本证多因久病咳喘，耗伤肺气，波及于心，或因老年体虚，劳倦太过等，生气之源亏乏所致。

心气虚，鼓动无力，则见心悸。肺气虚弱，主气功能减弱，肃降无权，气机上逆，而为咳喘。气虚则气短乏力，动则耗气则活动后诸症加剧。肺气虚，气机不畅，则常感胸闷；不能输布津液，水液停聚为痰，故痰液清稀。气虚全身功能活动减弱，血行无力，则面色淡白，头晕神疲，语声低怯，自汗，舌淡苔白，脉沉弱或结代。本证以咳喘、心悸并伴见气虚的表现为辨证要点。

（十一）脾肺气虚证

脾肺气虚证，是指由于脾肺两脏气虚，出现脾失健运，肺失宣降的虚弱证候。

临床表现：食欲不振，腹胀便溏，久咳不止，气短而喘，声低懒言，乏力少气或吐痰清稀而多，或见面浮肢肿，面白无华，舌质淡，苔白滑，脉细弱。

机理分析：本证多因久病咳喘，耗伤肺气，子病及母，或饮食不节，脾胃受损，累及于肺所致。

肺气虚，宣降失职，气逆于上，则咳喘日久不止，气短。气虚水津不布，聚湿生痰故痰多而清稀。脾气虚，运化失健，则见食欲不振，腹胀便溏。气虚则全身功能活动减退，故声低懒言，乏力少气。气虚运血无力，面失所荣，故面白无华。若脾虚水湿不运，泛溢肌肤，可见面浮肢肿。舌淡，苔白滑，脉细弱，为气虚之征。本证以食少便溏、咳喘短气，伴见气虚之象为辨证要点。

（十二）肺肾气虚证

肺肾气虚证是指由于肺肾两脏气虚，降纳无权，表现以短气喘息为主的证候，又称肾不纳气证。

临床表现：喘息短气，呼多吸少，动则喘息尤甚，语声低怯，自汗乏力，腰膝酸软，舌淡脉弱，或喘息加剧，冷汗淋漓，肢冷面青，脉大无根。

机理分析：本证多因久病咳喘，耗伤肺气，病久及肾，或劳伤太过，或先天元气不足，老年肾气虚，致使肾气不足，纳气无权而成。

肺为气之主，司肃降；肾为气之根，主摄纳。肺肾气虚，降纳无权，气不归元，故喘息短气，呼多吸少；动则气耗，则喘息加剧。肺气虚则宗气亦微，表卫不固，故语声低怯，自汗乏力。肾气虚，骨骼失养，则见腰膝酸软。舌淡，脉弱，为气虚之征。若肾气不足，日久伤及肾阳，肾阳衰微欲脱，则喘息加剧，冷汗淋漓，面青肢厥。虚阳外浮，则脉大无根。本证以久病咳喘，呼多吸少，动则益甚和肺肾气虚表现为辨证要点。

（十三）肺肾阴虚证

肺肾阴虚证是指肺肾两脏阴液亏虚，虚火内扰，肺失清肃而表现的虚热证候。

临床表现：咳嗽痰少，或痰中带血，口燥咽干，或声音嘶哑，腰膝酸软，或见骨蒸潮热，盗汗颧红，形体消瘦，男子遗精，女子月经不调，舌红少苔，脉细数。

机理分析：本证多因燥热、痨虫耗伤肺阴，病久及肾，或久病咳喘，肺阴亏损，累及于肾，或房劳太过，肾阴耗伤，不能上滋肺金所致。

肺肾两脏阴液相互滋生，此谓之"金水相生"。若肺肾阴液亏损，在肺则清肃失职，而呈咳嗽痰少；在肾则腰膝失于滋养，故见腰膝酸软。阴虚火旺，灼伤肺络，络伤血溢，则见痰中带血。虚火重灼会厌，则声音嘶哑；虚火扰动精室，精关不固，故见遗精、阴精不足、精不化血、冲任空虚，可见月经量少。若虚火迫血妄行，又可见女子崩漏，阴液既亏，内热必生，故呈形体消瘦、口燥咽干、骨蒸潮热、盗汗颧红、舌红少苔、脉细数等阴虚内热之象。本证以咳嗽少痰，腰膝酸软，遗精，并伴见虚热之象为辨证依据。

（十四）肝火犯肺证

肝火犯肺证是指由于肝经气火上逆犯肺，而使肺失清肃所表现的证候。按五行理论又称"木火刑金"证。

临床表现：胸胁灼痛，急躁易怒，头胀头晕，面红目赤，烦热口苦，咳嗽阵作，甚则咳血、痰黄稠黏，舌质红，苔薄黄，脉象弦数。

机理分析：本证多因郁怒伤肝，气郁化火，或邪热蕴结肝经，上犯于肺所致。

肺主肃降，肝主升发，升降相因，则气机调畅。肝经气火上逆犯肺，肺失清肃，气机上逆，则咳嗽阵作。津为火灼，炼液成痰，故痰黄稠黏；火灼肺络，络损血溢，则为咳血。肝经气火内郁，失于柔顺，则见胸胁灼痛，急躁易怒。火邪上扰，则头晕头胀，面红目赤；热蒸胆气上逆，则口苦。舌红，苔薄黄，脉弦数，为肝经实火内炽之征。本证以咳嗽，或咳血，胸胁灼痛，易怒，并伴见实火内炽之象为辨证依据。

二、卫气营血辨证

卫气营血辨证是清代叶天士所创立的一种论治外感温热病的辨证方法。即将外感温热病中所反映的不同病理阶段，分为卫分证、气分证、营分证、血分证四类，用以说明病位的浅深、病情的轻重和传变的规律，并指导临床治疗。

卫气营血的概念首见于《黄帝内经》。《灵枢·营卫生会》曰："清者为营，浊者为卫，营在脉中，卫在脉外。"《灵枢·本脏》指出："卫气者，所以温分肉，充皮肤，肥腠理，司开阖者也。""卫者，卫外而为固也。"《灵枢·邪客》云："营气者，泌其津液，注之于脉，化以为血。"《黄帝内经》为卫气营血辨证的产生奠定了理论基础。汉代张仲景《伤寒杂病论》将卫、气、营血的病理引入外感病领域，开创了卫气营血辨证的先河。经过宋、元、明代的医家不断完善，至清代著名医家叶天士在《伤寒论》六经辨证的基础上，根据温病病机演变的规律性，结合临床，创立了卫气营血辨证论治体系。至此，卫气营血辨证成为温热病辨证论治的纲领，为防治多种温病范围的感染性疾病作出了重要贡献。

叶天士在《温热论》中云："大凡看法，卫之后方言气，营之后方言血。"明确表明温病的病变过程分为卫分、气分、营分和血分四个阶段，这几个阶段又反映了疾病的病位深浅。卫分证病轻界浅，病理特点是肺经郁热，有阴伤；气分证是邪在卫分伤阴后的深入与发展，病理特点是邪热炽盛，肺胃阴伤；营分证是肺胃之阴已伤，邪仍不解，进而则深入阴分，伤血中之阴，病理特点是营热阴伤窜络；血分证是营分证病变的进一步发展，病理特点是动血耗血，瘀热内阻。《温热论》中还明确了"在卫汗之可也，到气方可清气，入营犹可透热转气，入血就恐耗血动血，直须凉血散血"的治疗法则及用药特点。

从生理角度来讲，肺主气，司呼吸，外合皮毛，卫气通于肺。从病理角度来讲，邪袭表。除导致卫外及开合失常以外，必然影响肺的宣降功能。因此温病的发生发展与肺密切相关。

从肺的病变来看，温病中肺的病变有卫分证、气分证、营分证、血分证。如风温、风燥之卫分证，在治疗时重点都不离于肺。若病热进展，表不解后，往往出现肺经的气分证，治疗重在清泄肺经之热。肺的病变除了卫分证，又有营分证。风温发疹，即是热邪窜入营分导致。肺的病变还有血分证，如《温病条辨·上焦篇》说："太阴温病，血从上溢者，犀角地黄汤合银翘散主之。"

（一）卫分证

卫分证为温热病的初起阶段，指温热病邪侵犯肺卫，致使卫外功能失调，肺失宣降所表现的证候。本证是以发热、微恶风寒、舌边尖红、脉浮数为辨证要点。

临床表现：发热，微恶风寒，常伴头痛，咳嗽，口干微渴，咽喉肿痛，舌边尖红，脉浮数。

机理分析：温邪从口鼻而入，卫分首当其冲，卫受邪郁，肌肤失于温养，则恶风寒。正气抗邪，邪正相争而发热。温邪袭表，阳热上扰清窍而头痛。温热之邪犯肺，肺失清肃上逆为咳。湿邪伤津则口渴；温邪上灼咽喉，气血壅滞则咽喉肿痛。

病理特点：邪郁卫表，肺失宣肃，正气抗邪，邪正相争。

转归：温热邪气犯于卫分，病情较轻正气未衰能够驱邪外出，或加上及时恰当的治疗，温邪从表而解，疾病得愈。感邪较重，或治疗不及时或不恰当，正气不能驱邪外出，温热邪气从卫入气。如患者正气极虚，温邪可由卫分直接传入营分或血分，此时病情较为险重。

如西医学中急性上呼吸道感染包括普通感冒、急性咽 - 喉 - 气管炎、细菌性咽 - 扁桃体炎、疱疹性咽峡炎等，属于中医学"外感热病"范畴。急性上呼吸道感染如出现上述临床表现均辨为卫分证。

（二）气分证

气分证是指温邪在里，引起人体脏腑或组织气机活动失常的一类证候。气分证的病变范围广泛，凡温邪不在卫分，又未传入营（血）分，均可属气分证范围，涉及的病变部位主要有肺、胃、脾、肠、胆、膜原、胸膈等。气分证的形成，一是温邪自卫分传入，二是温邪径犯气分，三是气分伏热外发，四是营分邪热转出气分。

气分证是温热邪气内入脏腑，正盛邪实，正邪剧争，阳热亢盛的里热证。由于邪犯气所在脏腑部位的不同，所反映的证候便亦有很多类型。常见的如热盛于肺、热扰胸膈、胃热炽盛、热结肠道等。

临床表现：发热不恶寒反恶热，常伴有心烦、口渴、尿赤等症；或见咳喘，胸痛，咯吐黄稠痰；或见心烦懊憹，坐卧不安；或见壮热，烦渴喜冷饮，大汗，脉洪大；或见潮热便秘，或下利稀水，腹满硬痛，舌黄燥，甚则焦燥起刺，脉沉实有力。

机理分析：气机受郁，正气奋起抗邪，邪正剧争，热炽津伤。里热炽盛，邪正剧争，故不恶寒反恶热。热炽津伤则口渴，尿赤，苔黄，扰心则烦；热盛则舌红苔黄，脉数。若邪热壅肺，肺失肃降，肺气不利，热邪炼津为痰，则见咳喘，胸痛，咳吐黄稠痰。若热扰胸膈，心神不宁，则心烦懊恼，坐卧不安。阳明为十二经之海，多气多血，抗邪力强，故邪入阳明，正邪抗争，里热蒸迫，同时耗伤津液，而见壮热，烦渴喜冷饮，大汗，脉洪大。若热结肠道，腑气不通，可见潮热便秘，腹满硬痛。燥屎结于肠中，热迫津液从旁而下，则下利稀水，秽臭不堪，此所谓"热结旁流"。实热内结，故舌黄燥，甚则焦燥起刺，脉沉实有力。

病理特点：正邪剧争，里热蒸迫，热盛伤津。

转归：邪在气分，邪气既盛，正气抗邪力亦强，正气奋起抗邪，或经及时而正确的治疗，则邪退而病在气分阶段得愈。正不敌邪或得不到及时和正确的治疗，邪热更加亢盛，可进一步进入营血分。

如风温肺热病是风温与肺热病的合称，是由风热病邪犯肺，热壅肺气，肺失清肃所致，以发热、咳嗽、胸痛为主要临床表现，相当于西医学中急性肺部感染性疾患。风温肺热病属温病范畴，其传变和辨证治疗规律多遵循卫气营血辨证。如肺炎出现发热不恶寒反恶热，咳喘胸痛，咯吐黄稠痰，舌红苔黄，脉数等证均可辨为气分证。

（三）营分证

营分证是指温热病邪内陷劫灼营阴，心神被扰所表现的证候，是温热病发展过程中较为深重的阶段。可由气分证不解，邪热传入营分而成；或由卫分证直接传入营分而成；亦有营阴素亏，初感温热之邪盛，来势凶猛，发病急骤，起病即见营分证者。本证以身热夜甚，心烦神昏，舌红绛，脉细数为辨证要点。

临床表现：身热夜甚，口干，反不甚渴饮，心烦不寐，时有谵语，斑疹隐隐，舌质红绛，脉细数。

机理分析：营分受热，则营阴被劫，而见身热夜甚，脉细数。营热蒸腾，则口干，反不甚渴饮；侵扰心神则心烦不寐，时有谵语。营分受热，热迫血行，热窜血络，出现斑疹隐隐。

病理特点：营热阴伤，扰神窜络。

转归：邪热由卫、气深入营分，内迫于心，造成热毒内燔，终致各种危重征象的产生。但邪热入营如能及时给以清透，使转气分而解，则可达到正胜邪退趋于好转的目的。相反，热毒深陷于血，引起各种出血，则为邪胜正衰，趋于恶化。即邪在营分时，邪热可以转出气分，病情可以好转；营分进一步加重出现血分证，如斑疹和腔道出血或热扰心神，动血耗血均有可能引起正气外脱。

如西医学病名为重症肺炎，当出现感染性休克、中毒性脑病、凝血功能障碍等，临床表现为身热夜甚，神昏谵语，斑疹隐隐，舌红绛，脉细数等症状时均可辨为营分证。

（四）血分证

血分证是指温热病邪深入阴血，导致动血、耗阴所表现的一类证候。血分证是温热病发展过程中最为深重的阶段，是由邪在营分不解，传入血分而成；或气分热盛，劫营伤血、径入血分而成；或素体阴亏，已有伏热内蕴，温热病邪直入血分而成。主要表现为热盛动血、热盛伤阴两大类型。本证以身热夜甚，神昏谵语，斑疹紫黑，舌质深绛，脉细数为辨证要点。

临床表现：身热夜甚，躁扰不安，或神昏谵语，吐血，衄血，便血，尿血，斑疹密布，舌质深绛，脉细数。

机理分析：邪热入血，灼伤阴血，阴虚内热夜发，故身热夜甚。血热内扰心神，则躁扰不安或神昏谵语。迫血妄行，则见出血诸症。邪热灼津，瘀热内阻，血行缓滞，故斑疹密布，舌质深绛，脉细数。

病理特点：动血耗血，瘀热内阻。

转归：邪在血分时，血分证病情虽然危险凶重，但经积极救治，血分邪热渐衰，正气逐渐恢复，病情可望缓解，病渐向愈。血分热毒极盛，而正气不足，正不敌邪，可因血脉瘀阻，脏器衰竭或急性失血，气随血脱而死亡。

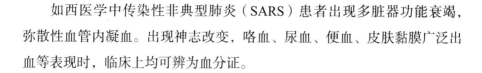

如西医学中传染性非典型肺炎（SARS）患者出现多脏器功能衰竭，弥散性血管内凝血。出现神志改变，咯血、尿血、便血、皮肤黏膜广泛出血等表现时，临床上均可辨为血分证。

（五）卫气营血证候传变

温热病的发展过程，实际上就是卫气营血证候的传变过程，体现了温热病发生、发展的规律。卫气营血证候传变秩序，一般有顺传和逆传两种形式。

顺传：是指邪气入卫分开始，依次传入气分、营分、血分。体现了病邪由表及里、由浅入深、由轻而重、由实致虚的传变过程。

逆传：是指邪气入卫分后，不经过气分阶段而直接深入营分、血分。体现了疾病的急剧、重笃。

卫气营血证候传变类型，又可以分为由表入里、由里达表、传变不分表里渐次。

三、三焦辨证

三焦辨证是由清代著名医家吴鞠通创立，作为温病学说的核心之一，对温病辨证论治具有重要指导意义。三焦辨证体系的形成其实也经历了一个漫长的过程。三焦之理，源于《难经》《内经》，吴鞠通在博采众家的基础上，总结出了三焦辨证。三焦辨证弥补了卫气营血辨证在病变脏腑定位中的不足，对卫气营血辨证既有继承又有发展，使两者有机地结合起来。但是确实也应该看到，以三焦来划分病程，对多种外感热病的传变规律缺乏客观细致的描述，把始于上焦终于下焦绝对化，不能把整个温病的全过程紧密连接起来。

肺居上焦，属太阴经，故在三焦辨证中亦被称为太阴温病，通常是温病的初早期阶段，病性多为表热证、表温热证。在治疗上，用药讲究清、轻二字。在传变中，可有以下几种情况：不传变、顺传中焦、逆传心包。

可以看出，逆传心包，虽心包仍属上焦，但疾病的严重程度却明显重于顺传中焦者，也就是说肺病在上焦时虽多为轻症，但亦可见重症。当然逆传心包等重症亦非清、轻之剂可以治疗的。

肺与大肠相表里。从五行学说来看，脾为肺之母。而脾、胃、肠都属中焦，因此肺系疾病与中焦也存在着千丝万缕的关系。如肺气清肃下降功能正常，则气机调畅，能促进大肠的传导；大肠之气通降，则腑气通畅，也有利于肺气肃降。当肺气壅塞，失于肃降，气不下行，津不下达，可导致腑气不通，肠燥便秘；反之，大肠实热，传导不畅，腑气阻滞，也可影响肺的宣降，而见咳喘满闷之症。临床上可见通下大肠来泄肺热，逐痰饮，降气止咳平喘等。脾土生肺金，土为金之母，金为土之子。因此，子病犯母，或是母病及子如脾土不足，不能生养肺金，而致肺脾两虚。

肝、肾虽居下焦，但肺、肾关系密切。一方面，金水相生；另一方面，"肺为气之主，肾为气之根"，共主一身之气。当肺气久虚，肃降失司，久病及子而致肾气不足，摄纳无权，两者相互影响，终致肺肾皆病之证。肺以肃降为顺，肝以升发为宜。当肝郁化火，或肝气上逆，肝火上炎，可耗伤肺阴，使肺气不得肃降，而见咳嗽、胸痛、咳血等肝火袭肺之证，即所谓"木火刑金"。

常见肺系疾病有急性支气管炎、肺炎、慢性支气管炎、慢性阻塞性肺疾病、慢性肺心病及其并发的呼吸衰竭、肺性脑病、心力衰竭、心律失常等，属中医学"咳嗽""喘证""肺胀""痰饮""心悸""水肿"等范畴。临床工作中发现以三焦辨证对肺系疾病进行辨证论治，可以更简便地判断其病位、病性及预后。

（一）上焦辨证

病位位于上焦，涉及卫表、气分，病性以实为主。可涉及西医急性支气管炎、肺炎。

1. 风寒袭肺证

临床表现：咽痒，咳嗽声重，气急，咳痰稀薄色白，可伴见鼻塞流清

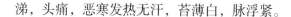

涕，头痛，恶寒发热无汗，苔薄白，脉浮紧。

机理分析：风寒束肺，肺气失宣，可见咽痒、咳嗽声重、气急。寒邪袭肺，气不布津，津液凝聚为痰，可见咳痰稀薄色白，可伴见鼻塞流清涕，头痛，恶寒发热无汗，苔薄白，脉浮紧。

2. 风热犯肺证

临床表现：咳嗽，咽痛，口渴，咳痰不爽，痰稠色黄，苔薄黄，脉浮数或浮滑。

机理分析：由于风热犯肺，肺失清肃，可见咳嗽。热伤津液，可见咽痛，口渴。热邪炼液成痰，可见咳痰不爽，痰稠色黄，苔薄黄，脉浮数或浮滑。

3. 风燥伤肺证

临床表现：干咳，咽喉干痛，无痰或痰少而黏，痰中带血丝，舌质红干而少津，苔薄白或薄黄，脉浮数或小数。

机理分析：燥邪犯肺，肺失清润，肺气上逆，可见干咳，咽喉干痛。燥热灼津为痰，可见无痰或痰少而黏。肺络受伤可见痰中带血丝，舌质红干而少津，苔薄白或薄黄，脉浮数或小数。

4. 凉燥伤肺证

临床表现：咳嗽，痰少或无痰，喉痒，咽干唇燥，头痛，恶寒，发热，无汗，苔薄白而干，脉浮紧。

机理分析：燥邪犯肺，肺失清润，肺气上逆，可见咳嗽，喉痒，咽干唇燥。燥热灼津为痰，可见无痰或痰少。寒邪袭表，表卫不固，头痛，恶寒，发热，无汗，苔薄白而干，脉浮紧。

5. 表寒肺热证

临床表现：喘逆上气，气促，鼻扇，咳而不爽，吐痰稠黏，伴形寒，身痛，无汗，烦闷，苔黄，脉浮数或浮滑。

机理分析：寒邪束表，热郁于肺，肺气上逆，可见喘逆上气，气促，鼻扇，咳而不爽，吐痰稠黏，伴形寒，身痛，无汗，烦闷，苔黄，脉浮数或浮滑。

6. 热邪壅肺证

临床表现：大热，大渴，大汗，脉洪大，咳嗽，胸痛。

机理分析：由于热邪入于气分，或风寒、风燥之邪入里化热，往往见于肺炎较重者，热邪犯肺，肺失清肃，气逆于上，故见咳嗽，胸痛。里热蒸腾则发热，大汗。伤津则口渴。脉洪大为邪热内盛之象。

7. 热陷心包证

临床表现：高热神昏，痰多气粗，四肢厥逆，舌红绛少苔；兼见手足抽搐，颈项强直，角弓反张。

机理分析：重症患者，正不胜邪，热毒鸱张，内陷心包，可见高热神昏，四肢厥逆。痰火内盛，阻滞气机则见痰多气粗。

8. 热退阴伤证

临床表现：低热口干，气短神疲，呕恶纳差，舌红少苔，脉细数无力。

机理分析：恢复期，病后余热未清，气阴两伤，表现为低热口干，气短神疲，呕恶纳差，舌红少苔，脉细数无力。

（二）中焦辨证

肺系病中焦病证多为外感六淫邪气犯于上焦肺卫，久病耗伤脾胃后天之本，脾胃气虚，不能运化水湿，停聚为湿、饮、痰之邪，即病情由上焦肺传变至中焦脾胃，表现为上焦、中焦同病，病理因素由以外感六淫邪气为主转变为以痰为主，病性虚实夹杂，但仍以邪实为主。可涉及西医慢性支气管炎、慢性阻塞性肺疾病、慢性肺源性心脏病、呼吸衰竭、肺性脑病等。

1. 痰浊壅肺证

临床表现：胸膺满闷，短气喘息，稍劳即著，咳嗽痰多，色白黏腻或呈泡沫，可伴见畏风易汗、脘痞纳少、倦怠乏力，舌黯、苔薄腻或浊腻，脉滑。

机理分析：久病耗伤正气，肺脾虚弱，痰浊内生，上逆于肺，肺失

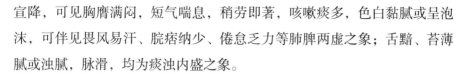

宣降，可见胸膺满闷，短气喘息，稍劳即著，咳嗽痰多，色白黏腻或呈泡沫，可伴见畏风易汗、脘痞纳少、倦怠乏力等肺脾两虚之象；舌黯、苔薄腻或浊腻，脉滑，均为痰浊内盛之象。

2. 痰热壅肺证

临床表现：咳嗽气促，痰多色黄，质黏难咯，舌红苔黄腻，脉滑数。

机理分析：痰浊郁而化热，肺失清肃，肺气上逆可见咳嗽气促；痰热互结，随肺气上逆，痰多色黄，质黏难咯；舌红苔黄腻，脉滑数，为痰热内盛之征。

3. 痰热腑实证

临床表现：喘促不宁，痰涎壅滞，大便秘结，右寸实大。

机理分析：痰邪阻肺，肺气不宣，则腑气不降，可见喘促不宁，痰涎壅滞，大便秘结，右寸实大。

4. 痰浊蒙蔽心包

临床表现：神志恍惚，表情淡漠，或谵妄，烦躁不安，甚则嗜睡、昏迷，可伴见肢体抽搐，咳逆喘促，舌质黯红或淡紫，或紫绛，苔白腻或黄腻，脉细滑数。

机理分析：痰迷心窍，蒙蔽神机，可见神志恍惚，表情淡漠，或谵妄，烦躁不安，甚则嗜睡、昏迷，可伴见肢体抽搐，咳逆喘促；舌质黯红或淡紫，或紫绛，苔白腻或黄腻，脉细滑数，均为痰浊内盛之征。

（三）下焦辨证

久病之后肺病及肾，表现为上焦、中焦、下焦三焦同病，病性虚实夹杂，以虚为主。可涉及疾病后期。

1. 肺肾气阴两虚证

临床表现：呼吸浅短难续，声低气怯，甚则张口抬肩，不能平卧，咳嗽，痰白如沫，伴见腰膝酸软、小便清长或尿有余沥，舌淡或黯紫，脉沉细无力或结代。

机理分析：久病肺虚及肾，肺肾两虚，肺不能主气，肾亦不纳气，可见呼吸浅短难续，声低气怯，甚则张口抬肩，不能平卧；气虚不能布津，津凝为痰，可见咳嗽，痰白如沫，伴见腰膝酸软、小便清长或尿有余沥等肾气不固之象，舌淡或黯紫，脉沉细无力或结代。

2. 心肾阳虚证

临床表现：喘促日久，呼多吸少，气不得续，动则喘甚，伴见神疲、汗出肢冷、面唇青紫，或有跗肿，舌淡苔薄，脉沉弱。

机理分析：久病肺肾阴虚，肾阴亏虚损及心阳，以阳虚为主，可见喘促日久，呼多吸少，气不得续，动则喘甚；阳虚形神失于温养，故伴见神疲、汗出肢冷；运血无力，血行不畅而瘀滞，则面唇青紫；肾阳不振，膀胱气化失司，水湿内停，或有跗肿，舌淡苔薄，脉沉弱。

3. 阳虚水泛证

临床表现：面部、下肢浮肿，甚则一身尽肿，腹部胀满，心悸，喘咳不能平卧，伴见形寒肢冷、面唇青紫，舌胖质黯，苔白滑，脉沉细。

机理分析：阳气亏虚，气不化水，水邪泛滥，可见面部、下肢浮肿，甚则一身尽肿，腹部胀满；水饮上犯凌心，心阳被抑，可致心悸，喘咳不能平卧；阳虚温煦失职，伴见形寒肢冷、面唇青紫；舌胖质黯，苔白滑，脉沉细，为肾阳亏虚，水湿内停之征。

4. 正虚喘脱证

临床表现：咳逆甚剧，张口抬肩，鼻扇气促，端坐不能平卧，稍动则喘剧欲绝，伴心悸，烦躁不安，面唇青紫，汗出如珠，脉浮大无根或见歇止。

机理分析：心肾阳衰欲脱，肾不纳气，可见咳逆甚剧，张口抬肩，鼻扇气促，端坐不能平卧，稍动则喘剧欲绝；心肾阳虚，心失温养，鼓动无力，故伴心悸，烦躁不安；运血无力，血行不畅而瘀滞，则面唇青紫；阳虚至极，不能固护，则见汗出如珠；脉浮大无根或见歇止为阳气欲脱之象。

四、六经辨证

六经辨证由张仲景在《伤寒杂病论》中创立，其为中医学建立了一个完整的辨证论治体系。在探讨六经辨证在肺病中的应用前，首先要明确什么是六经辨证。经者，径也。六经与经络密切相关，如《伤寒论》第一条即说"太阳病之为病，头项强痛而恶寒"，头项即是足太阳膀胱经的循行部位，少阳病多有胸胁苦闷等症，阳明经热证可见面目红赤、口干、鼻燥等症，无不表明六经与经络息息相关。

六经并不是单纯的经络循行部位，还反映了机体的气化功能和脏腑功能，正如柯韵伯在《伤寒论翼》中说："仲景六经是经界之经，而非经络之经。"自然界中有风、寒、暑、湿、燥、火六气，人体六经也有风、寒、暑、湿、燥、火六气，如《素问·天元纪大论》中早有"厥阴之上，风气主之；阴之上，热气主之；太阴之上，湿气主之；少阳之上，相火主之；阳明之上，燥气主之；太阳之上，寒气主之"的论述。而六经也常用来代表脏腑，如《灵枢·经脉》中太阳代表膀胱和小肠，阳明代表胃和大肠，少阳代表胆和三焦，太阴代表脾和肺，少阴代表心和肾，厥阴代表肝和心包。

脏腑与经络相连，经络分布于周身，各脏腑经络具有不同的气化功能特点，在受到邪气侵袭时具有不同的病理生理反应，发生于不同的病位，体现出寒热虚实等不同病性，对气血津液产生不同的影响，表现出多种多样的症状。六经辨证中的六经包含了经络、脏腑、气化等多重涵义，是机体应对邪气反应的高度概括和总结，因此不但可用于外感病，也完全适用于内伤杂病。

（一）太阳病

太阳为一身之藩篱，主肌表而统营卫。清代钱潢在《伤寒溯源集》中说："然风寒之邪皆由皮毛而入，皮毛者肺之合也，肺主卫气包罗一身，天之象也。证虽属乎太阳，而肺实受邪。"因此肺病病位在表，反映出太阳经表不利，营卫失和的病证，就可按太阳病辨证论治。如许多外感病的初期阶段，以发热、咳嗽、鼻寒、脉浮等为主症，且分为风寒表实证、风寒表虚证、风寒夹湿证等，如患者口渴、不恶寒反恶热的为温病，可按温病诊治。

（二）阳明病

阳明又称盛阳，为气血旺盛之经，因此抗邪有力，正邪交争剧烈，是热病的极期阶段。阳明病主要分为两大类型，阳明经证以发热、大汗出、脉洪大、不恶寒反恶热为特点，无形邪热充斥周身，当然也包括肺，如外感性肺系疾病的极期时，常常就属于阳明病；阳明腑证则以阳明经燥气为主，病程较长或病势较重时又易耗伤津液，致胃肠津液亏虚，大便燥结，以发热、不大便、循衣摸床、痞满燥实四症并见为特点，则需攻腑泄热。如柳宝诒在《温热逢源》中所说："盖肺中之热，悉由胃腑上熏。清肺而不先清胃，则热之来路之清，非釜底抽薪之道也。"另外应参入辛散之品，以免闭遏邪气。

（三）少阳病

少阳又叫小阳，抗邪能力不如阳明和太阳，邪气侵犯人体以后，正气不足以驱邪外出，常常正邪纷争，热型以寒热往来为特征。另外，少阳为相火之经，喜条达，少阳经行于身体的侧面，受邪经气不利常常表现为胸胁硬满，心烦口苦等症。并且少阳为半表半里，治疗时有"汗、吐下"禁，无论太阳少阳合病还是少阳阳明合病或是三阳合病，治疗都以少阳为主。另外，凡是热型为往来寒热、病症部位在身体两侧的肺病，都应按少阳病治疗。

（四）太阴病

太阴病是三阴病的开始阶段，疾病由邪实转向正虚，表现中阳不足，运化失常，而太阴之上，湿气主之，常常导致寒湿伤脾。肺系疾病属于太阴病的有两大类，一类是外感邪气影响了脾胃的运化功能，如外感寒凉或饮食不节等导致胃肠型感冒，脉浮等，以表证为主，同时合病有呕吐下利等胃肠功能紊乱的症状，所谓"太阴病脉浮者，可发汗，宜桂枝汤"，治疗仍以表为主。另一类则是久病不解子盗母气，或失治误治如过用寒凉吐泻等损失了脾胃功能，治疗上以温中健脾为主。另原有脾胃虚寒而新感外邪致肺病者，在祛邪时应当照顾到脾胃不足的特点。

（五）少阴病

少阴病病位较深，除少数情况外多由他病继发而来，如太阴病传变而来，或因误用苦寒泻下过度发汗而来。凡肺病日久，久病及肾，阴阳虚损，脉微神衰的都可归入少阴病。少阴为水火之脏，藏精而主火，可有两种主要表现：真阳受损的虚寒证和真阴不足的虚热证。

少阴阳气受损，脉微细，乃至四肢厥逆，应回阳救逆，同时少阴为主水之脏，阳气不足主水无权则水邪泛滥，水饮上凌心肺，治宜温阳利水，可见下肢水肿、不能平卧等症，肺病中常见于伴有肺胀等症的肺心病心功能不全患者。如果真阴不足，肾水不足，心火炽盛，心烦不寐，可用黄连阿胶汤。

太阳少阴为表里之脏，太阳之气依赖于肾气的资助，《灵枢·营卫生会》有"太阳主外""卫出下焦"的论述。真阳不足，三焦气化不利，卫外不固，则常易感受外邪，治疗外邪时不可忘记固护真阳。

另少阴经脉循喉咙夹舌本，因此咽痛也常从少阴论治。

（六）厥阴病

《医宗金鉴》说："厥阴者，阴尽阳生之脏，与少阳为表里者也。邪至其经，从阴化寒，从阳化热，故其为病阴阳错杂，寒热混淆也。"厥阴病病位较深，多为继发，可由太阴、少阴病传入，或用寒凉药误治导致，所谓"两阴交尽，名曰厥阴"。另外，"阴之极也，阳之始也"，厥阴病阴盛之后阳气来复，并且厥阴肝经为风木之脏，内寄相火，性喜条达，相火郁积就会出现热证，因此厥阴病以上热下寒的错杂证为典型表现。在肺系疾病中典型的厥阴病较少见，但肝火犯肺，痰热壅于上焦，而中下焦同时存在脾肾虚寒证的情况却并不少见。

五、气血津液辨证

气血津液辨证是运用脏腑学说中有关气血津液的理论，分析气、血、津液的病变，辨认其所反映的不同证候。气、血、津液是脏腑功能活动的物质基础，在生理功能上气、血、津液的关系密切；病理上，肺主气的生理功能障碍，久之必影响血液运行和（或）津液输布的功能，而气血津液的病变也必然会影响肺的功能。因此，肺系疾病的气血津液病变是与肺密切相关的。

（一）气病辨证

肺是脏腑中与气关系最为密切的脏器。肺主气，司呼吸，主宣发肃降，故肺的功能失调，首先表现在气的升降失常，继而影响血液和津液的正常运行，导致瘀血、痰饮等病理产物积聚，罹患诸病。肺气病的辨证主要是指肺气虚和肺气运行失调所致病证的辨证方法。

1. 肺气虚证 隋代巢元方《诸病源候论》云："少气者，此由脏气不足故也。肺主气而通呼吸，脏气不足呼吸微弱而少气也……肺气不足，则少气不能报息，耳聋咽干，是为肺气之虚也，则宜补之。"清代俞根初《重订通俗伤寒论》云："肺气虚者，气喘息促，时时自汗，喉燥音低，气少不能言，言而微，终日乃复言。"本证临床表现和机理分析同脏腑辨证中肺气虚证。

2. 肺气上逆证 隋代巢元方《诸病源候论》云："肺主气，邪乘于肺则肺胀，胀则肺管不利，不利则气道涩，故气上喘逆，喘息不通。"《葛氏方》云："上气喘嗽，肩息不得卧，手足逆冷，及面浮肿者死。"清代俞根

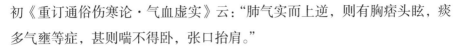

初《重订通俗伤寒论·气血虚实》云:"肺气实而上逆,则有胸痞头眩,痰多气壅等症,甚则喘不得卧,张口抬肩。"

临床表现:咳嗽,呼吸急促,甚则张口抬肩,不能平卧。

机理分析:肺气以肃降为主,邪气犯肺,肺失于肃降,肺气上逆而见咳嗽、呼吸急促等。

3.肺气失宣证 肺气宣发,布散气津,开窍于鼻。肺气的宣发功能失常,病变常见于肺卫。《素问·咳论》云:"皮毛者,肺之合也,皮毛先受邪气,邪气以从其合也。"因此肺失宣发,主要表现为肺卫表证。

临床表现:咳嗽,痰多薄白,咽痒,鼻塞流涕;甚则鼻扇,或小便不利。

机理分析:外感风邪,肺气不宣,肺气闭塞,鼻窍不通而见咳嗽、痰多、喉痒、鼻塞等。

(二)血病辨证

血为营,营行脉中,滋荣之义也;气为卫,卫行脉外,护卫之义也。营卫二气,周流不息,一日一夜,脉行五十度,平旦复会于气口。阴阳相贯,如环无端。肺为气之主,气者血之帅也,气行则血行,气止则血止。肺系病之血病证候主要表现为咳血、衄血。咳血又有实证和虚证之分,实证者多因外感实邪,或肝火刑金,或胃中积热,火盛乘金而致咳嗽,咳血,舌红脉弦数;虚证者则由肺阴津亏虚,阴虚火旺,迫血妄行,见咳血,舌红脉细数。正如《血证论》云:"肺主气,咳者气病也,故咳血属之于肺……盖咳嗽固不皆失血,而失血则未有不咳嗽者。或外感实邪,病由皮毛,内合于肺,自应咳嗽。或由胃中积热,火盛乘金,气上而咳。或由肝之怒火,上逆而咳。此失血之实证,必致咳嗽者也。或由阴虚火旺,肺失清肃之令,痿燥作咳。或挟脾经忧郁,心经虚火,以致咳嗽。或肾经阴虚,阳气不附,上越而咳。此失血之虚证,不免咳嗽者也。"《灵枢·百病始生》云:"卒然多食饮,则肠满,起居不节,用力过度,则络脉伤,阳络伤则血外溢,血外溢则衄血,阴络伤则血内溢,血内溢则后血。衄血者,阳络之伤，则营血逆流而卫气不能敛也。"

（三）津液病辨证——痰饮

津液是人体正常水液的总称，有滋养脏腑、润滑关节和濡养肌肤等作用。其生成和输布，主要与脾的运化、肺的通调、肾的气化功能有密切关系。肺的通调水道功能失调可导致痰饮。隋代巢元方《诸病源候论》云："痰饮者，由气脉闭塞，津液不通，水饮气停在胸腑，结而成痰。又其人素盛今瘦，水走肠间，辘辘有声，谓之痰饮。其为病也，胸胁胀满，水谷不消，结在腹内两肋，水入肠胃，动作有声，身体重，多唾，短气，好眠，胸背痛，甚则上气咳逆，倚息、短气不得，其形如肿是也。"

1. 痰证 痰证是指水液凝结、质地稠厚，停聚于脏腑、经络、组织之间而引起的病证。常由外感六淫，内伤七情，导致脏腑功能失调而产生。《医林绳墨·痰》云："痰者，人身之痰饮也。人之气道清顺，则痰不生，窒塞则痰壅盛。或因风、寒、暑、湿、热之外感，或因七情、饮食之内伤，以致气逆而液浊，而变为诸证之所生焉。是以聚于肺者，则名气痰，其痰喘嗽上出……在肺经者名为风痰，其痰青而多泡。"

临床表现：咳嗽咯痰，痰质黏稠，胸脘满闷，纳呆呕恶，头晕目眩，或神昏癫狂，喉中痰鸣，或肢体麻木，见瘰疬、瘿瘤、乳癖、痰核等，舌苔白腻，脉滑。

机理分析：痰阻于肺，宣降失常，肺气上逆，则咳嗽咯痰。痰湿中阻，气机不畅，则见胸脘满闷，纳呆呕恶等。痰浊蒙蔽清窍，清阳不升，则头晕目眩。痰迷心神，则见神昏，甚或发为癫狂。痰停经络，气血运行不利可见肢体麻木。痰停聚于局部，则可见瘰疬、瘿瘤、乳癖、痰核等。苔白腻，脉滑，皆痰湿之症。

2. 饮证 饮证是指水饮质地清稀，停滞于脏腑组织之间所表现的病证。多由脏腑功能衰退等原因引起。《金匮要略·痰饮咳嗽病脉证并治》："问曰：夫饮有四，何谓也？师曰：有痰饮，有悬饮，有溢饮，有支饮。问曰：四饮何以为异？师曰：其人素盛今瘦，水走肠间，沥沥有声，谓之痰饮；饮后水流在胁下，咳唾引痛，谓之悬饮……咳逆倚息，短气不得卧，其形如肿，谓之支饮。水在心，心下坚筑，短气，恶水，不欲饮。水在肺，吐涎沫，欲饮水……夫心下有留饮，其人背寒冷如掌大。留饮者，胁下痛引缺盆，咳嗽则辄已。胸中有留饮，其人短气而渴，四肢历节痛。"《备急千金要方》云："夫饮有四，其人素盛今瘦，水走肠间，沥沥有声，谓之痰饮；下后水流在胁下，咳唾引痛，谓之悬饮；饮水行归于四肢，当汗出而不汗出，身体以重，谓之溢饮；咳逆倚息，短气不得卧，其形如肿，谓之支饮。"

临床表现：咳嗽气喘，痰多而稀，胸闷心悸，甚或倚息不能半卧，或脘腹痞胀，水声辘辘，泛吐清水，或头晕目眩，小便不利，肢体浮肿，沉重酸困，苔白滑，脉弦。

机理分析：饮停于肺，肺气上逆则见咳嗽气喘，胸闷或倚息，不能半卧。水饮凌心，心气受阻则见心悸。饮停胃肠，气机不畅，则脘腹痞胀，水声辘辘。胃气上逆，则泛吐清水。水留滞于四肢肌肤，则肢体浮肿，沉重酸困，小便不利。饮阻清阳，则头晕目眩。饮为阴邪，故苔见白滑。饮阻气机，则脉弦。

六、经络辨证

经络辨证以经络学说为理论基础，而经络是人体内运行气血、联系脏腑和体表及全身各部的通道。《灵枢·海论》说："夫一二经脉者，内属于腑脏，外络于肢节。"《难经·第十二三难》说："经脉者，行血气，通阴阳，以荣于身者也。"人体气血之所以能够通达全身各部以发挥作用，就是通过经络输注的。所以，经络辨证同时也与脏腑辨证、八纲辨证、气血辨证等相关联，是一种综合的中医辨证方法，更体现了中医学的整体观念及辨证论治。

经络系统是一个整体，与人体的关系则是局部与整体的关系，经络是一个局部与整体的统一体。经络系统包括十二正经和奇经八脉，以及附属于正经的十二经别、十二经筋和十二皮部，络脉则包括十五络、浮络、孙络。十二正经的走向、交接、流注规律表明其本身是一个"阴阳相贯，如环无端"的整体循环径路。同时，十二正经还通过互相交会与络脉、经别、奇经八脉的沟通作用加强纵向联系，气街、四海则是加强经络之间的横向联系，从而使全身经脉之间构成多种复杂的纵横交错联系。《灵枢·经脉》将不同的病候按十二经脉系统予以分类，是经络辨证在《黄帝内经》中较为完善的记载。东汉张仲景《伤寒杂病论》中关于六经辨证学说的创立，又进一步发展和完善了《黄帝内经》的学术思想。金元窦汉卿《标幽赋》曰："既论脏腑虚实，须向经寻。"明代张三锡《经络考》曰："脏腑阴阳，各有其经，四肢筋骨，各有其主，明其部以定经。"由此可见，经络辨证是前人在临床实践中不断完善发展起来的，其内容以《灵枢·经脉》中十二经脉的病症及《难经·二十九难》中奇经八脉的病症为基础，主要包含了十二经辨证、奇经八脉辨证、经别经筋皮部辨证和相关腧穴病理反应的辨证归经。

十二经脉中每一个经络都属一脏一腑，阴经属脏络腑，阳经属腑络脏，从而加强了互为表里的一脏一腑之间的联系，络脉及经别的沟通作用进一步补充加强了这种表里联系。各脏还通过经脉循行与其他多个脏腑相联系。经络循行所过使脏腑与五官九窍有了更多的联系。其纵横交错，网络全身，把人体所有的脏腑、器官、孔窍及皮肉筋骨等组织联结成一个统一的有机整体，与人体生理变化有着密切关系。

经脉的经穴具有治疗经脉变动或所属脏腑组织器官病症的功能，《黄帝内经》中"是主某所生病"（以下称"所生病"）是本经经穴所能主治某方面发生病证的集中体现。在"所生病"证候中，各证候表现均统一于某条经及其所属脏腑之下，故冠以"某"所生病。《黄帝内经》对各阴经的主病，说是主"脏"所生病，如肺经主肺所生病。《灵枢·经脉》记载："是主肺所生病者，咳，上气，喘渴，烦心，胸满，臑臂内前廉痛厥，掌中热。气盛有余，则肩背痛，风寒，汗出中风，小便数而欠，气虚则肩背痛寒，少气不足以息，溺色变。"指出肺经经穴主治有关肺方面所发生的病症为胸部满闷，肺胀，气喘，咳嗽，心烦，气短，肩背痛，及经脉所过部痛，厥冷，掌中热。但对各阳经分别论述主"津""液""气""血""筋""骨"所生病，主要着眼于有穴通路所经过的部位。

第四节 化脓灸常用腧穴

针灸治疗肺系疾病，常用腧穴大多归于手太阴肺经、手阳明大肠经、足太阳膀胱经及督脉等，而化脓灸因其特殊的操作要点，需产生瘢痕，因此不适宜在颜面部、关节部及血管神经处施灸，所以化脓灸常用腧穴多分布于四肢及背部。

1. 中府

出处：《脉经》："寸口脉细，发热，呕吐，宜服黄芩龙胆汤。吐不止，宜服橘皮桔梗汤，灸中府。"

穴名释义：《经穴命名浅解》："聚处为府为库，在此是指经气聚集之处。因穴属肺募，为手足太阴脉气所会，是中气府聚之所，故名中府。"

类属：肺之募穴。

定位：在前胸部，横平第1肋间隙，锁骨下窝外侧，前正中线旁开6寸。（见附录二，彩图1）

功效：宣肺化痰，止咳平喘。中府为肺脏之气聚积之处，位近肺脏，内通于肺气，取之有宣肺化痰、止咳平喘之效，是治疗胸肺疾患的常用穴。另外，此穴对诊断肺结核有一定的参考价值，并常作为治疗肺结核病的主穴之一。

主治病证：胸肺疾患，如咳嗽，气喘，咳吐脓血，胸膈胀满，喉痹；支气管炎，支气管哮喘，肺脓肿，肺结核，肋间神经痛等。

2. 孔最

出处：《针灸甲乙经》："孔最，手太阴之郄，去腕七寸。"

穴名释义：孔最。孔，孔隙也；最，多也。本穴为肺经之穴，肺之时序应秋，其性燥，肺经所过之处其土（肌肉）亦燥（肺经之地为西方之地），尺泽穴流来的地部经水大部分渗透漏入脾土之中，脾土在承运地部的经水时如过筛一般，故名孔最。

类属：手太阴肺经郄穴。

定位：在前臂前外侧，腕掌侧远端横纹上7寸，尺泽与太渊的连线上。（见附录二，彩图2）

功效：此穴是肺经脉气所发，肺经经气深聚之处，为肺经之郄穴，善治肺经肺脏之急重症和相关的血证，具有肃降肺气、清泄肺热、凉血止血之功，故此穴能泄肺热、降肺气、宣窍络，而达消肿止痛、开音利咽之效。

主治病证：咳嗽，气喘，咯血，胸痛；咽喉肿痛；失音；热病无汗，头痛；痔疮；肘臂挛痛等。

3. 合谷

出处：《灵枢·本输》："大肠……过于合谷，合谷在大指歧骨之间，为原。"

穴名释义：本穴取意古之山名，以肉之大会为谷，二处相连为合，又有交结、集会之意。食拇指并拢，虎口处出现隆起肌肉，状若山峰；又本穴在拇指食指歧骨间，大凹隙中，故喻之为"谷"。更有小谷、间谷来与交会，故名"合谷"。

类属：手阳明大肠经之原穴。

定位：在手背，第2掌骨关节桡侧中点处。（见附录二，彩图3）

功效：疏风解表，清泄阳明，理气止痛，镇静安神。肠与肺相表里，肺主皮毛，故本穴有疏风解表的功效，是治疗表证的要穴，常与肺经穴及背俞穴配合使用。本穴镇静安神之力较强，又可疏经通络，理气活血，所以是镇痛要穴，很多内脏痛、器官痛取用本穴常有立竿见影之效。此外，手阳明大肠经循行于面部，本穴具有祛风散邪、清宣热邪的作用，头面五官病证又多因风夹寒热所致，所以历代医家认为本穴是治疗头面五官疾患的常用效穴，并有"面口合谷收"的精辟总结。合谷穴较之于大肠经的其他穴位而言，有很强的调节肠胃功能的作用，可清泄阳明，理气调中，用于治疗胃痛、泄泻等阳明腑证。阳明经多气多血，针刺合谷具有理气活血之功，可用于治疗气滞血瘀所致诸症，是治疗妇人疾患的常用要穴；有补气之效，针用补法，可以补气固表，益气固脱，益气升阳，益气摄血，用于久痉，脏器下垂，久泄久痢，以及脱证。合谷穴补气可固脱，益气可回阳，行气可散滞启闭，清热可开窍醒神，故广泛用于脱证、闭证、厥证等，作为回阳九针之一，用于急救。合谷穴还具有养血养筋、平肝息风止痉的作用，常用于痉、痿、痹证的治疗。合谷穴能够调补气血，可用于一切气血失调所致病证，治疗范围极为广泛。

主治病证：外感疾患，如热病无汗，咳嗽哮喘，喉痹，流行性感冒，腮腺炎，急性扁桃体炎；头面五官疾患，如头痛目眩，鼻塞，鼻渊，耳聋耳鸣，目赤肿痛，眼睑下垂，牙痛，龋肿，咽喉肿痛，口疮，口噤，口眼㖞斜，舌痛，三叉神经痛，面神经麻痹或痉挛，舌炎，齿龋炎，齿神经痛；胃肠疾患，如胃腹痛，便秘等；妇科疾病，如月经不调，痛经，经闭，滞产，胎衣不下，恶露不止，乳少等；以及本经脉所过部位的疾患，如指挛手指屈伸不利，臂痛，上肢不遂等。

4. 曲池

出处：《灵枢·本输》："大肠……入于曲池，在肘外辅骨陷者中，屈臂而得之，为合。"

穴名释义：曲，指屈曲的肘关节。当屈肘时，穴处有凹陷，形似浅池，手阳明经气流注至此，犹水入池中，故名曲池，又称"鬼臣""阳泽""洪池"。

类属：手阳明大肠经之合穴。

定位：在肘外侧，尺泽与肱骨外上髁连线的中点处。（见附录二，彩图4）

功效：调和营卫，清热消肿，散风止痒。本穴治疗作用广泛，疗效确切，是临床常用穴。有疏风解表、清热退烧的作用，是退烧要穴，可用于清解表里内外之热，解表热，主治风热袭肺、外感时邪之咳嗽，咽痛，喉痛及外感余热不清之症；清里热，"合治内腑"，有清热利湿、调和肠胃的功能，对本腑之上吐下泻、便秘、肠痛等病证有一定的疗效。本穴还有解毒消肿、凉血止痒的作用，是治疗皮肤病、疮疡痛痒的要穴；有安神定惊之功，用以治疗癫狂、善惊等神志异常疾患；可通经络，止痹痛，是治疗上肢筋缓或拘急挛痛，半身不遂，漏肩风，肩臂不举等经络病证的常用穴。

主治病证：外感疾患，如咽喉肿痛，咳嗽，气喘，热病等；头面疾病，如齿痛，目赤痛，目不明等；胃肠疾患，如腹痛，吐泻，痢疾，肠痛，便秘等；皮肤病，如瘾疹，丹毒，荨麻疹等；神志疾患，如心中烦满，癫狂，善惊头痛，神经衰弱等；经脉疾病手臂肿痛，上肢不遂，手肘肩无力，肩、臂神经疼痛等；以及消渴，水肿，月经不调，乳少等其他疾病。

5. 足三里

出处：《圣济总录》："足三里二穴，土也，在膝下三寸，胻外廉两筋间，当举足取之。足阳明脉之所入也，为合。"

穴名释义：《经穴命名浅解》："里，指邑、居及集会通达的意思；三，指膝下三寸。考穴当膝下三寸，《素问·针解》说：'所谓三里者，下膝三寸也。'此穴又为置气的大会所，因名足三里。"

类属：足阳明胃经合穴，胃下合穴。

定位：在小腿外侧，犊鼻下3寸，犊鼻与解溪连线上。（见附录二，彩图5）

功效：足三里是足阳明之脉的合土穴，土经中之土穴，又为回阳九针穴之一，是强壮要穴、急救要穴和肚腹疾病的常用穴，可谓人体第一要穴。足阳明胃经在经络循行上与心、脾、肺、肝、胆、大肠、小肠、膈都有密切联系，生理、病理上互相影响，因此是治疗肚腹病的首选要穴，故有"肚腹三里留"的高度概括。胃与脾相表里，是气血生化之源，同称为后天之本。凡脾胃功能失常，气血生化不足，气血亏虚所致的脏腑器官、肢体虚证均可取本穴治疗，是强壮保健要穴。如肺系疾病多有气血亏虚、脾胃虚弱之病因病机，故选用此穴扶固正气、强身健体。总之，足三里擅

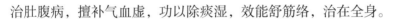

治肚腹病，擅补气血虚，功以除痰湿，效能舒筋络，治在全身。

主治病证：肚腹疾患，如胃痛，呕吐，腹胀，肠鸣，消化不良，泄泻，便秘，痢疾，霍乱，急慢性胃炎，胃溃疡，十二指肠溃疡，急慢性胰腺炎，肝炎，消化不良，急慢性肠炎，细菌性痢疾，阑尾炎等；心神疾患，如心烦，心悸气短，不寐，癫狂，妄笑，中风，神经性头痛，动脉硬化等；胸肺疾患，如喘咳痰多，喘息，虚痨咯血，支气管哮喘等。

6. 丰隆

出处：《灵枢·根结》："足阳明根于历兑……入于人迎，丰隆也。"

穴名释义：丰，即丰满；隆，指突起。足阳明经多气多血，气血于本穴会聚而隆起，肉渐丰厚，故名之。《古法新解会元针灸学》："丰隆者，阳血聚之而隆起，化阴络交太阴，有丰满之象，故名丰隆。"

类属：足阳明胃经络穴。

定位：在小腿外侧，外踝尖上 8 寸，胫骨前肌的外缘。（见附录二，彩图 6）

功效：和胃健脾，化痰利湿。丰隆为胃经络穴，联络脾胃两经，主治所有由痰所致病证，刺之能促进脾胃功能正常运行，因此丰隆是治痰要穴。而痰的形成与肺、脾、肾有关，脾为生痰之源，肺为贮痰之器，本穴对痰证为主的肺部疾病有很好的疗效。

主治病证：痰证，如呕吐、呃逆及由痰引起的神志疾病；肺系疾病，如喘咳痰多、哮喘、支气管炎、支气管哮喘等。

7. 三阴交

出处：《针灸甲乙经》："三阴交，在内踝上三寸，骨下陷者中，足太阴、厥阴、少阴之会，刺入三分，留七呼，灸三壮。"

穴名释义：《古法新解会元针灸学》："三阴交者，是足三阴经交汇于此，故名三阴交。"

类属：交会穴，足太阴、厥阴、少阴之会。

定位：在小腿内侧，内踝尖上 3 寸，胫骨内侧缘后际。（见附录二，彩图 7）

功效：本穴为足太阴脾经，是肝、脾、肾三经的交会穴，涉及多科疾病，尤其适用于妇科中的经、带、胎、产病，肝、脾、肾、心、胞宫等脏腑经络的综合病变。本穴有健脾益气、理中补虚、清热利湿之功，与脾、胃经的腧穴配合，是治疗消化系疾患的常用穴。本穴有疏肝理气、活血化瘀、散结止痛之效，是治疗妇科病的要穴，经、带、胎、产诸疾均可用之作为主穴。本穴还有补肝肾、益精血，祛湿利水、利尿消肿，清热利湿、凉血止痒之功，临床治疗运用十分广泛。而对肺部疾病，针灸此穴可以调理气血，主要以滋阴清热调和肺脏为主。

主治病证：本穴主治病证范围广泛，有哮喘、支气管炎等。

8. 阴陵泉

出处：《灵枢·四时气》："飧泄补三阴之上，补阴陵泉，皆久留之，热行乃止。"

穴名释义：《古法新解会元针灸学》："阴陵泉者，是阴筋陵结甘泉，升润宗筋，上达胸膈，以养肺原，故名阴陵泉。"

类属：足太阴脾经合穴。

定位：在小腿内侧，由胫骨内侧髁下缘与胫骨内侧缘形成的凹陷中。（见附录二，彩图 8）

功效：健脾利湿，通利下焦病。本穴为足太阴脾经的合穴，有健运中焦、利水消肿之功。治疗水湿之证是本穴的特点，凡脾胃虚寒、脾虚湿盛及下焦寒湿、湿热所致的多种病证皆可选用此穴施治。

主治病证：咳嗽痰多类肺部疾病；腹痛、腹胀等脾胃疾病；水肿、小便不利等脾肾疾病；下肢痿证、膝痛等经脉疾病，以及其他妇科、皮肤科疾病。

9. 风门

出处：《针灸甲乙经》："风门，热府，在第二椎下两旁，各一寸五分凹陷中，督脉、足太阳之会，刺入五分，留五呼，灸三壮。"

穴名释义：《经穴命名浅解》："出入之处为门，穴属膀胱，膀胱主一身之表。该穴为风邪入侵的门户，主治伤风感冒，发热恶寒，咳嗽项痛，鼻

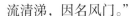

流清涕，因名风门。"

类属：交会穴，督脉、足太阳之会。

定位：在背部，第2胸椎棘突下，后正中线旁开1.5寸。（见附录二，彩图9）

功效：本穴属足太阳膀胱经，膀胱主一身之表，位居上背部，风邪入内，上先受之，故此处为风邪入侵之门户，其疏风解表之力显著，可用于风邪所致外感病证。本穴定位靠近肺脏，宣降肺气作用也较强，故是治疗咳嗽的常用穴，长于治疗外感咳嗽，也可用于内伤咳嗽。本穴为督脉、足太阳之会，督脉主一身之阳，故本穴还有祛风通络、通阳除痹之功，用治背痛项强。

主治病证：肺部疾患，如伤风咳嗽，发热头痛，鼻流清涕，鼻塞，咳嗽气喘，流行性感冒，支气管炎，支气管哮喘，肺炎，百日咳，胸膜炎，荨麻疹等；项背部疾患，如颈项强痛，胸背疼痛，颈椎病等；以及呕吐，黄疸，水肿，中风等其他疾病。

10. 肺俞

出处：《灵枢·背腧》："肺俞在三焦之间。"

穴名释义：《经穴释义汇解》："五脏之腧出于背，肺之为脏，附着于第三椎中，穴在第三椎下两旁各寸五分，是肺气转输、输注之穴，是治肺之重要腧穴，故名肺俞。"

类属：足太阳膀胱经背俞穴。

定位：在背部，第3胸椎棘突下，后正中线旁开1.5寸。（见附录二，彩图10）

功效：补肺益气，宣肺平喘。肺俞以治疗肺之脏病、气化病为主，可调节肺气，宣肺平喘，疏卫解表，治疗肺卫疾患、与肺有关的其他脏病；因肺助心主治节，肺气不足则心血运行不畅，因此肺俞也可治疗心血管病证；肺主皮毛，故皮肤病也常配用肺俞。

主治病证：胸肺疾患，如咳嗽上气，胸满喘逆，咳血，喉痹，自汗盗汗，骨蒸潮热，胸闷心悸等；感冒，支气管炎，支气管哮喘，肺炎，肺气肿，肺结核，胸膜炎等；背部疾患，如背疼痛，胸背神经痛，背部软组织劳损等；皮肤病，如荨麻疹，瘑疮等；以及眩晕，呕吐，黄疸，癫狂，风湿性关节炎等其他疾病。

11. 脾俞

出处：《灵枢·背腧》："脾俞在十一焦之间。"

穴名释义：《经穴命名浅解》："穴近脾脏，为经气传输之处，主治脾脏疾病，故名脾俞。"

类属：足太阴脾经背俞穴。

定位：在背部，第11胸椎棘突下，后正中线旁开1.5寸。（见附录二，彩图11）

功效：健脾利湿，升清止泄，益气统血。脾俞为脾脏之气输注之处，内通于脾，故凡脾失运化，脾不升清所致之水湿内停，脏器下垂者；运化失常，气血不足及脾失统血；血不养神或脾生痰浊等，脾俞都是常用穴。脾胃乃后天之本，因此健脾益气也能促进补肺气、调气机。

主治病证：脾胃肠疾患，如腹胀，呕吐，泄泻，痢疾，完谷不化，噎膈，胃痛，急慢性胃炎，胃或十二指肠溃疡，胃下垂，神经性呕吐，消化不良等；血证，如吐血，便血，尿血，贫血等；肺部疾病，包括久病不愈的哮喘、支气管炎等；以及黄疸，水肿，糖尿病等其他疾病。

12. 肾俞

出处：《灵枢·背腧》："肾俞在十四焦之间，背挟脊相去三寸所。"

穴名释义：《古法新解会元针灸学》："肾俞者……其系于肾，足太阳脉之所过，故名肾俞。"

类属：足少阴肾经背俞穴。

定位：在腰部，第2腰椎棘突下，后正中线旁开1.5寸。（见附录二，彩图12）

功效：益肾固精，利水消肿，明目聪耳。肾俞为肾脏之气输注之处，内通于肾脏，能益肾固精，具有滋补肾阴、温壮肾阳、补虚培元之功，可广泛用于肾脏疾患，以及与肾相关的其他脏气血不足、精血亏虚之证；常用于与肾有关的五官、脑、髓病证；是治疗腰痛，尤其是肾虚腰痛的常用穴。

主治病证：肾脏疾患，如遗精，阳痿，月经不调，水肿，腰膝酸痛，目昏，耳鸣，耳聋等；肾炎，肾绞痛，肾下垂，肾盂肾炎，肾结石，性机能障碍，神经性耳聋等；肺部疾病，主要有支气管哮喘、支气管炎、咳喘少气等；以及头痛，眩晕，中风失语，脚膝挛急等其他病证。

13. 膏肓

出处：《备急千金要方》："膏之下，肓之上，针药所不能及者，此穴是也……若能专心利便，求得灸之，无疾不愈矣。"

穴名释义：膏，中医指心尖脂肪，认为是药力无法到达的部位；肓，指心脏和膈膜之间。膏肓，喻指病位深隐。该穴横平厥阴俞，即心包络之俞，其内当心肺之间，穴近心膈。

类属：足太阳膀胱经穴。

定位：在背部，第4胸椎棘突下，后正中线旁开3寸。（见附录二，彩图13）

功效：理肺补虚，养阴调心，主要以治虚劳证为主。当久病不愈而见虚弱、羸瘦时，最宜取用本穴施灸，可以扶阳固卫，宣利肺气，并和调全身气血，从而使身体康复。它是治疗一些慢性疾患的要穴，尤其虚寒性哮喘等。

主治病证：肺部疾病，如肺痨，咳嗽，哮喘，肺结核，支气管炎，胸膜炎，咯血，以及盗汗，健忘，遗精，神经衰弱等各种慢性虚损性疾病等。

14. 外关

出处：《灵枢·经脉》："手少阳之别，名曰外关。"

穴名释义：《医经理解》："外关在腕后二寸两筋间，正与内关相通，手心主阴血之关，手少阳为阳气之关也，故曰外关。"

类属：手少阳三焦经络穴，八脉交会穴通阳维脉。

定位：在前臂后侧，腕背侧远端横纹上2寸，尺骨与桡骨间隙中点。

（见附录二，彩图 14）

功效：清热解表，理气消肿。外关通于阳维脉，阳维脉维络诸条阳经，主一身之表，"阳维病苦寒热"，故本穴擅长治疗外感表证，尤其是外感风热之证，外感之证多与肺脏相关，因此对肺脏疾病疗效较好。本穴为手少阳三焦经络穴，针刺本穴可和解少阳，清降三焦之火，清宣少阳经经气。此外，本穴有较强枢转阳气、活血止痛之功。

主治病证：外感疾患，如感冒，肺炎，腮腺炎；头面耳目疾患，如头痛，耳鸣，目赤肿痛，三叉神经痛，高血压，偏头痛；肘臂屈伸不利，肩痛，胁痛等。

15. 大椎

出处：《素问·骨空论》："灸寒热之法，先灸项大椎，以年为壮数。"

穴名释义：《经穴释义汇解》："大椎穴在第一椎上凹陷处，因其椎椎骨最高，故曰大椎。"

类属：手足三阳经与督脉交会穴。

定位：在颈后部，第 7 颈椎棘突下凹陷中，后正中线上。（见附录二，彩图 15）

功效：本穴是督脉与手足三阳的交会穴，居上属阳，有向上向外之性，故既能散寒解表，疏风散热，治外邪侵袭所致表证；又能疏泄阳邪，清解里热，主治里热炽盛之证，是治疗热证的要穴。本穴为人体诸阳经交会之所，故能振奋一身之阳气，鼓动调节全身气血，对机体有强壮，补虚培元的作用，《行针指要歌》载曰"或针劳，须向音膏及百劳"，临床可用于主治五虚劳损、七伤乏力、骨蒸潮热等虚劳疾患，如哮喘、肺痨等。另督脉通于脑，脑为元神之府，本穴功善清热、息风化痰定惊，故是治疗神志病的要穴，尤其是痰火扰心及痰浊阻窍所致之症。

主治病证：外感疾患，如发热恶寒，头项强痛，肩背痛，风疹，感冒等；胸肺疾患，如支气管炎，肺结核，支气管哮喘，咳嗽喘急；心神疾患，如癫狂，小儿惊风，神经衰弱，精神分裂症；以及颈项强直，角弓反张，肩颈疼痛，颈椎病，落枕，小儿麻痹后遗症，小儿舞蹈病等其他疾病。

16. 关元

出处：《灵枢·寒热》："三结交者，阳明太阴也，脐下三寸关元也。"

穴名释义：《经穴命名浅解》："关元……正当丹田，该处为人的根源，男子以精，女子主月事，是生养子息，合和阴阳的门户，所以《医经精义》指出'元阴元阳交关之所'，因名关元。"

类属：小肠募穴。

定位：在下腹部，脐中下 3 寸，前正中线上。（见附录二，彩图 16）

功效：培元固本，温阳散寒，清热利湿。任脉主一身之阴，与五脏相关，又与足三阴经相交会，且穴下腹内是小肠、膀胱、子宫，故治疗范围广泛，疗效显著，是一个非常重要的穴位。补肾阳，壮真火，凡属阳不足，命门火衰所致的脾阳不振，心阳不足，下元虚冷，膀胱虚寒，阴寒内盛，真阳欲绝的病证，宜选本穴。关元能大补元气，有益气摄血之功，可以治疗肾阳不足，命门火衰气血不足之虚劳百损。关元是"男子藏精女子蓄血之处"，所以生殖泌尿病证，尤其是真阳不足，下元虚寒者，选用关元穴更为适宜。关元不仅治疗效果显著，也常用于强身保健、预防疾病和抗衰老，灸补关元可以补益肾气、益寿延年及预防中风。

主治病证：肝肾疾病，如遗尿，遗精，阳痿，水肿，尿路感染，膀胱炎，尿潴留，尿失禁，前列腺炎等；妇科疾病，如妇人带下，月经不调，胞衣不下，产后恶露不尽，盆腔炎，功能性子宫出血，子宫脱垂等；肠胃疾患，如腹痛，泄泻，脱肛，消化不良等；虚证如中风脱证，虚劳咳嗽，支气管哮喘，眩晕等。

17. 气海

出处：又名脖胦。《灵枢·九针十二原》说："肓之原，出于脖胦。"

穴名释义：海有聚会之意，穴居脐下，该穴为人体先天元气聚会之处，男子生气之海，主一身气机，因名气海。

类属：任脉穴。

定位：在下腹部，脐中下 1.5 寸，前正中线上。（见附录二，彩图 17）

功效：益气助阳，调经固精。穴居脐下，为先天元气聚会之处，其穴居于人之下焦，所以又有调气机、益元气、补肾虚、固精血之功能。刺灸既能增加元气，又能调摄、疏利下焦气机，兼可改善心、肺、脾、肾脏气虚惫，主治元气亏损之疾。气海主治肾气不纳之虚喘是因为"肺主呼吸、肾主纳气"，肾不纳气，则吸入之气不归纳于肾，故成呼多吸少之喘。此外，该穴还有调脏腑之气、行瘀滞之作用，故可治疗腹泻、便秘及奔豚气。

主治病证：气虚病证，如中风脱证，虚劳哮喘，形体羸瘦，脏气衰惫，乏力等；肠胃疾患，如腹痛，泄泻，完谷不化等；泌尿系统疾患，如小便不利，遗尿等；生殖系统疾病，如阳痿，遗精，月经不调，痛经，经闭，崩漏，带下，阴挺，产后恶露不尽，胞衣不下等。

18. 膻中

出处：《灵枢·根结》："厥阴根于大敦，结于玉英，络于膻中。"

穴名释义：《经穴释义汇解》："胸中两乳间曰膻。穴在两乳间陷中，故名膻中。"

类属：心包募穴，气会穴。

定位：在前胸部，横平第4肋间隙，前正中线上。（见附录二，彩图18）

功效：宽胸理气，平喘止咳。本穴为气会穴，位于胸部，为宗气之所聚，是理气要穴，具有宽胸理气、通阳化浊、开郁散结、止咳平喘之功。《行针指要歌》曰："或针气，膻中一穴分明记。"临床上本穴可用于治疗气逆、气滞等证。

主治病证：胸肺疾患，如胸闷，气短，咳喘，咳唾脓血；支气管炎，支气管哮喘等。

19. 定喘

出处：《常用新医疗法手册》。

穴名释义：定，指安定或平定；喘，这里指咳喘、哮喘。定喘穴具有止咳平喘的效果，故名"定喘"。

类属：经外奇穴。

定位：在脊柱区，横平第 7 颈椎棘突下，后正中线旁开 0.5 寸。（见附录二，彩图 19）

功效：止咳定喘，宣通肺气。

主治病证：肺系疾患，如哮喘、咳嗽、慢性支气管炎、支气管哮喘、肺结核等；肩背部及上肢疾患，如落枕、肩背痛、上肢疼痛不举、肩背神经痛等。

第五节　化脓灸治疗原则

化脓灸治疗原则是运用化脓灸治疗疾病所遵循的基本法则，是确立治疗方法的基础，其与化脓灸的腧穴选择、操作规范等具有同样重要的指导意义。在临床应用化脓灸时，必须因时、因症、因地、因人制宜，根据不同的情况给予不同的治疗方案，综合后的具体的治疗方法略显繁多，故从总体上把握化脓灸的治疗原则具有化繁就简的重要意义。化脓灸的治疗原则可概括为五个方面：病证俱辨，选穴精准；冬病夏治，四季均可；以寒为主，寒热皆宜；灸量必足，施灸必熟；灸疮必发，脓成为要。

一、病证俱辨，选穴精准

（一）病证俱辨

"辨病"，即根据不同疾病的特征，并根据相关疾病的鉴别诊断，做出相应疾病诊断的过程。"辨证"，即运用中医学理论，依据八纲辨证、藏象学说、病邪学说、经络学说等进行综合分析和归纳，进而对其病变的病因病位、病变机制、功能状态及演变趋势等做出综合性的评定，从而得出一个"证候"，即辨别"证"。

对化脓灸的运用来说，辨病和辨证是十分紧要的两方面。辨明"病"方可判断是否可以运用化脓灸进行施治，辨清"证"才可进一步拟出可供选择的腧穴和具体治疗方案。在临床上，各种疾病的发生发展错综复杂，同时可能出现难以分辨的假象，同样一系列症状，可能因为某几个小的方面，就指向了不同的疾病；而同样一种疾病，也可能因为患者体质、诱因、病邪性质的不同而产生不同的证型。所以辨别疾病，确定其证型是十分关键的。化脓灸作为创伤性较大的一种灸法，避免误治更是显得尤为重要，故将辨病、辨证两者结合考虑是使用化脓灸的第一大原则。

（二）选穴精准

化脓灸作为针灸疗法的一种，其选穴原则同一般针灸疗法的临证类同。一般针灸疗法的选穴原则包括近部选穴、远部选穴、辨证选穴和对症选穴四方面。近部选穴和远部选穴是主要针对病变部位确定腧穴的选穴原则，是腧穴局部治疗作用和循经感传腧穴治疗作用的体现；辨证选穴和对症选穴是针对疾病表现出的证候或者症状而选取穴位的原则，是辨证论治理论和腧穴特殊治疗作用的应用。对化脓灸的应用来说，在选穴的原则方面还有另外两个格外需要注意的准则，即选穴要精和取穴必准。

1. 选穴要精 不同于针刺和非瘢痕灸，化脓灸的施术过程难以被患者接受，灸时灼痛难忍，灸后还会使患者的体表穴区出现永久性瘢痕，故化脓灸的选穴必须精简，力求效达而穴少，减少患者的紧张情绪，使其易于接受，才能够更好地配合医者，坚持治疗以达到预期的治病效果。

2. 取穴必准 同样是因为化脓灸特殊的施灸方式和后遗效应，施术时应特别注意所取穴位的准确度。若为针刺和非瘢痕灸，临床上取穴常常不求甚准，在穴区内施治都可产生效应，并且若针下、灸下感觉欠缺，还可调整针刺方向或重新选部位施灸，但化脓灸一经实施即产生疼痛和瘢痕，不宜反复施术，所以取穴准确尤为关键。

取穴准确有两点原则需遵守：一是多法并用定穴；二是体位一致施灸。多法并用定指的是在取穴过程中尽可能多地选择取穴方法，若一个穴位有多种取穴方法，则应按各种方法联合人体纵横多线，反复确定穴位的定位，将多种方法取定后的定位相综合，最后确定穴位的位置，以求准确。体位一致施灸指的是施灸时的体位应与取穴时的体位一致，因为穴位的定位可能会因体位的改变存在细微的差别，为保证最后施治时与取穴时的定位相对应，前后体位一致可以达到效果。《备急千金要方》有言："凡灸法皆须平直，四体勿使倾侧，灸时孔穴不正，无益于事，徒破好肉耳。若坐点则坐灸之，卧点则卧灸之，立点则立灸之，反此亦不得其穴矣。"这阐述的正是此原则。

二、冬病夏治，四季均可

冬为阴，夏为阳，"冬病"是指某些好发于冬季或在冬季易加重的虚寒性疾病，这些疾病的发生常常是由于机体素来阳气不足，又值冬季外界气候阴盛阳衰，以致正气不能驱邪于外，或重感阴寒之邪，造成一些慢性疾病如慢性咳嗽、哮症、喘症、慢性泄泻、关节冷痛、怕冷、体虚易感等症状反复发作或加重。"夏治"是指在夏季三伏时令，自然界和机体阳气最旺之时，通过温补阳气、散寒驱邪、活血通络等治疗措施对患者的疾病进行干预，一方面能增强机体抵抗病邪能力，另一方面又有助于祛除阴寒之病邪，从而达到治疗或预防上述冬季易发生或加重的疾病的目的。

冬病夏治中临床上最常用的治疗方法为中药穴位贴敷，而化脓灸最适宜的应用季节也是夏季。夏季天热，血脉流畅，患者衣物较少，多裸胸臂或穿单衣，施灸较为方便，并且对于冬天易发病的一些患者来说，夏季也是病情更轻、人体较为松快的季节，恰逢伏天，天热时灸，阳气升腾，腠理开泄，易引邪外出，疗效显著。故对寒证、慢性病者来说，夏季施灸为宜。不过有研究表明一年四季均可应用化脓灸。古代对施灸季节也有认识，如《针灸资生经》提出："灸后贴膏药，春用柳絮，夏用竹膜，秋用新棉，冬用兔腹下白细毛或猫腹毛。"四季不同材料的运用，也意味着四季均可施用化脓灸。虽夏季最佳，但不同季节使用化脓灸在疗效方面没有特别大的差异，若遇急需使用化脓灸时，可不拘泥于季节，按病证施治即可。

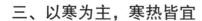

三、以寒为主，寒热皆宜

"以寒为主"，指的是适合用化脓灸治疗疾病多以寒证为主；"寒热皆宜"，则意味着在以寒证为主的基础上，有些热病也是可以纳入化脓灸的治疗范围内的。

《本草备要》："艾叶苦辛，生温熟热，纯阳之性，能回垂绝之元阳，通十二经，走三阴，理气血。逐寒湿，暖子宫……以之灸火，能透诸经而治百病。"说明艾叶有温经通络、回阳救逆等功用。艾灸的温热效应对寒证及慢性疾病来说，是十分有效的干预因素。而化脓灸是使用艾炷在患者体表穴位直接进行烧灼，借助艾的温和热力及药物的作用，通过经络的传导将热力渗透，直达深部，对于寒证的治疗是尤其显效的。

但其实部分热证也可使用化脓灸。对化脓灸等灸法的应用来说，临床上尤其是基层医疗卫生机构可能普遍存在一个误解，认为"热证不可用灸"。而早在隋唐时期，孙思邈《千金翼方》记载"凡卒患腰肿，附骨肿，痈疽节肿风，游毒热肿，此等诸疾，但初觉有异，即急灸之立愈""小肠热满，灸阴都，随年壮"及"消渴，口干不可忍，灸小肠俞百壮"等，正体现了《素问·六元正纪大论》"火郁发之"之意。故虽化脓灸的主要应用范围为寒证，但部分热证也可用之，临床上应仔细辨证，予以施治。

四、灸量必足，施灸必熟

（一）灸量必足

要充分发挥艾灸的效果，灸量、灸时、灸程、灸感等要素都要考虑到位。对化脓灸来说，所有量效的指标都集中于一点——灸量。

《医宗金鉴·刺灸心法要诀》云："凡灸诸病，火足气到，始能求愈。"《小品方》云："灸不三分，是谓徒冤。"说明要产生一定的灸效，首先要积累一定的灸量，然后再根据患者体质、年龄、性别、病情及施灸部位等具体情况定灸量。《医宗金鉴》记载："头骨手足皮薄瘦，巨阙鸠尾小少宜。背腹皮下皮肉厚，大多方能起痼疾。"因人制宜，进行个体化方案的拟定，方可定量，临床上的经验累积可为灸量的确定提供支持。无论是灸时、灸程还是灸感，都围绕着灸量而定，所以灸量必须足，以达到使邪透出、使灸疗部位化脓的目的。

（二）施灸必熟

灸之生熟，即灸少灸多之意，也可指壮数的多寡，是衡量灸量多少的另一方面。"熟"字生动描绘了灸量达到的情形，如灸肉至熟，方为达标。施灸致熟的标准，除施灸至周围皮肤发红，局部形成黑痂，中间呈凹陷外，还要求黑痂边缘皮肤起皱纹，纹旁有细小水疱且皮肤湿润，才说明已"火足气到"，为灸疮化脓打下了良好的基础。

一般来说，凡初病、体质壮者所使用的艾炷宜大，壮数宜多；久病、体质虚弱者所使用的艾炷宜小，壮数宜少；腰背、腹部皮厚肉多处则艾炷宜大，宜多灸。每穴施灸，必灸透、灸熟，达到"熟"的标准，方能奏效。化脓灸以扶正固本而祛邪为治疗目的，一般多选用躯干部的穴位，故应多灸、灸熟。

五、灸疮必发，脓成为要

《太平圣惠方·卷一百》云："负柱虽然数足，得疮发脓坏，所患即瘥；如不得疮发脓坏，其疾不愈。"意味着当施灸的灸量达到后，化脓灸的疗效如何还与疮口化脓与否密切相关，可谓取效的关键。

故一般在施灸后，医者应嘱咐患者充分安静休息，减少一切无谓的能量损失，加强休养生息，力争做到：①灸后尽量减少性生活；②尽量放下一切劳作经营；③每天上网、打游戏、看电视等娱乐的时间不得超过 1 小时；④每天睡眠时间应在 10～12 小时，因为充足、高质量的睡眠是恢复生命活力的最佳途径。

另外，提倡让患者多服发物以辅助灸疮发出、化脓。如为发灸，可将老母鸡煮烂熬汤、酌加笋尖调味，也可以鲜鲫鱼、蘑菇、香菇、笋等做汤，宜清淡白汤，适量吃点甜酒酿之类，每日轮换食用。忌食生冷瓜果、肥甘厚腻之品，以及酸、辣、腥、臭等刺激食物。即饮食可营养丰富，但需清淡；同时可配合托毒溃脓之剂以促疮化脓。持续服用发食至黑痂脱落为止。灸疮面发至黑痂一倍大小为宜，引发太过，易伤元气。灸毕的脓液若黄白稠浓、润泽明净而量多，为气血充足之象，疗效满意；若脓液清稀色紫而量少，则为气血亏虚，宜增加调养。无论是应用何种方法，都应尽力使化脓灸的疮面尽快脓成，按步调进行处理，保证治疗效果。

第六节　化脓灸作用原理

一、化脓灸的中医学作用原理

化脓灸主要通过艾炷在体表穴位区直接烧灼产生效果。作为艾灸疗法的一种，其具有温经散寒、行气活血、消肿散结、回阳救逆、引热外行等作用。

（一）温经散寒

灸火的温和热力具有直接温通经络、驱散寒邪的功用。《素问·调经论》说："血气者，喜温而恶寒，寒则泣而不能流，温则消而去之。"因而化脓灸更适合治疗寒性病证，《素问·异法方宜论》说："脏寒生满病，其治宜灸焫。"临床上化脓灸多用于治疗风寒湿痹和寒邪为患之病证。

（二）行气活血

化脓灸具有行气活血的作用。化脓灸直接作用于肌表，促进了体表气血运行；热力深达肌底，又促进了深部气血的运行。《素问·举痛论》言"寒气客于肠胃之间，膜原之下，血不得散，小络急引故痛"，阐明了痛证的机制。而化脓灸作用的层面不止于肌表，深透有力的温热效应直达病灶，行瘀滞之气，活凝结之血。

（三）消肿散结

化脓灸具有消肿散结的作用。《灵枢·刺节真邪》说："脉中之血，凝而留止，弗之火调，弗能取之。"气为血之帅，血随气行，气得温则行，气行则血亦行。灸能使气机通调，营卫和畅，故瘀结自散。因此，临床上也常用化脓灸治疗气血凝滞之顽疾。

（四）回阳救逆

灸火的热力具有扶助阳气、举陷固脱的功能。《素问·生气通天论》说："阳气者，若天与日，失其所，则折寿而不彰。"说明了阳气的重要性。阳衰则阴盛，阴盛则为寒、为厥，甚则阳气欲脱，此时就可用艾灸来温补，以扶助虚脱之阳气。《扁鹊心书·须识扶阳》说："真气虚则人病，真气脱则死，保命之法，灼艾第一。"《伤寒论·辨厥阴病脉证并治第十二》也说："下利，手足逆冷，无脉者，灸之。"可见阳气下陷或欲脱之危症，可用化脓灸急救。在临床上，各种虚寒证、寒厥证、虚脱证和中气不足、阳气下陷等引起的病证皆可用化脓灸治疗。

（五）引热外行

化脓灸对于热证的治疗在于艾火的温热作用能使皮肤腠理开放，毛窍通畅，热有去路，从而引热外行。《医学入门·针灸》说："热者灸之，引郁热之气外发。"用强力的热效应将病灶处的热瘀引出去，是化脓灸治疗热性病证的关键所在，故化脓灸同样可用于某些热性病。

二、化脓灸的西医学作用原理

化脓灸常用于哮喘、慢性气管炎、肺心病、心脑血管病、高脂血症、动脉硬化、高血压、肥胖症、糖尿病、慢性胃肠炎、体质羸弱、发育不良、阳痿、遗精、早泄、前列腺病、肾炎、肾病、系统性红斑狼疮、牛皮癣、顽固性湿疹、过敏性鼻炎、白癜风、肝炎、肝硬化、风湿、类风湿、强直性脊柱炎等疾病，以及亚健康状态、习惯性感冒、失眠、抑郁症、女性更年期综合征、各种重大疾病的恢复期与康复期、所谓的疑难症诊治等。在此分系统将化脓灸治疗的西医学作用原理列出。

（一）对呼吸系统疾病的治疗原理

1. 调节白细胞介素的水平　白细胞介素是由多种细胞产生并作用于多种细胞的一类细胞因子，最初指由白细胞产生又在白细胞间起调节作用的细胞因子，现指一类分子结构和生物学功能已基本明确，具有重要调节作用而统一命名的细胞因子。它和血细胞生长因子同属细胞因子，两者相互协调，相互作用，共同完成造血和免疫调节作用。白细胞介素在传递信息，激活与调节免疫细胞，介导 T 细胞、B 细胞活化、增殖与分化，以及炎症反应中起重要作用。

在呼吸系统疾病的治疗过程中，化脓灸主要影响的白细胞介素有 IL-1β、IL-2、IL-4、IL-13 等。

感冒易感患者 IL-1β、IL-2 水平较正常人低，机体细胞免疫功能低下。化脓灸在治疗感冒易感者时，可上调 IL-1β、IL-2 的值，调节免疫反应，增强抵抗力。IL-1β 是 IL-1 这组主要起免疫调节作用的激素样肽类物质之一，激素样肽类物质即炎症前期细胞因子，对炎症反应和免疫调节都有重要作用；IL-2 是由活化的 TH1 细胞产生，其主要的生物活性是促进循环肿瘤细胞（CTC）和自然杀伤细胞（NK）增殖，促进 B 细胞分化和增强，促进抗体生成，诱导生成淋巴因子激化的杀伤细胞，在激活和增强免疫应答过程中具有极其重要的作用。化脓灸治疗感冒易感者可能与其引起患者局部化脓、炎症有关，进而提高了机体血清 IL-1β、IL-2 的水平，调节了免疫反应，增强患者对感冒的抵抗能力。

在支气管哮喘的发病过程中，气道慢性炎症使易感者对各种激发因子具有气道高反应性，并可引起气道缩窄，其病理特征是伴有气道上皮细胞脱落、嗜酸性粒细胞为主的炎性浸润。细胞因子是介导和维持支气管哮喘气道特异性炎症和局部免疫反应的主要基础，支气管哮喘发病主要是 TH 细胞功能失衡，即 TH1/TH2 亚群功能失衡，其中 TH2 功能异常增高致TH2 类细胞因子 IL-4、IL-13 分泌增高，致使机体产生一系列病理反应和临床症状。应用化脓灸可以下调 IL-4、IL-13 的值，使疾病向愈，而且在三伏天应用化脓灸时，下调现象更为明显。

2. 调节血清中免疫球蛋白含量　IgE 作为哮喘特应性体质的标志性免疫球蛋白，通过其高亲和力受体而发挥其致变态反应炎症的生理学作用。IgE 含量升高既是免疫学功能紊乱的结果，也是促发哮喘异常免疫反应的原因。使用化脓灸灼烧穴位局部皮肤可以产生轻微局限性炎症反应，通过增强外周循环，促进免疫细胞的再循环及向淋巴组织内移动，对局部免疫反应诱导具有增强作用，并可增强巨噬细胞的吞噬功能。哮喘患者体内血清中 IgE 含量明显下降，说明化脓灸在治疗哮喘过程中对 IgE 具有调节作用。

3. 调节炎症介质的水平　化脓灸对哮喘患者体内白三烯含量有调节作用。支气管哮喘时气道阻塞的机制与气道平滑肌收缩、血管渗漏所致黏膜水肿、黏液分泌增加及以嗜酸细胞为主导的炎症细胞浸润等引起的支气管痉挛有关，多种炎性介质如组胺、白三烯、血栓素、前列腺素、血小板激活因子、趋化因子、腺苷及缓激肽等，参与上、下气道的炎症反应。白三烯是花生四烯酸经 5- 脂氧合酶途径代谢产生的一组炎性介质，体外实验表明，它对人体支气管平滑肌的收缩作用较组胺、血小板活化因子（PAF）强约 1000 倍，它还可刺激黏液分泌，增加血管通透性，促进黏膜水肿形成。研究表明，经化脓灸治疗后，血中白三烯的含量明显降低，支气管痉挛得以缓解，哮喘患者病情好转。

4. 改善肺功能　1997 年中华医学会呼吸病学分会制定的"慢性阻塞性肺疾病诊治规范"指明肺功能检查 FEV1.0/FVE 对确立气流阻塞及其严重程度有重要意义。经过化脓灸治疗后，哮喘患者的肺功能检查 FEV1.0/

FVC 值会增高，其机理可能有如下几种：①增加呼吸肌收缩力和耐受力，降低肺血管阻力；②改善中央气道和外周气道的阻力；③解除支气管平滑肌的痉挛，舒张支气管的作用。化脓灸不仅可调整呼吸运动，同时也可以调整呼吸通道的阻力和呼吸膜的通透性，从而改善肺通气功能。

（二）对消化系统疾病的治疗原理

1. 调节白介素水平　现代医学认为，乙型肝炎是一种免疫性疾病，机体免疫功能的提高，白介素、细胞毒细胞（CDs）、NK 细胞、主要组织相容抗原复合物（MHC）、肿瘤坏死因子（TNF）、LAK 细胞等免疫物质的变化，均可直接或间接地促使受感染的肝细胞被溶解，从而达到包围、抑制、吞噬肝细胞中乙肝病毒的目的；但同时由于肝细胞的溶解和坏死，造成肝功能的损伤。临床上使用干扰素等免疫制剂治疗本病，虽然有一定疗效，但也会引起肝功能的损伤。而化脓灸可促使上述免疫因子的数量或活性改变，虽会出现肝细胞的一过性损伤，但同时可使肝细胞中病毒得到一定程度的抑制，这和使用干扰素后出现的情况有相似之处。干扰素价格昂贵，而本方法价格低廉，故可考虑用本法代替干扰素。

2. 对巨噬细胞功能的影响　乙型肝炎患者肝脏受损并不是乙型肝炎病毒（HBV）在肝细胞内繁殖的直接结果，而机体的免疫反应，如 T 淋巴细胞对肝细胞膜上乙型肝炎 E 抗原的免疫应答，抗肝细胞膜特异性脂蛋白介素介导的抗体依赖性细胞的细胞毒反应，才是引起肝细胞损伤的重要原因。这种免疫反应是乙型肝炎和自身免疫性肝炎患者肝细胞损伤的共同途径。它既能引起 HBV 感染肝细胞的损伤，又能引起未感染肝细胞损伤。也就是说，乙型肝炎患者肝细胞损伤是几种免疫活性细胞协同作用的结果，而化脓灸能提高模型动物淋巴细胞转化率，促进脾脏淋巴细胞 IL-2 的分泌，增强腹腔巨噬细胞的吞噬功能，提高免疫器官质量，进而影响病毒，干预疾病。

3. 调节肝组织基因表达水平　化脓灸可抑制基质金属蛋白酶抑制剂 -1（TIMP-1）mRNA 的基因表达水平，进而发挥逆转肝组织纤维化过程的作用。研究发现，尽管不同病因致肝病的发病机制不同，但肝组织纤维化发生的最终共同途径均是肝星状细胞作用。肝星状细胞是启动整个事件的开端，在进展期的肝纤维化中，活化的肝星状细胞在肝损伤部位移行、增殖，表达各种细胞外信号传导通路蛋白，产生大量以胶原为主的细胞外基质成分和细胞因子，是肝组织纤维化形成的中心环节。组织抑制因子（TIMPs）和基质金属蛋白酶（MMPs）在细胞外基质成分降解过程中起重要作用。在正常状态下，MMPs 与 TIMPs 处于动态平衡调节细胞外基质成分的生成和降解，维持肝内细胞外基质成分质和量的稳定；而在病理状态下，各种原因引起 MMPs、TIMPs 失衡，从而导致细胞外基质成分在肝内过度沉积而发生纤维化。化脓灸能显著降低肝纤维化大鼠的 TIMP-1 mRNA 水平，但对 MMP-2 mRNA 指标作用不明显。化脓灸可能通过抑制 TIMP-1 mRNA 的表达而发挥抗肝纤维化作用。

4. 调节肝组织亚氨基酸表达水平 羟脯氨酸是一种非必需氨基酸，在胶原中含量丰富，胶原以外的其他蛋白质，除弹性硬蛋白含少量羟脯氨酸外，均不含羟脯氨酸。因此血、尿和组织的羟脯氨酸含量测定成为衡量机体胶原组织代谢的重要指标。当体内结缔组织较大量增生或破坏时，如严重骨折、烧伤、重症肺结核和肝硬变、Hodgkin's 病、甲状腺功能亢进症、羟脯氨酸血症均可造成血、尿中羟脯氨酸含量的增加。其在肝脏中的含量可反映胶原代谢的变化情况，与肝纤维化程度相平行，也可作为肝纤维化诊断的重要指标。化脓灸能明显降低肝纤维化大鼠肝组织匀浆中羟脯氨酸（Hyp）水平，显著减轻肝脏细胞的病理损伤。

5. 调节结肠平滑肌动力 在应对肠易激综合征时，化脓灸可以通过调节结肠平滑肌动力改善症状。结肠是消化道的重要组成部分，其生理功能为吸收水分、电解质、短链脂肪酸和细菌的代谢产物，贮存和排泄粪便。结肠动力异常是肠易激综合征患者胃肠症状的主要因素，是其发病的病理生理基础之一。结肠运动异常是由肠神经、体液和肽类激素调控下的肠平滑肌细胞生物电活动的异常所致。而化脓灸能抑制肠易激综合征模型大鼠的结肠收缩频率、振幅与张力，与临床研究结果瘢痕灸足三里可有效减轻患者的腹痛程度、腹痛频率及腹胀程度等结果相符合。即瘢痕灸足三里可抑制结肠推进性蠕动，对肠易激患者来讲，可有效地延长排便时间，减少疾病带来的不便。

6. 影响肠道淋巴结及固有层淋巴细胞亚群 化脓灸在治疗肠易激时，还可通过干预肠道淋巴结及固有层淋巴细胞亚群来实现治疗效果。肠神经系统遍布整个肠壁，由胃肠壁内神经节及其神经纤维构成，能较独立地调节胃肠道的运动、分泌、吸收及血液循环等功能，具有脑和脊髓类似的功能特点。乙酰胆碱（Ach）是结肠壁内重要的兴奋性神经递质，由胆碱能神经释放，与 M 受体结合，再经由细胞膜内的三磷酸鸟苷结合蛋白而激活细胞内信息转导系统，使 Ca^{2+} 及细胞内 Ca^{2+} 池释放增加，产生兴奋效应，使平滑肌收缩。瘢痕灸可阻断外源性 Ach 引起的肠易激综合征（IBS）大鼠结肠组织痉挛性收缩，发挥类 M 受体阻断剂作用。

7. 调节通路蛋白的表达水平 化脓灸可通过调节蛋白表达干预原发性肝癌病程。原发性肝癌的发生发展机制复杂，是多基因、多阶段、多因素协同参与的结果。大量研究指出，肝癌的发生常出现 Wnt 信号通路的传导障碍有关。Wnt 信号通路参与细胞极化、干细胞更新、胚胎发育及肿瘤发生发展等多个病理生理过程。而 β-catenin 的积聚是细胞癌变的重要机制之一，分泌型卷曲相关蛋白 1（sFRP1）作为信号通路的负调节因子，与卷曲蛋白（FZL）竞争结合 Wnt 蛋白，阻断 Wnt 通路靶基因的转录，可以逆转原发性肝癌进展。而化脓灸的阶段性治疗可以使 β-catenin 表达显著下降、sFRP1 表达幅度上升，即化脓灸可通过调节 Wnt/β-catenin 信号通路中 β-catenin、sFRP1 的异常表达来抑制原发性肝癌的生长。

（三）对心血管系统的影响

化脓灸可以通过调节血液状态，进而调整心血管系统。中医学将血脂、血糖、血黏度高等归于痰证范畴，多数专家、学者倾向于痰浊、瘀血之说。临床所见，该病常发生于中老年，但已有年轻化趋势。究其本在于阴阳失衡。人近中（老）年，阴阳二气渐失均衡，乃自然规律使然，而现代人由于社会竞争激烈，人际关系易出现冲突；生活养尊处优；工作紧张、高效率、快节奏；时空失调等，更促使了机体失衡状态的加重或提早到来。阳不化"气"，则阴聚成"形"，"痰""湿""瘀"等病理产物由此而生，血中出现"物质"堆积，反映在检测指标上，便可见到血脂、血糖、血黏度的升高。从现代医学来说，化脓灸对血液的调节直接体现在治疗后血脂、血糖指标下降或恢复正常，以调节心血管系统的整体机能。

在化脓灸干预脑缺血大鼠的实验中，NO 是机体内重要的信使分子和效应分子，在脑缺血再灌注损伤中具有双重作用。乳酸脱氢酶（LD）及其协同发生的酸效应是脑缺血/再灌过程中造成神经元损伤的重要因素之一。超氧化物歧化酶（SOD）是机体自由基防御体系中一个重要的抗氧化剂，可有效地清除氧自由基，对抗组织氧化，保护细胞免受进一步的损伤，促进炎症或损伤组织的修复。丙二醛（MDA）是细胞膜脂质过氧化反应的代谢终产物，反映体内脂质过氧化的程度，从而反映机体细胞受自由基攻击的严重程度。化脓灸可通过显著降低脑组织中 NO、LD、MDA 含量，提高脑组织 SOD 活性，通过内源性抗氧化酶活性的增加使机体清除氧自由基的能力提高，降低 NO 的神经毒性，改善脑细胞能量代谢，对缺血缺氧脑组织起保护作用。

（四）对免疫系统的影响

经现代科学研究，细菌和脓液作用于人体后所产生的物质，对人体免疫有调节作用。而化脓灸正可以通过其特殊治疗过程产生这些物质，引起人体免疫系统的应答。化脓灸产生的脓液能加快毛细血管的增生和使其通透性增加，可使活化细胞和免疫活性因子从微血管迁移入创面的脓液中，并相互调节促使创面细胞功能增强，细胞外基质增多，可调节机体的整体免疫机制水平，增强全身的免疫功能。

1. 对细胞免疫的影响　化脓灸可提高外周血中 TH 细胞（$CD4^+T$ 细胞）数及辅助性 T 细胞/抑制性 T 细胞（TH/TS）比例，调节 T 细胞亚群的平衡，促进白介素 II 的产生，保持 T 淋巴细胞分化增殖，因此可增强自然杀伤细胞（NK 细胞）活性，促进 B 淋巴细胞及细胞毒性 T 细胞（CTL）的分化增殖，诱生淋巴细胞激活的杀伤细胞（LAK）和干扰素（IFN），增强 NK 细胞、LAK 细胞和 CTL 对病原体的杀伤活性，发挥抗病毒作用，具体举例如下。

有研究者进行"隔姜化脓灸神阙治疗支气管哮喘"的研究，比较 61 例支气管哮喘患者艾灸治疗前后 T 细胞及其亚群 CD3$^+$、CD4$^+$、CD8$^+$ 百分率及 CD4$^+$/CD8$^+$ 比值的变化。结果发现治疗后与治疗前比较 CD8$^+$ 值上升，CD4$^+$/CD8$^+$ 比值降低，与正常组相比已无显著性差别；CD3$^+$ 和 CD4$^+$ 值无明显变化；IL-2 下降，与正常组相比已无显著性差别；观察到支气管哮喘患者外周血 T3、T4、T4/T8 值及 NK 细胞含量均低于正常值，采用隔姜灸神阙穴后，上述数值均有不同程度的提高。在化脓灸治疗难治性肺结核的临床观察中，灸治后患者临床症状、体征均有不同程度改善，同时机体细胞免疫功能低下状态得到纠正，表现为 OKT4（HT）细胞数量增多，OKT4/OKT8 异常比值纠正，IL-2 及 NK 细胞活性增强。

在癌症患者的治疗中，化脓灸可通过对免疫系统的干预缓解症状。有研究运用小艾炷直接灸治疗 9 名癌症患者，观察治疗前后患者的细胞免疫功能状况，结果表明：①对接受过化疗，白细胞数明显下降者，有一定的升提作用；②对癌症患者的 K 细胞抗体依赖性细胞介导的细胞毒作用活性似有双向调节作用；③可使癌症患者明显低下的 NK 细胞活性得到显著增强；④可提高癌症患者的淋巴细胞转化率；⑤对癌症患者的 CD3、CD4、CD8 细胞绝对值无明显影响，但可显著提高 CD4/CD8 比值，提高癌症患者的免疫功能，提高抗病能力。还有研究表明，辅助性 T 细胞 1（helper T cell 1，Th1）因子中的 IL-12 可以抑制肿瘤血管生成，发挥抑制肿瘤和抗肿瘤转移的作用，同时可以诱导 NK 细胞，增强其抗肿瘤活性；而 Th2 型细胞因子中的 IL-4 可促进肿瘤组织产生 IL-10，后者可降低炎症细胞因子的表达，也可降低抗原提呈细胞的表达，维持 II 型淋巴细胞在肿瘤组织中的浸润。研究发现，乳腺癌患者血清中 IL-12 水平降低，而 IL-10 水平升高，TGF-β1 水平升高，其在肿瘤形成的早期能抑制肿瘤形成，而在肿瘤的发生、发展过程中，则可通过抑制 T、B 淋巴细胞增殖、分化以及 NK 细胞和单核细胞的杀伤活性，发挥拮抗免疫调节因子的作用，促进肿瘤形成。化脓灸辅助治疗可提高乳腺癌患者血清 IL-12 水平，降低血清 IL-10 和 TGF-β1 水平。

2. 对体液免疫的影响　化脓灸可增强患者的体液免疫功能（包括特异性和非特异性免疫），使血清中免疫球蛋白明显增高，特异性抗体滴度增加，血清总补体含量升高，可使血清中升高的 SIL-2R 含量下降，使其他低下的指标调整到正常范围等。

化脓灸可以下调 IgE 的水平。IgE 是哮喘特异性体质的标志，可通过其高亲和性受体发挥致变态反应性的生理学作用，哮喘初期的气道反应性增高与 IgE 介导的肺细胞脱颗粒所释放的支气管痉挛介质 ILTs、前列腺素 D2、血栓素 A2 及组胺有关。哮喘发病以免疫学功能的改变为基础，IgE 既是免疫学功能紊乱的结果，也是促发哮喘异常免疫反应的原因。化脓灸烧灼穴位局部皮肤产生轻微局限性、炎症性反应，通过增强外周循环而促进免疫细胞再循环及向淋巴组织内移动，对局部免疫反应者的诱导有增强作用，并可增强吞噬细胞的吞噬作用；同时，化脓灸能激活胰腺的巨噬细胞和储脂细胞、淋巴细胞和浆细胞等免疫活性细胞的接触，提高机体的免疫功能。

不只是 IgE，许多针灸临床研究者观察这一过程中还有其他物质改变。随着大量实验和临床观察，化脓灸的免疫机制逐渐明晰。有人用家兔做化脓灸动物实验，发现化脓灸组 20 只家兔比对照组 10 只家兔抗体溶血释度倍数增加，经统计学处理有显著性差异。灸后一个月做病理解剖，发现施行化脓灸的家兔脏器间质中有以淋巴球为主的细胞增生现象，而对照组未见此现象，说明化脓灸能促进动物免疫细胞的增加。灸后一个月观察，灸组家兔比对照组家兔饮食活动状态及抽耳血时的观察情况都好，说明灸后不仅增加饮食，也能促进生长，提高抗病能力。上海市针灸经络研究所在做化脓灸对免疫功能影响的实验中，测定细胞免疫，观察淋巴细胞转化率、E- 玫瑰花形成率，发现灸后上述数值均明显提高，经统计学处理有显著意义。体液免疫功能测定发现，IgG、IgM、IgM、C2 等灸前免疫值高于正常值或偶尔低者，灸后高值者降低，低值者升高，由此可见化脓灸具有免疫调节作用，也具有适应原则的双向调节作用。

（五）其他

1. 化脓灸治疗类风湿关节炎　类风湿关节炎虽属自身免疫性疾病，但其治疗机制既有细胞免疫，也有体液免疫，所以不列入免疫疾病治疗的内容，在此单列出来进行阐述。化脓灸治疗类风湿关节炎主要是通过烧灼患者体表皮肤，调节免疫网络系统实现的。类风湿关节炎是一种以关节滑膜为主要靶组织的慢性系统性炎性反应性自身免疫性疾病，属中医学"历节""尪痹"的范畴，其特征性的症状为对称性、周围性、多个关节慢性炎性病变，其病本在肝、脾、肾，标在经络、筋肉、关节，病性虚实夹杂。化脓灸主要作用于腧穴感受装置与外周神经传入途径，调控机体神经－内分泌－免疫网络系统、循环系统，从而调整机体内外环境，以达到防治疾病的目的。化脓灸治疗可引起穴位处出现水疱、化脓、结痂，在这一过程中，激活了大量防御细胞，尤其是巨噬细胞和淋巴细胞，再通过这些细胞之间的相互信息传递，形成对该病原体的细胞免疫和体液免疫。

2. 化脓灸治疗中风先兆症　中风，无论是先兆期还是卒中期，病机均可以"阴阳失调，气血逆乱，上实下虚"总括。基于阳气是维持生命活动的根本保证，治病求本，故从补阳入手，使用化脓灸。《扁鹊心书》曰："保命之法，灼灸第一……"《针灸大成·治症总要》论中风云："但未中风之时……不时足径上发酸重麻，良久方解，此将中风之候也。便宜急灸三里、绝骨四处……常令二足有灸疮为妙。"化脓灸使人体阴阳调和则各自的功能可望恢复，血液黏度下降或恢复正常，不适之症亦随之减轻、消失。化脓灸符合现代免疫学观点，着眼于人体抗病能力的提高，充分利用体内积极的抗病因素，通过施灸激活、调动并加强机体免疫防御系统的效力，促进新陈代谢，加快气血流动，不但改善血液的高黏滞状态，而且还有助于尽快消除各种有害致病因子，达到祛除疾病之目的。获效的关键在于能否化脓及脓液的多少，这种作用的独特方式是其他针灸法所没有的。实验中观察到：①伴随无菌性液体的不断排出，在症状与体征好转的同时，血液流变学指标均值较治疗前有明显改变，关系成正比；与对照组比较，各切变率间都有显著性差异，说明患者血液高黏滞状态得到改善，可见化脓灸对疏通经络、运行气血是十分有利的。②虽然药物与化脓灸对中风先兆都有治疗效果，但治疗后对照组的全血黏度除"低切"外，余未见明显改善；另外，从治疗有效天数看，化脓灸组均有治疗时间短、见效快、有效率高的优势，对解脱患者痛苦、减轻经济负担具有现实的临床意义。③从三个中医证型的临床疗效来看，对症状、体征、指标的改善，不同证型之间治疗作用无明显差异，与临床上"不论什么证型，化脓灸后都能获得不同程度效果"的客观反映基本一致，这不但符合现代临床对症治疗"用药"的原则，亦迎合了简便治疗的需要。

第三章

化脓灸的技术方法

第一节　施灸材料选择与制作

一、艾叶的特性

灸法在我国已有数千年的历史，马王堆汉墓出土的《足臂十一脉灸经》《阴阳十一脉灸经》中已有灸法的记载。《灵枢·经水》曰"刺之深浅，灸之壮数"，首先提出了灸法的度量。《灵枢·官能》言"针所不为，灸之所宜"，确立了灸法的地位。灸法最初采用一般的树枝来烧灼，此后经过长年的筛选，最后选择了部分木枝作为主要灸材，艾即在这一时期得到较好的发展。《五十二病方》中记载了艾为施灸材料。晋代《针灸甲乙经》载"发灸疮""欲令灸发者，灸履熨之，三日即发"，是现存文献中化脓灸应用的最早记载。化脓灸的主要灸材为艾绒，是由艾叶制成的，古今均以艾叶为主。艾叶性温、味苦，无毒，纯阳之性，归肝、脾、肾经；气味芳香，易燃烧，燃烧时热力温和，能穿透皮肤，直达深部。常用于针灸，又被称为"医草"。古谓艾叶能通经络，治百病，闻之可清心醒脑。《诗经·王风》记载"彼采艾兮"，这是目前艾最早的记载。《孟子·离娄》云："犹七年之病，求三年之艾也。"至《黄帝内经》言灸则用艾，并把艾作为灸疗的代名词。《素问·汤液醪醴论》："当今之世，必齐毒药攻其中，镵石针艾治其外也。"《灵枢·经水》："其治以针艾，各调其经气，固其常有合乎。"《本草从新》载:"艾叶苦辛,生温,熟热,纯阳之性,能回垂绝之阳,通十二经,走三阴,理气血,逐寒湿,暖子宫……以之灸火,能透诸经而除百病。"《神灸经论》亦曰:"夫灸取于火,以火性热而至速,体柔而用刚,能消阴翳,走而不守,善人脏腑。取艾之辛香作炷,能通十二经,入三阴,理气血,以治百病,效如反掌。"由此可见,这一时期艾已被确立为灸治的专用材料,开始得到广泛的运用,并逐步占据了主导地位。艾作为一种较好的施灸材料,有通经活络、祛除阴寒、消肿散结、回阳救逆等作用。陈旧的艾绒易燃而不起火焰,燃烧时火力温和,燃烧速度较慢,在皮肤上的热感是由轻至重到灼痛缓慢地进行,温热时间长,热渗透力较大,其温热能直透皮肤、肌肤深处,使人有舒快之感。艾灸可以温通经脉,行气活血;培补元气,预防疾病;健脾益胃,培补后天;升举阳气,密固肤表。适用范围非常广泛,不仅包括预防保健,更涵盖慢病防治、节气养生、儿童保健和老年人抗衰老等诸多方面。而且艾草分布广泛,取材方便,价格低廉,因此艾叶是灸疗的理想材料,故前人有"灸必用艾"之说。

现代文献中记载艾灸的实验研究方面,涉及免疫系统、血液循环系统、消化系统、抗癌作用、抗衰老作用、呼吸系统、神经内分泌系统、生殖系统、灸量研究、镇痛作用、戒断作用、其他基础实验研究等。研究表明,灸法对呼吸系统等多种疾病均有一定的疗效。艾灸疗法能有效保护流感病毒感染的小鼠肺组织以及其生命,提示艾灸疗法是治疗呼吸道病毒感染的有效方法。艾灸也能改善肺的通气功能。

二、艾绒的采制

化脓灸疗法所用材料为金色艾绒,也称金丝艾绒,由艾叶制作而成。艾叶适生性强,喜阳光、耐干旱、较耐寒,对土壤条件要求不严,但以阳光充足、土层深厚、土壤通透性好、有机质丰富的中性土壤为佳,在肥沃、松润、排水良好的砂壤及黏壤土生长良好。艾草不是一年四季采摘,每年 3～5 月，艾叶盛，是采收的最佳时机，此时采摘的叶片香味较浓，含艾精油量最高，药用渗透力最强。《本草蒙筌》记载："每端午朝，天明多采。或悬户资禳疫疠，或藏家防治病邪。煎服宜新鲜，气则上达。灸火宜陈久，气仍下行。"因此不是所有季节采摘的艾叶疗效都一样。秋季收割的艾含精油量最少，主要是雨季已过，气温升高，艾精油在空气中蒸发，其有效成分丢失，药用价值大大降低，此时的艾叶不适合做艾灸，渗透力差。采集新鲜肥厚的艾叶（图 3-1），在通风的环境下阴干，一般阴干时间为 3～5 天就可以摘叶，摘叶完毕后放置于阳光下暴晒干燥。制作艾绒的机器也有严格的要求，古人将艾叶粉碎成艾绒，是将艾叶放在石臼或其他容器中反复碾压捣碎，再筛去灰尘、粗梗及杂质，反复多次，留下柔软的纯艾纤维焙干，即成柔软如棉的艾绒。现在科技发展，多采用机器粉碎然后再进行筛分。机器高速运转，反复不停地搅拌，但这样会产生热量，导致艾有效成分丢失，所以捣出来的艾绒颜色很黄，只是在外观上好看、手感好，而艾的味道全无，有效成分丢失。因此提取艾绒的最佳时间应该选择在冬季，外界的气温低，机器散热快，可有效保留艾绒的有效成分。在进行筛分过程中，用檀木树做成爪子，安置在机器上，下面的筛网用竹子编制而成，这样防止碰撞产生热量。艾绒依加工程度不同，分粗细等级，化脓灸通常用细艾绒（图 3-2）。

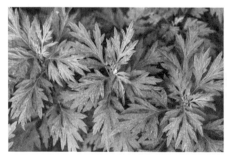

图 3-1　艾叶

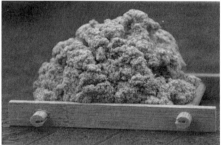

图 3-2　艾绒

三、艾绒的保存

艾绒燃烧时火力温和，其温热能直透皮肤，达肌肉深处，使人有舒快之感。艾绒质量的优劣，可直接影响到施灸的效果。质量优、无杂质且干燥而存放日久的艾绒，施灸的效力则更大，疗效愈佳，反之则差。不仅如此，劣质艾绒燃烧时火力猛烈，易使患者有灼痛感，难以忍受。含杂质较多的劣质艾绒，燃烧时艾炷常有爆裂的现象。新制的艾绒中含挥发油较多，其油质尚存，施灸时因火力强而经燃，患者较为痛苦，故应选择陈久的艾绒为佳。正如《本草纲目》云："凡用艾叶，须用陈久者，治令细软，谓之熟艾。若生艾，则易伤人肌脉。"若久经日晒，油质已经挥发，艾质更为柔软，灸之则火力柔和。《孟子·离娄》有"七年之病，求三年之艾"一说。《本草图经》在"草部中品之下卷第七·艾叶"中言："三月三日、五月五日采叶，曝干，经陈久方可用。"至清代吴亦鼎《神灸经纶》"卷之一·蓄艾"始有三年陈艾的记载："至凡物多用新鲜，惟艾取陈久者良……故必随时收蓄，风干，净去尘垢，捣成熟艾，待三年之后，燥气解，性温和，方可取用。"说明艾绒以陈艾为上品，故艾绒制成后，需要经过较长时间的储存才能使用。但由于艾绒易吸水，容易受潮，发生虫蛀霉变，因此，应将制成的艾绒晾晒后放在干燥密闭的容器内，置干燥处储藏，不宜透气。梅雨季节尤应防潮，每逢天气晴朗宜将艾绒反复晾晒，晒过再次密闭储存。日常使用时，应先取出一部分，置于密闭容器中，用完再取，则大部分不致受潮。若有发生霉烂的艾绒，则弃之不用。

四、灸用湘艾

湘艾，荆楚之地药草也。史书《左传》中最早出现了晋景公艾灸治病的医案，南北朝梁宗懔所著《荆楚岁时记》中记载："五月五日，谓之浴兰节。荆楚人并蹋百草，又有斗百草之戏。采艾以为人形，悬门户上，以禳毒气。"反映了那时湖南所在的楚地盛行以艾为药。前秦时期，灸法早于针刺、汤药，成为主要的治病方法。长沙马王堆汉墓中发现了有关经脉灸法记载的帛书，是目前见到的最早的医学文献，《马王堆汉墓帛书》记载艾灸治疗外科疣、痂、痔、疽，内科病、内热诸证。长沙马王堆汉墓出土的早期医书《足臂十一脉灸经》和《阴阳十一脉灸经》两书对于灸疗的论述更是多而详。《五十二病方》中，最早记载有以艾裹药的加药麦粒灸："取拿垢，以艾裹，以久（灸）痂者中颠，令阑而已。"然而，详究《五十二病方》，久（灸）、燔、蒸、熏、炙等用法很多，所用助燃或灸熏烫洗等物也很多，主要有三大类：一为单纯助燃药物；二为治疗作用的药物；三为秽垢之品，如艾裹粗麻，久（灸）痂疝，以艾与柳蕈之烟，熏肛门，治痔，即多用污秽之物，取其秽浊之气以逐病邪。这种治疗实际上是熏之以艾，主要利用艾草燃烧散发的气味、热力与烟气。《楚辞》中也提到"户服艾以盈要兮"，更加说明了湖湘艾灸之术的历史源远流长。湖湘地区属于亚热带季风气候，地理位置优越，气候湿润，适合艾草生长。湘艾的艾草植株高大，叶面肥厚，艾草繁密旺盛，是艾叶的重要原材料产地。艾叶主要成分挥发油、黄酮等含量较高，可燃性好，而且纤维细长，为湘艾的品质提供了重要的保障。此外，灸用湘艾十分注重"药采优质"，对原材料质量有着近乎苛刻的要求，从艾叶收割、晾晒、拣选、捶打、碾压、干燥、精筛、提取等十几道工序直至最终产品成型，过程复杂，要求精细。根据灸用湘艾分级标准，分为一等品、二等品和三等品，一等品的艾绒施灸时温度高但持续时间短，可以用于化脓灸（瘢痕灸），在保证火力猛烈程度达到施灸效果的同时，施灸所需时间与其他品级艾绒相比要少，可以最大程度减轻患者的痛苦；在进行非化脓灸（无瘢痕灸）时，需要燃烧时火力温和、刺激量轻且持续时间长的艾绒，则二等品的艾绒可以满足其需求。

五、其他中药灸材

《五十二病方》载灸法有两种：一是以艾裹"呆垢"的灸法，"取呆垢，以艾裹"是最早的加药灸；二是点燃蒲绳之类的灸。《千金翼方》治疗鼠瘘以艾、熏黄、干漆作炷；治疗瘰疬用大麻花与艾叶作炷。《外台秘要》引《备急千金要方》葛氏疗疥疮方熏疥法，用艾、熏黄末、朱砂末、杏仁末、水银，"涂纸上以卷药末，炙干烧以熏之"。

在现代临床研究中，灸疗所使用的施灸材料十分丰富，有艾、刺激性药物、药线、硫黄、棉花、火柴等。部分灸材由于自身的一些缺陷，如不易晒干、点燃，燃烧时烟雾较大，气味难闻，火候难以控制等，或因为时代变迁，生活环境和医疗条件的巨大改变，一些病症发病率降低或有了更为有效的治疗方法，导致部分灸材在临床应用的减少或消失。如《千金翼方》记载的治疗恶核疔肿的竹茹灸，《外台秘要》记载的治疗金疮中风的蔓菁子灸，随着临床实践的发展而逐步退出历史舞台。目前最常用的中药灸配方：麻黄、桂枝、肉桂、独活、羌活、乳香、没药、细辛、干姜、丁香、白芷、川椒、广香、苍术、防风、半夏曲各15g，硫黄30g，苏子、牙皂、乌药、广皮、山柰、甘草、川乌、草乌、石菖蒲、炮甲各9g，麝香1g。将以上诸药共研细末和艾绒拌匀，瓶盛备用。

六、药艾炷的制作

化脓灸时所燃烧的圆锥形艾团，称为艾炷，每燃尽一个艾炷称为一壮。将特配中药共研细末和艾绒拌匀，取出适量放在平板上，用拇指、食指、中指边捏边旋转，把艾绒捏成上尖下圆底平的圆锥形艾炷，不但放置方便、平稳，而且燃烧时火力由弱到强，患者易于耐受。此外，可利用艾炷器制作。将艾炷器中铸成锥形空洞，洞下留一小孔，将艾绒放入艾炷器的空洞中，另用金属制成下端适用洞孔的圆棒，直插孔内紧压，即成圆锥形小体，倒出即可成艾炷。用艾炷器制作的艾炷，艾绒紧密，大小一致，更便于应用。如无艾炷模子，也可用白铁片或厚纸做成一个圆锥形筒来代替，放入艾团后，可以铅笔头按实，倒出来就可成为很好的艾炷。《扁鹊心书》曰："凡灸大人，艾炷须如莲子，底阔三分，务要坚实；若灸四肢及小儿，艾炷如苍耳子大；灸头面，艾炷如麦粒大。"根据临床的需要，常分为三种规格，小炷如麦粒大，中炷如半截枣核大，大炷如半截橄榄大。一般临床上化脓灸常用中型艾炷，即直径 0.6 ～ 0.8cm、高 1 ～ 1.2cm 较紧而圆的锥体，可燃烧 3 ～ 5 分钟。（图 3-3）

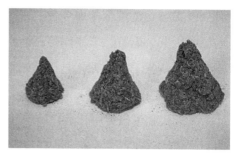

图 3-3　艾炷

第二节　灸前准备

一、一般准备

医者应当先对患者目前病情进行全面的评估，查看局部皮肤与灸穴的情况，配合中医望闻问切四诊，做出正确的辨病与辨证诊断，为灸疗选穴提供依据。其次是加强与患者的交流，做好思想工作，缓解其紧张情绪，消除对化脓灸痛苦、恐惧的心理，耐心解释相关操作情况，让患者相信灸法，接受灸法，以配合治疗；嘱患者排空大小便，签订化脓灸知情同意协议。环境卫生要求应符合 GB15982—2012 的规定，保持环境安静、清洁卫生、温度适宜，具备排风设备。施灸前应该对施术者双手和受术者施灸部位进行消毒。

二、辅助工具

打火机或火柴、线香等点火工具；治疗盘、弯盘、镊子、消毒棉签、消毒棉球、消毒镊子、一次性注射器等辅助用具；化脓灸膏药数张、专用化脓灸药水、烤灯、毛巾等（具体根据临床操作需求准备）。

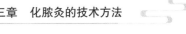

三、体位选择

《备急千金要方》言："凡点灸法，皆须平直，四体无使倾侧，灸时孔穴不正，无益于事，徒破孔肉耳，若坐点则坐灸之，卧点则卧灸之，立点则立灸之，反此亦不得其穴矣。"所以古人在施灸前讲究先准确地找到施灸部位，用墨汁标记，然后将艾炷置于墨点上，安放平正，点火施灸。在取穴时要求体位平直，取穴后不能随便变换姿势。若体位不正，姿势变动后，骨骼和肌肉移位，使所取穴位不准确；同时艾炷放置不平稳，燃烧时火力不能集中，也会影响艾火的热力透入穴窍而影响疗效。根据化脓灸的部位，选择患者舒适且能长时间维持的体位，也是医者便于操作的治疗体位。常用体位有仰卧位、侧卧位、俯卧位、俯伏坐位、仰靠坐位。如仰卧位适宜胸腹部以及足三阴经和阳明经的穴位；侧卧位适宜侧身部及腰背部的穴位；俯卧位适宜背腰部及足太阳经的穴位；俯伏坐位适宜头顶、颈项和背部的穴位；仰靠坐位适宜头面、颈前和上胸部的穴位。

四、施灸顺序

《备急千金要方》言："凡灸当先阳后阴，言从头向左而渐下，次后从头向右而渐下，乃先上后下也。"《明堂灸经》也指出："先灸于上，后灸于下，先灸于少，后灸于多。"《医学入门》说："灸则先阳后阴，先上后下，先少后多。"说明施灸是有一定的规律和顺序的，一般是先灸上部，后灸下部；先背部，后腹部；先灸阳经，后灸阴经；先灸左边，后灸右边。施灸壮数先少后多。临床施灸，应视患者的情况具体分析，因病制宜，灵活应用，不必拘泥。

五、灸量及疗程

《黄帝内经》首先提出了灸法之度量，《灵枢·经水》曰："刺之深浅，灸之壮数。"中医学非常重视人体本身的统一性、完整性及其与自然界的相互关系，它认为人体是一个有机整体，治疗疾病必须从整体出发。同时也认识到人体与自然环境有密切关系，自然界的变化可以直接或间接地影响人体，而机体相应地产生反应。由于人与自然界存在着既对立又统一的关系，所以因时、因地、因人制宜成为中医治疗学上的重要原则。灸法作为中医学的重要组成部分，也同样具有这个特点。灸量是灸法中的重要因素，故在界定灸量时，必须把这些方面的因素考虑进去，对具体情况做具体分析，区别对待，以制定出适宜的施灸刺激量。

1. 根据天时、地理定灸量 冬天寒冷，灸量宜大；夏天炎热，灸量宜小，甚不灸。《外台秘要》："冬及始春大寒……亦可摩膏火灸。若末春夏月初秋凡此热月，不宜火灸。""大法春秋宜灸，冬差可行，夏都不可灸……急不得已，无药物处可灸一二要穴，不可遍身多灸。"北方风寒凛冽，灸量宜大；南方气候温暖，灸量宜小。《小品方》："今江东及岭南地气温，风寒少，当以二分以还，极一分半也，遂人形阔狭耳，婴儿以意作炷也。"

2. 根据患者年龄、体质、施灸部位定灸量 以年龄定灸量，称随年壮，即随年龄由小至大而递增壮数，以壮年为限度。如《素问·骨空论》曰："灸寒热之法，先灸项大椎，以年为壮数，次灸橛骨，以年为壮数。"《小品方》治小儿颅方："又左右髀直行灸所极皆四处，随年壮。"若患者是少壮男性，灸炷可大些；妇孺老人，灸炷当减。如《备急千金要方》："小弱，炷乃小作之。""儿生十日可灸三壮，三十日可灸五壮，五十日可灸七壮。""言壮数者，若丁壮遇病，病根深笃者可倍多于方数，其老小羸弱者可复减半。"肥人肉厚，炷可稍大；瘦人皮薄，宜稍小。如《灵枢·经水》："其少长、大小肥瘦，以心撩之，命曰法天之常。灸之亦然。灸而过此者很恶火，则骨枯脉涩；刺而过此者，则脱气。"以部位论，《小品方》："腹背烂烧，四肢但去风邪而已，不宜大炷。如巨阙、鸠尾，灸之不过四五壮，艾炷若大，复灸多，其人永无心力。如头上灸多，令人失精神；背脚灸多，令人血脉枯竭，四肢细而无力，既失精神，又加细瘦，令人短寿。"又如："盖人之肌肤，有厚薄，有深浅，而火不可以喜施，则随时变化者，同圣人望人之心也。今以灸法言之，有手太阴之少商焉，灸不可过多，多则不免有肌肉单薄之忌，有足厥阴之章门焉。灸不可不及，不及则不免有气血壅滞之嫌。至于任之承浆也，督之脊中也，手之少冲，足之涌泉也，是皆犹之少商焉，而灸之过多，则致伤矣。脊背之膏肓也，腹中之中脘也，足之三里、手之曲池也，是皆犹之章门焉，而灸之愈多，则愈善矣。"《备急千金要方》云："头面目咽，灸之最欲生少；手臂四肢，灸之则须小熟，亦不宜多；胸背腹灸之尤宜大熟，其腰脊欲须生少。"《针灸大成·卷三》曰："首为诸阳之会，百脉之宗，人之受病固多。而吾之施灸宜别，若不察其机而多灸之，其能免夫头目旋眩，还视不明之咎乎？不审其地而灸之，其能免夫气血滞绝，肌肉单薄之忌乎？是百脉之皆归于头，而头不可多灸。"《针灸大成·卷七》载："针灸穴治大同，但头面诸阳之会，胸膈二火之地，不宜多灸。背腹阴虚有火者，亦不宜灸，惟四肢穴最妙。凡上体及当骨处，针入浅而灸宜少；凡下体及肉厚处，针可入深灸多无害。"《医宗金鉴·卷八十六》："背腹下皮肉深厚，艾炷宜大，壮数宜多，使火气到，始能去痼冷之疾也。"所以，头面四肢皮薄多骨，胸膈心肺重要之处，灸炷均不宜过大；腰腹皮厚肉深，灸炷不妨稍大。

3. 根据病情、病性定灸量 病在浅表，灸量宜小，炷不宜过大；病在深处，则灸量宜大，须大炷多壮。艾灸的壮数可以是治疗犬伤的三壮，如《素问·骨空论》："犬所啮之处灸之三壮，即以犬伤病法灸之。"也可以是治疗癫狂的二十壮，《灵枢·癫狂》："治癫疾者，常与之居，察其所当取之处……灸穷骨二十壮。"《备急千金要方》言："凡言壮数者，若丁壮遇病根深笃，可倍多于方数。"《针灸大成》："其病脉粗细，状如细线，但令当脉灸之，雀粪大炷，亦能愈疾；又有一途，如腹胀、疝瘕、疮癣、伏梁气等，须大艾炷。"《扁鹊心书》云："凡大病宜灸脐下五百壮，补接真气，即此法也。若去风邪四肢小疾，不过三五七壮而已。"救急之时，灸量宜大，壮数宜多，甚不计壮数，须灸至阳回肢温脉起。《备急千金要方》："凡上气冷发腹中雷鸣转叫，呕逆不食，灸太冲不限壮数。从痛至不痛，从不痛至痛止。""灸两乳下各一寸，以瘥为度。"保健灸灸量宜小，但是必须坚持日久。《备急千金要方》指出："凡人吴蜀地游官，体上常须三两处灸之，勿令疮暂瘥，则瘴疠温疟毒气不能著人也。"《针灸资生经》："旧传有人年老而颜如童子者，盖每岁以鼠粪灸脐中一壮故也。"

4. 根据温通、温补效应定灸量　温通效应包括"强通、急通"和"弱通、缓通"，"强通、急通"量大火足产生即刻效应，适用于痰瘀互结、危急病症；"弱通、缓通"量小火缓注重累积效应，适用于气虚血瘀、慢性病症。温补效应包括"重补、疾补"和"轻补、徐补"，"重补、疾补"量大火足重灸疾补，适用于阴阳离绝、危急病症；"轻补、徐补"量小火微轻灸徐补，适用于气血两虚、慢性病症。

5. 根据施灸次数定灸量　将规定的壮数一次灸完称为顿灸，分次灸完称为报灸。对体质差者及头面四肢等肌肉浅薄处，可以用报灸的方法来控制灸量。如《肘后备急方》："又灸背胛中间三壮，三日报灸三。"《备急千金要方》："胞门闭塞，灸关元三十壮，报之。""轻者不可减百壮，重者乃至一处五六百壮。勿令顿灸，三报之佳。""凡此诸穴，灸不必一顿灸尽壮数，可日日报灸之，三日之中，灸令尽壮数为佳。"《针灸资生经》："绝嗣不生。漏下赤白。泉门十壮。三报。"《神灸经纶》云："若并灸之，恐骨气血难堪，必分日灸之或隔日灸之。"

6. 根据发灸疮与否及灸疮的颜色控制灸量　《小品方》云："灸得脓坏，风寒乃出；不坏，则病不除也。"《太平圣惠方》云："灸炷虽然数足，得疮发脓坏，所患即差；如不得疮发脓坏，其疾不愈。"《针灸资生经》："凡着艾得灸疮，所患即差；若不发，其病不愈。"《外台秘要》："又候灸疮瘥后，瘢色赤白，平复如本，则风毒尽矣；若色青黑者，风毒未尽，仍灸勿止。"

7. 根据灸感控制灸量　艾灸时产生的得气感称为灸感，只要灸感出现并直达病所即可停灸，这也是一种控制灸量的依据。《针灸资生经》："它日心疼甚，急灸中管数壮。觉小腹两边有冷气自下而上，至灸处而散，此灸之功也。"《黄帝明堂灸经》曰："灸穴不中，即火气不能远达，而病未能愈矣。"《医宗金鉴·刺灸心法要诀》："凡灸诸病，必火足气到，始能求愈。"

关于艾炷的壮数，历代医家时有争论，文献所载亦各有参差，《针灸大成》用"小麦大""半枣核大""绿豆大""粟米大""鼠粪大""筋头大""豆大"等形容艾炷大小以控制灸量。《寿世保元》用"绿豆大""豌豆大""黄豆大""梧子大""赤豆大""小麦大"来定灸量。《神灸经纶》以"小麦大""赤豆大""绿豆大""米大"定灸量。现代人所掌握的灸量，多是在古代灸量的基础上总结出的一套适用于现代临床的方法，是以艾炷的大小、壮数的多少、艾条的大小、施灸时间的长短、施灸的频率、施灸的疗程及灸感等来决定的。本化脓灸多以三、五、七、九壮为度进行施灸，且需根据患者的体质、病情及施灸部位来确定。本化脓灸治疗肺系疾病一般共需 3 个疗程，每个疗程间隔 8 个月以上，连续 3 年完成。第 1 疗程需每隔 10 天灸治 1 次，共灸治 3 次；第 2 个疗程和第 3 个疗程需每隔 10 天灸治 1 次，分别灸治 2 次。

六、安全保护措施的选择

1. 治疗室温度舒适，调节室温 22 ～ 24℃，保持环境整洁、安静、干燥、通风，必要时准备屏风。可增加排烟设备，防止因艾烟过浓导致的呛咳、晕灸及其他不适。

2. 患者施灸前不宜空腹、剧烈运动及情绪波动，以防晕灸。

3. 燃艾过程中，医者需在患者身旁，嘱咐患者不要随意活动身体，以免艾炷倾倒，烫伤皮肤，烧毁衣物。

4. 一旦患者出现烫伤水疱，应及时处理，并用消毒敷料保护伤口。

第三节　操作规范

一、腧穴的揣定

选穴正确、取穴准确是确保化脓灸有效的关键所在。施灸前医者必须将施术的腧穴位置定准。医者以手指在腧穴处进行揣摸、按压，以取定腧穴的方法，称为揣穴。用揣穴法按压、触摸、爪切、分拨腧穴局部，可体察该穴解剖特征，如肌肉之厚薄、血管肌腱之走向、骨骼关节的间隙。腧穴的定位正确与否直接关系到施灸的疗效，取穴精准是化脓灸法有效的前提。《针灸大成》指出："点穴，以手揣摸其处，按而正之，以大指爪切掐其穴，于中庶得，进退方有准。"《备急千金要方》述："凡点灸法……孔穴不正，则徒破皮肉。"穴位的定位应符合 GB/T12346 及 GB/T13734 的规定。本化脓灸疗法通常辨证选定 5～8 个穴位，患者根据体位要求保持平直，暴露并确定穴位，用紫药水做一记号或用指甲掐出十字印痕用于定位，嘱咐患者不可随意改变体位。坐位取穴坐位施灸，俯卧位取穴俯卧位施灸，仰卧位取穴仰卧位施灸。

二、灸区消毒及局部麻醉

施灸前应该对受术者施灸部位进行消毒，灸区消毒可用 0.5%～1% 碘伏的棉球在灸区部位由中心向外做环形擦拭消毒（图 3-4）。施术者双手应用肥皂或洗手液清洗干净，再用速干手消毒剂消毒。消毒后使用一次性注射器吸取 2% 利多卡因或 1% 普鲁卡因，针尖以 5° 角左右刺入皮内2～3mm，以每穴 0.5～1mL 进行局部麻醉，形成 1～1.5cm 的圆形皮丘后，出针并压迫止血（图 3-5）。

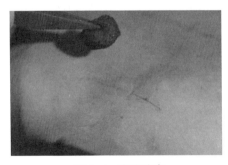

图 3-4　穴位消毒

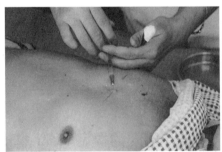

图 3-5　局部麻醉

三、涂抹介质

用新鲜大蒜汁均匀涂拭在局部麻醉的穴位上，亦可用香油或红花油，以增强黏附和刺激作用，涂拭范围应大于艾炷底座直径。

四、放置艾炷

将艾炷置于选定的穴位上，放置平稳，防止燃烧时倾倒。

五、点燃艾炷

用线香或打火机从艾炷顶端点燃，医者应守在身旁，若患者出现不适感，医者可轻轻拍打或抓捏穴位四周，分散患者注意力（图 3-6）。艾炷燃尽后，用浸有生理盐水的消毒敷料拭去艾灰，继续换一个新艾炷，如此反复直至所需壮数。

六、灸后化脓敷贴

施灸后，用消毒干棉球擦净灸穴遗留物，然后用消毒湿棉球消毒灸穴待干。将化脓灸膏药置于烤灯下 20 ～ 30cm 处烘烤，温度适宜在 38 ～ 40℃（膏药刚能撕开，未见小气泡冒起），再将膏药贴于穴位处，必要时可用创可贴加固，以防松脱（图 3-7）。

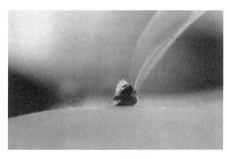

图 3-6　艾炷施灸

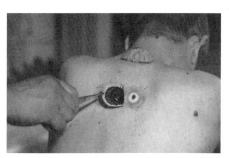

图 3-7　灸后敷贴

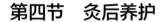

第四节　灸后养护

一、灸穴换药

当灸疮尚未化脓，膏药不需要每天更换。在此时间段每天检查 1 次，注意膏药是否破损、脱落、移位，观察灸处是否化脓，若发现脱落或移动，应立即换贴。一般 3 ～ 5 天更换 1 次膏药，化脓后每日更换膏药 1 次。如在化脓期产生的脓液很多，则需每天更换膏药 1 ～ 2 次；个别脓液少的患者则不需要每天更换。总之，更换药膏按脓液排出量多少灵活变通。

换药时先暴露灸穴，用镊子去除药膏，动作要轻柔，以免患者出现疼痛、灸穴出血的情况。先用消毒棉球拭去灸疮及灸疮周围的脓液，再用消毒药水消毒灸穴，需从灸穴中心向外，以防感染，并清除周围残存的药膏；然后用消毒棉球擦净周围皮肤，亦是从灸穴中心向外的顺序；最后是烘烤药膏，烘烤程度为药膏变软，无药膏溢出，烘烤过度会导致敷贴不紧，影响化脓及治疗效果。敷贴药膏需平整牢固，必要时可用创可贴加固。灸后 7 天、15 天、30 天、45 天，分别来门诊进行检查，以了解病情变化和灸疮化脓情况。

二、换药注意事项

保持无菌操作；不能交叉换药，防止交叉感染；换药过程动作轻柔，以免出现疼痛、出血；患者灸治后可能出现灸穴疼痛和灸穴少量渗血，需经医师诊察；偶有患者灸穴周围皮肤可能出现皮疹、水疱，可能是药膏过敏所致，可在灸穴周围擦涂少量氟轻松等抗过敏软膏，严重的需经医师诊察；换药后保持灸穴干洁，切勿抓抠，以防感染；下肢灸治后，忌长时间活动、重体力劳动，适度活动；宜高蛋白饮食，以促进化脓，提高疗效。

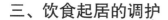

三、饮食起居的调护

饮食调护法历来为医家所推崇，《针灸大成》记载灸后调摄法："灸后不可就饮茶，恐解火气；及食，恐滞经气，须少停一二时，即宜入室静卧，远人事，远色欲，平心定气，凡百俱要宽解。尤忌大怒、大劳、大饥、大饱、受热、冒寒。至于生冷瓜果，亦宜忌之。惟食茹淡养胃之物，使气血通流，艾火逐出病气。"此外《神灸经纶》曰："若见灸疮不发，用故鞋底焙热熨之，三日而发，仍以小鸡、鲢鱼、豆腐等物与食，灸疮必发。"灸穴处能否化脓、化脓多少、时间长短与饮食质量、结构有十分密切的关系，特别是灸后食用民间所谓"发物"，如公鸡、鲤鱼、猪头肉等，对促进化脓有明显作用。总之，结合历代医家经验，灸后未化脓期和化脓早中期，宜多食"发物"促其化脓、排脓，化脓后期和灸疮收口期宜清淡饮食，不食"发物"。

1. 宜食发物　适量食用"发物"，可使化脓出现早，脓液量多，化脓时间较长，因而能在较大程度上提高疗效。日常生活中常见的"发物"有如下种类：①肉禽类：猪头肉、羊肉、狗肉、公鸡、鹅肉等；②水产鱼类：鲤鱼、鲫鱼、虾、蟹、海参等；③菌菇类；④蔬菜类：韭菜、香椿芽、香菜、春笋等；⑤水果类：桂圆、杧果、荔枝等温性水果。肉禽类和鱼类尽量选用卫生、健康、鲜活的，以清蒸、水煮、红烧较好。菌菇类、蔬菜类和水果类尽量选用新鲜的，菌菇类和蔬菜类要烧熟食用，最好不要生吃；水果最好是常温或煮熟后吃，冷藏过的水果不可以直接吃。

2. 饮食禁忌　以下几类食物在灸后都不宜食用，或不宜多食，否则会影响化脓，降低疗效，导致治疗事倍功半。①酸味收敛的食物；②寒凉性食物；③生冷瓜果；④对胃刺激性较大、易伤胃的食物，如过酸、过甜、过热、过辣、腥臭等刺激性食物，烈性酒，煎炸之品，难消化的食物如粽子、年糕、糍粑之类。

3. 药品宜忌　灸后护理期间，可配合慈利化脓灸系列自制中成药口服，如慈利县中医医院自制的哮喘平片。除患者因自身慢性疾病必须每日服用降压药、降糖药和降脂药等之外，尽量不要再用其他药品，尤其是西药抗生素类，中药清热解毒、酸涩收敛、攻下泻下之类药品。如果其间意外变生他病，切不可擅自用药，应找主管医生处理。

4. 起居方面 《医宗金鉴》灸法调养歌云："灸后风寒须谨避，七情过极慎起居，生冷醇酒诸厚味，惟茹蔬淡适其宜。"因此做完化脓灸后，要注意做到或嘱咐患者做好保暖、避风寒、静养休息，注意起居行动，预防感冒，忌房事。两个月内避免重体力劳动，可适当做一些较平和的体育运动，如太极拳、八段锦、五禽戏等养生运动，以利于饮食水谷的运化，促使化脓增多。

5. 衣着方面 灸后应避免灸疮面摩擦受压，因此贴身衣物尽量穿柔软全棉的，冬春季衣着要以保暖、宽松、舒适为原则；夏秋季既要防暑，又要注意避免吹风扇、空调，可适当出汗，勤换内衣。个人卫生方面，在灸后至灸疮完全愈合这段时间里，最好不要洗澡，皮肤卫生清洁可以用温水擦身，必要时要对灸疮进行防护处理，灸疮绝对不能接触水。

6. 情志方面 化脓灸的施灸过程较为痛苦，因此在施灸之前要和患者做好沟通，让其做好心理准备，施灸过程中配合医生，尽可能减轻施灸过程的痛苦。做完化脓灸后，情绪上也要保持平和的心态，不宜有较大情绪波动，忌大怒。

总而言之，化脓灸是一种以温补为主，补泻兼施，鼓动元气，驱邪外出，安全性高的治疗方法。临床上治疗一些疑难病症，如顽固性哮喘、类风湿关节炎、强直性脊柱炎、子宫肌瘤等阳虚病证疗效显著。灸后调护直接关系到化脓灸的疗效，化脓越多，出脓越透，疗效越好，做好化脓灸的灸后调护至关重要。

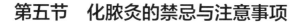

第五节　化脓灸的禁忌与注意事项

一、化脓灸的禁忌

（一）禁忌穴

晋代皇甫谧《针灸甲乙经》首次记载禁灸穴28个，系统论述禁灸穴及其原因，其后数部灸疗专著或综合医籍对禁灸穴进行归纳、总结。隋唐时期孙思邈的《备急千金要方》《千金翼方》屡有增加穴位数量，唐代王焘《外台秘要》亦增加前人禁灸穴数量，并分类为绝对禁灸穴和慎灸穴。后世历代医家依照前例医家所范，对禁灸穴都有所改动或发展。明清时医家总结出禁灸穴歌，以诗歌形式记载传承，明代刘纯《医经小学》最早提出"禁灸穴"名称，并且记载了第一首禁灸歌赋，定45个禁灸穴，其后《针灸问对》《针灸聚英》《古今医统大全》等医籍引用。明代李梴《医学入门》也提出一首四十五禁灸穴歌赋，虽与《医经小学》歌赋表述不同，但禁灸穴位一致，后被杨继洲所撰的《针灸大成》引用。明代张介宾《类经图翼》提出四十七禁灸穴歌赋，后为清代《重楼玉钥》《医宗金鉴》及《针灸逢源》引用。清代吴谦《医宗金鉴》定禁灸47穴，亦广泛流传于世，以警示后人。

古代医学文献累计共出现了57个禁灸穴，这57个禁灸穴的出处、分布及归经等整体规律如下。《针灸甲乙经》是最大的禁灸穴出处，提出了26个禁灸穴；其次是《医经小学》，提出13个禁灸穴。具体如下：《针灸甲乙经》：头维、脑户、风府、承光、哑门、脊中、心俞、白环俞、丝竹空、承泣、素髎、下关、人迎、乳中、渊腋、鸠尾、石门、气冲、经渠、天府、阴市、伏兔、地五会、膝阳关、耳门、瘈脉。《黄帝明堂灸经》：尺泽。《外台秘要》：迎香、少商。《太平圣惠方》：攒竹。《圣济总录》：阳池、睛明、天牖。《针灸资生经》：大杼、肩井、犊鼻、口禾髎、少海。

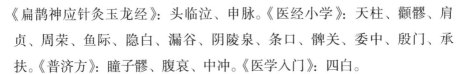

《扁鹊神应针灸玉龙经》：头临泣、申脉。《医经小学》：天柱、颧髎、肩贞、周荣、鱼际、隐白、漏谷、阴陵泉、条口、髀关、委中、殷门、承扶。《普济方》：瞳子髎、腹哀、中冲。《医学入门》：四白。

从57个禁灸穴的分布情况来看，头颈部禁灸穴最多，22个（承光、头维、脑户、瘛脉、风府、哑门、丝竹空、承泣、人迎、天牖、迎香、下关、耳门、睛明、素髎、口禾髎、头临泣、攒竹、瞳子髎、颧髎、天柱、四白）；第二为下肢部，14个（伏兔、地五会、阴市、犊鼻、膝阳关、申脉、隐白、漏谷、阴陵泉、条口、委中、殷门、承扶、髀关）；第三为上肢部，9个（少商、少海、天府、经渠、尺泽、阳池、鱼际、中冲、肩贞），第四是胸腹部，8个（乳中、渊腋、石门、鸠尾、肩井、气冲、腹哀、周荣）；最少的是背腰部，4个（白环俞、心俞、脊中、大杼）。

57个禁灸穴的归经中，足阳明胃经以12个（承泣、下关、头维、人迎、乳中、伏兔、阴市、犊鼻、气冲、条口、髀关、四白）位列第一；其后为足太阳膀胱经，11个（睛明、攒竹、承光、大杼、心俞、白环俞、申脉、天柱、委中、殷门、承扶）；足少阳胆经6个（头临泣、肩井、渊腋、膝阳关、地五会、瞳子髎）；手太阴肺经5个（天府、尺泽、经渠、少商、鱼际）；足太阴脾经5个（腹哀、周荣、隐白、漏谷、阴陵泉）；手少阳三焦经5个（阳池、天牖、瘛脉、耳门、丝竹空）；督脉5个（脊中、哑门、风府、脑户、素髎）；手阳明大肠经2个（口禾髎、迎香）；手太阳小肠经2个（颧髎、肩贞）；任脉2个（石门、鸠尾）；手少阴心经1个（少海）；手厥阴心包经1个（中冲）。没有禁灸穴分布的是足少阴肾经、足厥阴肝经2条经脉。阳经总体分布了43个禁灸穴，阴经只分布了14个。综合上述研究可见，古代文献57个禁灸穴来源于《针灸甲乙经》《针灸资生经》《医经小学》等医著。其分布情况是头颈部最多，下肢部次之，背腰部最少。归经情况，足阳明胃经禁灸穴最多，足太阳膀胱经次之，足少阴肾经和足厥阴肝经2条经脉无禁灸穴分布。分布于阳经的禁灸穴数量明显超出阴经。

57个禁灸穴中，最注重头颈部，此处禁灸穴多为头颈部血管及眼球周围腧穴。古人已认识到艾灸胸背部太过易造成"令人逆息""灸即令人闷"等气胸症状，还误认为艾灸心俞、鸠尾可能伤及心脏而禁灸；古人虽知"胸背薄如饼"，主张胸背部需谨慎艾灸，但限于解剖知识的缺乏与片面了解，对其具体原因还处于一知半解状态。腹部禁灸穴多为妇女禁灸穴。而四肢部禁灸穴多为误伤血管、神经、关节腔或消毒不严格及个案讹传造成，现代很少承认四肢部有禁灸穴。《针灸甲乙经》所载禁灸26穴，只有10穴注明误灸后的危害，其文曰："哑门灸之令人喑；丝竹空灸之令人目小及盲；脊中灸之使人偻；乳中灸之不幸生蚀疮，疮中脓血清汁者可治，疮中有息肉若蚀疮者死；石门灸之不幸使人绝子；气冲灸之不幸，不得息；渊腋灸之不幸，生肿蚀马刀，伤肉溃者，寒热生马疡可治；天府灸之使人逆息；经渠灸之伤人神；地五会灸之令人瘦，不出三年死。"从以上禁灸10穴误灸后所造成的伤害来看，用现代解剖学衡量，古人所定禁灸穴是从长期实践的失败中总结出来的，如哑门穴近延髓故灸之致喑、丝竹空近眼珠灸之致盲、石门穴内为子宫灸之绝子等。《针灸甲乙经》所定禁灸24穴，其中近延髓区3个，眼目周围3个，耳区3个，心前区1个，女性生殖器外方1个，脊髓外方1个，动脉附近9个。这些区域内施行皮破肉烂的化脓性肉瘢痕灸，危害性很大，提出禁灸是有必要的。这里所谓禁灸是指用艾炷灸，不包括间接灸与艾条温和灸。禁灸的穴位多集中于头颈部与下肢部，从解剖位置上分析不少禁灸穴分布在五官（尤其眼球）、脑、血管、神经及重要脏器周围，而从归经来看禁灸穴位数量阳经明显多于阴经。分析古人禁灸的原因：一方面是因为古人消毒意识淡薄，加之解剖知识欠缺，古代施灸主要运用艾炷直接灸，且提倡化脓灸，所以容易出现感染而致不良反应；另一方面可能是诊断辨证失误，错用或过用艾灸所致，虽然艾灸可用来治疗热证，但亦有一定的局限性，若古人因理论和经验相对不足，诊断、辨证、取法的失误而予以滥灸，很容易加重病情或造成变症。

（二）禁灸部位

古代禁灸部位产生的原因主要有两个，其一是影响局部美观及功能，如颜面、头部等暴露在外的部位不要直接灸，以防形成瘢痕，影响美观。晋代葛洪在《肘后备急方》中指出："口㖞僻者，灸口吻、口横纹间，觉火热便去艾，即愈，勿尽艾，尽艾则太过。"皮薄、肌少、筋肉结聚处，妊娠期妇女的腰骶部、下腹部，男女的乳头、阴部、睾丸等禁止施灸。此外，眼球部、心脏部位、耳部、大动脉处、静脉血管、肌腱浅在部位均不宜施灸。其二，禁灸部位过灸伤气血津液，易产生灸误之证。晋代陈延之《小品方》记载："腹背宜灸五百壮，四肢则但去风邪，不宜多灸，七壮至七七壮止，不得过随年数。"认为腹背穴位可以多灸至五百壮，但四肢祛风邪，灸壮不宜过多，七壮到四十九壮即可，灸多伤及四肢经络气血。"如巨阙、鸠尾虽是胸腹之穴。灸不过七七壮，艾炷不须大，以竹箸头作炷，正当脉上灸之。若灸胸腹，艾炷大灸多，令人永无心力。"巨阙、鸠尾等穴位虽然位于胸腹，但位置接近心脏，过灸或者艾炷大而灸熟，则易导致心力不足。"如头顶穴若灸多，令人失精神。臂脚穴灸多，令人血脉枯竭，四肢细瘦无力。既复失精神，又加于细瘦，即脱人真气。"头部属于手足三阳经络汇聚之处，灸多伤及精神，而臂脚穴灸多易耗伤津液致使血脉枯竭，四肢细瘦无力。如若头部、臂脚皆过灸，则耗伤人体真气，病至不治。唐代孙思邈《备急千金要方》记载头、脊背、臂脚手足不宜艾灸过量："头者，诸阳之会也。故头病必宜审之，灸其穴不得乱，灸过多伤神，或使阳精玄熟，令阴魄再卒。是以灸头正得满百。脊背者，是体之横梁，五脏之所系着，太阳之会合。阴阳动发冷热成疾，灸太过熟大害人也。臂脚手足者，人之枝干，其神系于五脏六腑，随血脉出，能远近采物，临深履薄，养于诸经，其地狭浅，故灸宜少，灸过多即内神不得入，精神闭塞，痞滞不仁，即臂不举，故四肢之灸，不宜太熟也。"

宋代《太平圣惠方》卷第一百"明堂序"记载："头者，诸阳之会也。若灸多，令人头旋目眩，不远视。""缘头与四肢肌肉薄，若并灸则气血滞绝于炷下，宜歇火气少时，令气血遂通，再使火气流行。候炷数足，自然除病。"因为头与四肢皆是肌肉浅薄之处，若同时灸则气血壅滞于灸穴之处，需要暂歇一时再灸，令气血畅通，火气流通，气至病所，方能得

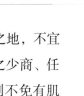

效。明代李梴《医学入门》记载："但头面诸阳之会，胸膈二火之地，不宜多灸。背腹阴虚有火者，亦不宜灸。"《针灸大成》记载手太阴之少商、任脉承浆、督脉脊中、手之少冲、足之涌泉艾灸不可过多，"多则不免有肌肉单薄之忌"，而足厥阴之章门、脊背膏肓、腹部中脘、足三里、手曲池，艾灸可以多施，若灸量不足"则不免有气血壅滞之嫌……而灸之愈多，则愈善矣"。

（三）化脓灸病候禁忌

运用化脓灸须明察滥筋施灸之弊，简针疏灸，以防病保健，却病延年。华佗《中藏经》指出："大凡治疗要合其宜，脉状病候少陈于后……阴气不盛，阳气不衰，勿灸。"凡阴气既不偏盛，阳气又不偏衰的正常（健康）人，不宜施灸，灸之不但使人徒伤皮肉经络，而且反致火毒内攻危害机体。因此医者临证时必须辨证施治，切不可孟浪妄灸，误伤健康。

1. 阳病禁化脓灸　历代医家有"热证禁灸"之诫，如汉代张仲景根据"寒者热之，热者寒之"的中医理论，提出"热证不可灸"的告诫，指出热证灸治可引起不良后果，并言无论是阳盛的热证或是阴虚的热证，均不宜用灸法。隋代巢元方《诸病源候论》记载素体罹患热证者，瘴气候忌灸，以免毒热更甚，"夫岭南青草、黄芒瘴，犹如岭北伤寒也。须明识患源，不得妄攻汤艾。假令宿患痼热，今得瘴毒，毒得热更烦。"宋代官修医书《圣济总录》记载："若夫阳病灸之，则为大逆，是以论伤寒者，谓微数之脉，既汗之后，脉浮热甚。三者悉不可灸。"明代朱橚《普济方·针灸》记载："若身热恶热，时见躁作，或面赤黄，咽干嗌干口干，舌上黄赤，时渴，咽嗌痛，皆热在外也。但有一二证，皆不宜灸。其脉必浮数，或但数亦不可灸。灸之灾害立生。"明代张景岳对热证用灸也持反对态度，如《类经图翼》云："其有脉数、躁烦、口干、咽痛、面赤、火盛、阴虚内热等证，俱不宜灸。"明确指出无论是实热还是虚热都不宜用灸法。清代医家王孟英亦提出"灸可劫阴"之说，竭力反对阴虚热证用灸。清代吴亦鼎《神灸经纶》记载："灸病，必先候脉辨症。脉得数实，症见躁烦、口干

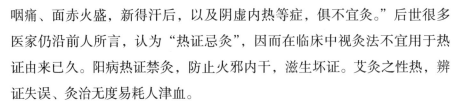

咽痛、面赤火盛，新得汗后，以及阴虚内热等症，俱不宜灸。"后世很多医家仍沿前人所言，认为"热证忌灸"，因而在临床中视灸法不宜用于热证由来已久。阳病热证禁灸，防止火邪内干，滋生坏证。艾灸之性热，辨证失误、灸治无度易耗人津血。

但后世医家亦有用灸法治疗热证，认为灸法有"引热外出"和"引热下行"的作用，主张热证用灸。如《圣济总录》记载热证痈肿治疗用灸，"肿内热气被火导之，随之而出也"，认为灸法"以火导之"，使热毒之邪移深就浅"随火而出"，则郁结壅滞可散，热毒肿痛可消。元代朱丹溪完善了"热证可灸"的理论，认为热证包括实热与虚热，而灸法有攻有补，并把灸法用于热证的作用归纳为"泄热排下""散火祛痰""养阴清热" 3个方面。《理瀹骈文》中说："若夫热证可以用热者，一则得热则行也，一则以热能引热。使热外出也，即从治之法也。""寒者正治，热者从治。"《红炉点雪》曰："热病得火而解者，犹暑极反凉，犹火郁发之之义也。"又如《医学纲目》曰："灸法所以畅达，拔引郁毒，此从治之义也。譬如盗入人家，必开门逐之使出，万一门不开而无所主，必伤生乃已。"《医学入门》更是明确指出："虚者灸之，使火气助元气；实者灸之，使实邪随火气而发散也；寒者灸之，使其气复温也；热者灸之，引郁热之气外发，火就燥之义也。"医家认为实热证用灸法属于"引热外出"法，寒热格拒用灸法属于"引热下行"法。甚至日本有学者认为热证可灸、艾火非燥，如日本医家后藤艮山《艾灸通说·艾火非燥》（1762年）记载："今之医家，谓以灸干耗血精者，何足以语治病养生之术哉！"认为艾火热而非燥，温而能润，疾无论寒热、证无论虚实、体无论强弱，可以根据机体的承载能力适当地施以艾灸疗治。

现代医家在临床实践中不断探讨热证是否可灸，并积极研究热证施灸的机制，提出"热证贵灸"的观点。上述"热证用灸"虽符合中医反佐法的治疗原则，且被大量临床实践和机制研究所证实，但临床应用时需要医家辨证准确、选穴恰当、灸量足，方能取效而不落热证用灸火上浇油之虞。"热证贵灸"论不适宜艾灸养生，倡导此论之医家不谙治病养生施术者身份之别。隋唐时民间滥用灸法已有先例，艾灸养生者为普通民众，医家无法达到明确病证、了解体质、审清穴性、配伍恰当，从而在虚热型疾病灸治中发挥疗效，辨证失误、灸治无度产生坏证概率极高。因此艾灸养生仍以阳病热证、阴虚禁灸作为禁忌原则，以顾护阴液，避免灸误坏证，至关重要。

热证主要包括表热证、里热实证、里热虚证。从中医理论分析，可知热证不可灸。表热证，病因风热邪气袭表，表卫不和，出现发热重，恶寒轻，汗出，舌尖红，舌薄黄或薄白而干，脉浮数。属于卫分证、上焦证，当用汗法，辛凉解表从而热解。若用灸法，风为阳邪，艾灸温热，以阳救阳，无异于火上浇油，风热之邪更加无法得以祛除。且表热证腠理疏松，阴津外泄，若再施灸法，阴津更损，阴虚则更内热。里实热证，属于外邪入里化热或七情过极，或饮食所伤，导致的里热炽盛，出现面红目赤，口渴，饮冷，黄稠涕痰，发热汗出，烦躁失眠，舌红苔黄厚燥，脉沉数。此时治法当以清泄里热，若用灸法，不说此时患者根本无法忍受，仅从灸法是走表入里而说，也可能造成闭门留寇之险。而且灸本温热，也犯了"虚虚实实"之过。里虚热证，即阴虚内热，是素体阴虚，或者热盛伤阴，或者房劳过度所致，出现干燥症状和五心烦热，潮热盗汗，两颧潮红，舌红少津，少苔，脉细数无力等。此时治本当以滋阴清热为主，若以火灸之，灸则汗出，汗出则阴伤更重，无异于自掘坟墓乎？此为坏病也。轻则伤身，重则伤命。

2. 霍乱、消渴须辨证慎化脓灸 唐代孙思邈《备急千金要方》记载霍乱不可逆灸："凡霍乱，灸之或虽未能立瘥，终无死忧，不可逆灸。或但先腹痛或先下吐后，当随病状灸之。"其反对以灸法预防霍乱，但倡导得病时辨证施灸："灸之但明按次第，莫为乱灸，须有其病，乃随病灸之。"《备急千金要方》记载消渴百日以上忌灸："凡消渴病经百日以上，不得灸刺，灸刺则于疮上漏脓水不歇，遂至痈疽羸瘦而死。"《针灸资生经》亦有相似记载，并言："亦忌有所误伤。初得患者，可如方刺灸，若灸诸阴而不愈，宜灸诸阳。"可见消渴百日以上，阴津亏损、燥热偏盛，不宜艾灸，且消

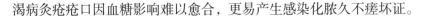

渴病灸疮疮口因血糖影响难以愈合，更易产生感染化脓久不瘥坏证。

3. 酒醉忌化脓灸　《金匮要略·果实菜谷禁忌并治》记载："饮酒大醉，灸腹背，令人肠结。"唐代日本医籍《医心方》记载："饮酒醉，灸头杀人。"酒性辛热，走窜发散，其作用趋势向上、向外，发越人体阳气，少饮之可以散寒祛湿、通利血脉，过饮则伤人元气，久饮酒醉之人体内湿热内蕴、阴虚津亏、瘀血内阻。《素问·生气通天论》："因而大饮，则气逆。"《素问·病能论》记载："有病身热解惰，汗出如浴，恶风少气。"《养生集要》载："酒者，能益人也能损人，饮之失度，体气使弱，精神侵昏。"治疗酒醉适宜清解，热盛者以清补之剂，湿热者以清热利湿，阴虚者以养阴清热，血瘀者以活血化瘀。艾灸容易加重酒的辛热走窜之性，使人精神昏聩，加重病情，故酒醉忌艾灸。

4. 孕妇忌化脓灸　唐代孙思邈《备急千金要方》记载："妇人妊娠，十二经脉主胎，养胎当月不可针灸其脉也。"《外台秘要》《医心方》皆有类似记载。《黄帝明堂灸经》记载："妇人怀孕，不论月数，及生产后未满百日，不宜灸之。"清代程鹏程《急救广生集》（1805 年）记载："孕妇针灸，最易堕胎，即有大病，亦宜戒之。切勿听信人言，以致子母俱伤。"告诫孕妇忌针灸，与前文"养胎当月不可针灸其脉"有异，虽有以偏概全之嫌，但对于平人艾灸养生不失为一个合理忠告。《针灸学》认为孕妇腰骶部及腹部不宜施灸，并在各论中明确提出会阴、曲骨、中极、关元、石门、气海、阴交等穴孕妇慎用。简言之，因灸疗温经活络作用较强，灸腰骶、腹部可能会导致流产，故孕妇腰骶部及腹部不宜施灸；而胎动稳定的孕妇，治疗妇产科疾病宜辨证、分期施用活血调经的穴位。总之，孕妇应慎灸。

5. 小儿戒妄针灸、逆针灸　隋代巢元方《诸病源候论》记载："新生无疾，慎不可逆针灸。逆针灸则忍痛动其五脉，因喜成痫……是以田舍小儿，任自然，皆得无横夭。"认为新生儿无病慎提前艾灸，因灸火疼痛性强，易使新生儿惊痫。另记载："小儿常须慎护风池，读云：戒养小儿，慎护风池……有病乃治之。疾微，慎不欲妄针灸，亦不用辄吐下，所以然者，针灸伤经络，吐下动腑脏故也。"小儿养护，需要常常慎护风池，无病或疾微之时不可妄用针灸，以防伤经络。"小儿杂病诸侯二·黄病候"记载："又有百日半岁小儿，非关伤寒温病而身微黄者，亦是胃热，慎不可灸也，灸之则热甚。此是将温过度，所宜微薄其衣，数与除热粉散，粉之自歇，不得妄与汤药及灸也。"小儿养护失当，将息过度，胃热身微黄可以减衣敷散粉除热，不可汤药针灸。

6. 小儿热极生风、风疹眼暗忌化脓灸　元代危亦林《世医得效方》卷第十一"小方科·活幼论"记载："其或热极生风，或发惊搐，但当清心散风，切不可投冷惊之药及灼艾，盖灸则火助热炽，投冷惊药则毒气内伏，反为大害。"小儿热极生风忌灸，以防火助热证，宜清心之法。卷第十六"眼科总论"记载："若夫患风疹者，必多眼暗，先攻其风，则暗自去……小儿所患，切且善治，惟略加淋洗，披镰针灸，端不可施。"可见小儿患风疹多有眼睛昏暗症状，可以用药淋洗眼睛，切勿针灸以防其变。

7. 小儿囟门未合不宜化脓灸　明代杨继洲《针灸大成》记载："囟门未合那堪灸。"认为小儿稚阴稚阳，囟门未合前，养护为宜，禁止妄自艾灸以增小儿痛苦。

8. 年少灸三里伤目　清代吴亦鼎《神灸经纶》记载："人有病，欲灸足三里者，必年三十以上方许灸之，恐年少火盛伤目。故凡灸头必灸足三里者，以足三里能下火气也。"考此说最早源自唐代孙思邈《千金翼方》："人年三十以上，若灸头不灸三里穴，令人气上，眼暗，所以三里穴下气也。""一切病皆三里三壮，每日常灸下气，气止，停也。"人年三十以后阳气渐衰，得病后若艾灸头部易使气血壅滞于上，导致气逆眼睛昏花之症，可灸三里穴使气下行，气逆得顺即可停止施灸。吴氏年少灸三里伤目之说当为传抄讹谬，有疾当辨证论治，有是证当用此穴，小儿脾胃虚寒泄泻等虚寒疾病可辨证宜灸足三里。但同时提示健康小儿当须依循儿童成长发育规律及阳气旺盛、体质稚嫩敏感等特性，足三里化脓灸保健不宜常用、久用。

化脓灸疗法确有预防疾病、强壮补虚和延年益寿的养生功效。晋代葛洪在《抱朴子内篇·卷十三·极言》记载："养生以不伤为本，此要言也。"告诫化脓灸养生要务是避免艾灸不慎所致伤害。因此可知古代医籍记载的禁灸穴、禁灸脉证病候及艾灸其他禁忌，主要是从反面为艾灸养生起到警示作用，以防平人艾灸养生不遵循中医三因制宜、辨证施灸的理论，任意滥施产生坏证、灸误之弊。

二、化脓灸的注意事项

1. 换药室保持清洁、安静、光线充足、温度适宜，定期进行通风和空气消毒。换药用的持物钳、棉球，须经高压蒸汽灭菌方可使用。

2. 化脓灸前医师做好解释工作及宣教，消除患者紧张恐惧心理，使其保持良好的心态，充分相信医师，多和医师沟通交流；勿过度紧张，避免激动情绪，保持宽愉心情，防止七情内伤诱发疾病。

3. 晕灸者不多见，多因初次施灸，或空腹、疲劳、恐惧、体弱、姿势不当，或者艾炷过大、刺激过重所致。施灸中要不断留心观察，争取早发现，早处理。一经发现应立即停灸，让患者平卧，一般会很快恢复正常，无危险。

4. 化脓灸期间，保持皮肤清洁，宜穿宽松衣服，应穿两节式便装较为方便，不要穿连衣裙和裤袜。忌盆浴，防止引发穴周感染，可带膏药淋浴、温水毛巾擦浴，浴后立即换药。贴敷膏药处感觉瘙痒的，禁用手挠抓，防止皮肤破损感染，可隔衣物用按摩锤或用手掌轻拍灸穴处。生活规律，起居有常，注意休息，保证充足睡眠，防寒保暖，适当体育锻炼以增强体质。

5. 灸穴后通常于第三天开始换药，同时配合口服自制中医药。严格执行操作程序，正确运用穴位贴敷方法，如灸穴处皮肤微红、少许出血属正常现象。少许出血时，可压迫止血，如未及时止血，报告值班医师，及时处理。

6. 灸穴处穴位贴敷禁用酒精消毒，因为酒精能促进伤口愈合，不能化

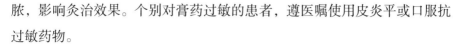

脓，影响灸治效果。个别对膏药过敏的患者，遵医嘱使用皮炎平或口服抗过敏药物。

7.加强营养，宜食清淡、高蛋白、丰富维生素的易消化食物，多食植物蛋白丰富的食物（如黄豆及豆制品），补充一定的动物蛋白（如鸡、鸭、鱼、蛋、牛奶、猪蹄等）促进灸穴充分化脓，多饮水，多吃水果，避免生冷、硬、油炸食物。禁食对自己产生过敏的食物（如海鲜、虾、螃蟹、生姜等），少食牛肉、羊肉等以免生痰，戒烟酒，饮食要平衡。

8.由于每个人的体质、病情不同，有的人施灸期间可能出现发热、疲倦、口干、全身不适等反应，对此不必有顾虑，继续施灸即可消失。

第四章

化脓灸的临床应用

第一节　咳　嗽

　　咳嗽是指由于外感或内伤，导致肺失宣降，肺气上逆，冲击气道，发出咳声或伴有咳痰为主症的一种肺系病证。"咳"指有声无痰；"嗽"指有痰无声。临床上多表现为声痰并见，难以独见，故并称为咳嗽。

　　现代社会，伴随着工业化的发展，空气污染越来越严重，呼吸道疾病的发病率也越来越高。咳嗽是呼吸道疾病中的常见病与多发病，一年四季均可发病，以秋冬季节和寒冷的地区多发，任何年龄段均可发病，以中老年人居多。外感咳嗽一般病情较轻，病程短，而内伤引起的咳嗽往往病情较为复杂，且病程较长。频繁而剧烈地咳嗽，会严重影响患者的身心健康，降低患者的生活质量，影响日常社交；咳嗽严重者，还可引发胸痛、气胸、呼吸困难、咯血甚至晕厥等并发症。

　　"咳嗽"的病名最早见于《素问》，如《素问·阴阳应象大论》曰："秋伤于湿，冬生咳嗽。""西方生燥，燥生金，金生辛，辛生肺，肺生皮毛，皮毛在肾，肺主鼻……在声为哭，在变动为咳。"《素问·示从容论》云："咳嗽烦冤者，是肾气上逆也。"《素问·咳论》曰："五脏六腑皆令人咳，非独肺也。"对咳嗽的病因、病机、证候分类和治疗列有专篇的论述。元代朱震亨《丹溪心法》提出，"咳嗽有风寒、痰饮、火郁、劳嗽、肺胀"之异，但痰为咳嗽的主要病机。明代张介宾在《景岳全书·咳嗽》中指出

"咳嗽之要，止惟二证，何为二证？一曰外感，一曰内伤"，将咳嗽分为了外感和内伤两大类。这些关于咳嗽的论述，对现在指导临床仍具有重要指导意义。

咳嗽是一个独立的常见病证，也是多种急性、慢性肺系疾病均可出现的症状之一，比如肺癌、肺结核等严重疾病的早期，都是以咳嗽为初始症状。因此治疗时需要紧密结合临床，明确诊断，将辨证与辨病相结合，根据证候本质进行治疗。

本节主要讨论以咳嗽为主要临床特征的病证。西医诊断的肺炎、支气管扩张、上呼吸道感染、慢性阻塞性肺疾病、急慢性支气管炎、肺结核、肺心病等疾病出现咳嗽时，可参考本篇进行辨证论治。

【病因病机】

（一）病因

1.外邪侵袭　风为百病之长、六淫之首，易夹其他外邪侵袭人体。外感咳嗽多表现为风寒、风热、风燥等邪气，从口鼻或皮毛而入，内舍于肺，以致肺气郁闭，肺失清肃，肺气上逆冲击气道，发为咳嗽。

2.饮食失宜　恣食生冷、肥甘厚腻之品，致脾失健运，内生痰浊，上渍于肺；或嗜食烟酒、煎炸等辛温燥烈之品，日久生痰化热，痰热熏灼肺胃；或因素体脾虚，失于健运，水谷精微输布不利，不能上输养肺，反而聚湿生痰，痰邪干肺，肺气上逆，发为咳嗽。

3.情志失调　情志不畅，肝气郁结，肝气失于条达，气机郁滞化火，而肝脉布胁，上注于肺，气火循经犯肺，阻碍肃降，火灼肺金；或思虑伤脾，脾伤生湿，脾湿与肝热相合，上行壅塞肺道，发为咳嗽。

4.劳逸失度　房劳纵欲过度，耗伤精血，阴虚火动，阴火上炎灼肺；或纵欲过度，元气虚亏，肺气亦虚；或操持劳力过度，久劳精血内损，阴不制阳，阳气上浮而咳；或劳神损伤脾胃，土虚不生肺金，发为咳嗽。

5.本脏病变　咳嗽日久，迁延不愈，耗伤肺阴肺气，肺主气司呼吸功

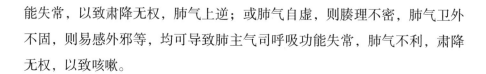

能失常，以致肃降无权，肺气上逆；或肺气自虚，则腠理不密，肺气卫外不固，则易感外邪等，均可导致肺主气司呼吸功能失常，肺气不利，肃降无权，以致咳嗽。

（二）病机

张介宾在《景岳全书》中云："咳症虽多，无非肺病。"咳嗽的病位主要在肺，《素问·咳论》中曰："五脏六腑皆令人咳，非独肺也。"因此，其他脏腑功能的失调也可引起咳嗽。肺者，相傅之官，治节出焉。肺主气，司呼吸，开窍于鼻，外合皮毛，内为五脏六腑之华盖。且肺为娇脏，不耐寒热，与外界之气直接相通，极易受内外之邪的侵袭而致病。《医学三字经》云："肺为脏腑之华盖，呼之则虚，吸之则满。只受得本脏之正气，受不得外来之客气。客气干之，则呛而咳矣。亦只受得脏腑之清气，受不得脏腑之病气。病气干之，亦呛而咳矣。""肺体属金，譬若钟然，一外一内，皆所以撞之使鸣也。"提示若邪气侵袭肺脏，肺气失于宣发、肃降，不管是外感还是内伤，均可导致肺气上逆，发为咳嗽，这也是肺脏驱邪外出的一种病理反应。肺居上焦，其气肃降；肝居下焦，其气升发。肺与肝的关系，主要表现在气机的调节方面，肝升肺降，相互协调，是维持人体气机正常升降的重要环节。若肝升太过，或肺降不及，则可出现气火上逆，咳逆上气，甚则咯血。且肺与肝存在五行相克的内在联系，如木火刑金，金不制木，肝郁化火等。脾与肺也有五行相生的内在联系，脾为肺之母，脾主运化，为胃行其津液；肺主行水，通调水道，因此，脾和肺的关系主要表现为气的生成和津液的输布两个方面。人体的精微物质、津液由脾上输于肺，通过肺的宣发和肃降而布散至周身，下输膀胱。脾之运化水湿依赖肺气宣降的协助，而肺之宣降亦靠脾之运化以资助。脾肺两脏互相配合，共同参与水液代谢过程。如果脾失健运，水湿不化，则会导致聚湿生痰，为饮、为肿，影响及肺则肺失宣降而咳嗽。其病在肺，而其本在脾，故有"脾为生痰之源，肺为贮痰之器"之说。肺与肾也具有五行相生的关系，主要表现在水液代谢和呼吸运动两个方面。肺为气之主，肾为气之根，肺司呼吸，肾主纳气，若咳嗽迁延不愈，久咳肺虚，金不生水，肺病及肾，则致肾虚气逆犯肺而咳。

咳嗽有虚实之分。外感咳嗽为新病，属邪实，常在受凉后突然发生，并伴随恶寒发热、头晕头痛、鼻塞流涕、全身酸痛等症状，属于实证，病理因素主要有风、寒、暑、湿、燥、火等，多表现为风寒、风热、风燥相合为病。内伤咳嗽多为宿疾，起病较为缓慢，病程较长，属邪实与正虚并见，伴有其他脏腑病证，属邪实正虚，标实为主者，病理因素主要为痰与火，痰有寒热之别，火有虚实之分。两种病理因素又可互为因果，痰热郁久化火，火可炼液灼津而为痰。若以本虚为主，则有肺虚、脾虚之别。一般而言，外感咳嗽其病轻浅，大多可在较短时间获得治愈，预后良好，若失治误治，会导致外感转为内伤，实证转为虚证，发生风寒化热、风热化燥、外邪入里、损耗肺气等病理转化，使病情缠绵难愈。其中，燥与湿二者较为缠绵，若湿邪困脾，日久则脾虚，脾失健运，聚湿生痰，转为内伤之痰湿咳嗽；燥热伤津，日久损耗肺阴，变为内伤阴虚之咳嗽。内伤咳嗽预后一般亦较好，但部分患者经常反复发作，病情呈进行性加重，则预后欠佳。病在肺脾时，若能及早治疗多能痊愈，如疏忽延误治疗，病情往往日益加重，最终累及肾，日久导致肺、脾、肾等脏腑亏虚，痰浊、水饮、气滞、血瘀互结而演变成肺胀，预后相对较差。

【鉴别与诊断】

（一）诊断要点

1. 咳而有声，或伴咳痰、咽痒。

2. 外感咳嗽多起病急、病程短，伴有恶寒发热等表证。

3. 内伤咳嗽多因外感咳嗽反复发作，或失治误治引发，病程较长，可有咳而伴喘，以及其他脏腑失调的症状。

4. 咳嗽发作急性期血常规中白细胞总数和中性粒细胞值增高。

5. 肺部影像学摄片检查显示正常或有肺纹理增粗。

6.肺部听诊时可闻及呼吸音增粗，或伴有散在的干湿啰音。

7.肺功能、诱导痰细胞学检查、心电图等辅助检查有助于进一步明确本病的诊断。

（二）鉴别诊断

1.肺胀　肺胀是指多种慢性肺系疾病反复发作，迁延不愈，导致肺气胀满，不能敛降的一种多种症状组成的综合征；多见于老年人，临床表现为咳嗽、咳痰、喘息气促、胸部膨满、胀闷如塞、喘息气促、烦躁心慌，甚至面色紫暗，或见唇舌发绀、肢体浮肿等，病情缠绵，时轻时重，经久难愈。不同于以咳嗽为主要症状的咳嗽病。咳嗽不同年龄均可患病，症状以咳嗽、咳痰为主，病程可长可短，但日久可发展为肺胀。

2.肺痨　肺痨以咳嗽、咯血、潮热、盗汗，以及身体消瘦为主症，是具有传染性的慢性虚损性疾病，因感染痨虫所致。而咳嗽以发出咳声或伴有咳痰为主要临床表现，多不伴有咯血、消瘦等，易与肺痨相鉴别。

3.哮病　哮病是一种发作性的痰鸣气喘疾患，虽然也会兼见咳嗽，但主要表现为发作时喉中哮鸣有声，呼吸气促困难，甚则喘息不能平卧，发作与缓解都比较迅速。

4.喘病　喘病以呼吸困难，甚至张口抬肩，鼻翼翕动，不能平卧为主要表现，也可伴有咳嗽，但咳嗽仅仅是一个次要症状。

【辨证论治】

（一）辨证要点

1.辨外感内伤　外感与内伤是咳嗽病的两大病因。起病急，病程短，初起有恶寒发热、头痛、鼻塞流涕、全身酸痛等肺卫表证者为外感咳嗽，为六淫之邪侵袭肺系所致。久病反复发作，病势缓，病程长，迁延不愈，可兼见他脏病证者，为内伤咳嗽，由脏腑功能失调，内邪犯肺所致。

2.辨证候虚实　外感咳嗽以风寒、风热、风燥为主，属邪实；内伤咳嗽中的痰湿、痰热、肝火等多以邪实为主，或兼有正虚。阴津亏耗之咳嗽属虚，或虚中夹实。也可从咳声、脉象病势等辨别，咳声响亮者多为实，咳声低怯者多为虚；脉有力者属实，脉无力者属虚；病势急骤而病程短暂者多为实证，病势缓慢而病程较长者多为虚证。

3. 辨痰液 咳痰多者，常属痰湿、痰热或虚寒；咳而少痰者，多属燥热或阴虚；痰白而稀者属风、寒；痰黄稠者属热；痰白质黏者属阴虚、燥热；痰白清稀透明呈泡沫样者属虚、寒；痰中带血者，多为肺热或阴虚火旺；有腥味或腥臭气味为痰热。

4. 辨病因 咳嗽时作，咳声嘶哑，白昼明显，鼻塞声重或咽痒而咳，病势急而病程短者，多为外感风寒或风热；咳声粗浊，晨起时阵发性加剧，痰出咳减者，多为痰湿咳嗽或痰热咳嗽；午后、黄昏咳嗽加重，或夜间有单声咳嗽，咳声轻微短促者，多为肺燥阴虚；夜卧咳嗽剧烈，持续不已，少气或伴有气喘者，为久咳致喘的虚寒证；饮食肥甘、生冷后加重者多属痰湿；情志受激后加重者多属气火致咳；劳累或受凉后加重者多为痰湿、虚寒。

（二）临床证候

1. 风寒袭肺证 咳声重浊，气急，咽痒，咳稀薄白痰，常伴有鼻塞流清涕，头痛，肢体酸疼，恶寒发热，无汗，舌淡，苔薄白，脉浮或浮紧。

2. 风热犯肺证 咳嗽频剧，气粗或咳声嘶哑，咽喉肿痛，痰黏稠或色黄，咳吐不爽，常伴恶风身热，鼻流黄涕，头胀痛，肢体酸楚，口渴，头痛，舌尖红，苔薄黄，脉浮数或浮滑。

3. 风燥伤肺证 口鼻干燥，喉干咽痛，无痰或痰少而黏，咳痰不爽，或痰中带有血丝，不易咳出，初起或伴有轻微恶寒，鼻塞，身热头痛，舌尖红，舌质干而少津，苔薄白或薄黄，脉浮数或小数。

4. 痰热郁肺证 咳嗽气息粗促，喉中可闻及痰声，痰多色黄而黏稠，咳吐不爽，或有热腥味，或夹有血丝，或咳时引胸痛，胸胁胀满，伴面赤，或有身热，口干欲饮，舌红苔薄黄腻，舌质红，脉滑数。

5. 痰湿蕴肺证　咳嗽反复发作，晨起咳甚，进甘甜油腻之品加重，咳声重浊，痰多色白，或带灰色，黏腻或稠厚成块，痰出则咳缓，常伴胸闷脘痞，纳差乏力，腹胀，大便时溏，舌苔白腻，脉濡滑。

6. 肝火犯肺证　上气咳逆阵作，咽干口苦，咳时面赤，痛引胸胁，症状可随情绪波动而增减，咽部常觉有异物感，痰量少质黏，咳之难出，舌红或舌边尖红，舌苔薄黄少津，脉弦数。

7. 肺阴亏虚证　干咳，咳声短促，痰少色白质黏，或痰中带血丝，或声音逐渐嘶哑，口干咽燥，午后潮热，手足心热，颧红盗汗，常伴有日渐消瘦，神疲乏力，舌质红少苔少津，脉细数。

（三）治疗原则

　　咳嗽分为外感和内伤两种。治疗上首先应分清外感内伤与邪正虚实。外感咳嗽，为六淫之外邪侵袭肺系所致，多为实证，故以祛邪利肺为治疗原则，邪去则正安。外感咳嗽又可细分为风寒、风热、风燥等不同证候，故分别采用疏风、散寒、清热、润燥等方法治疗。由于肺主皮毛，司一身之表。针灸用毫针泻法或留针，可散风祛邪，宣肺解表，使肺气通调，清肃有权。内伤咳嗽是由脏腑功能失调，内邪犯肺所致，多属邪实正虚，故以祛邪扶正、标本兼顾为治疗原则。标实为主者，以痰、火为主，治应祛邪止咳，但需注意防止宣散过度，损伤正气；本虚为主者，有肺虚、脾虚、肾虚之别，需着重于调护正气，治应扶正补虚，兼顾主次。治随证出，治疗咳嗽除需理肺止咳、顺气化痰之外，还要用疏风、散寒、宣肺、清热、润燥、缓急、泻肝、化痰、养阴等治法。如风寒袭肺者宜宣肺散寒，针灸并用，行泻法；风热犯肺者宜疏风清热，针刺泻法；痰热郁肺者宜清热化痰，针刺泻法；痰湿蕴肺者宜燥湿化痰，针灸并用，行泻法；肝火犯肺者宜清肺平肝，针刺泻法；肺阴亏虚者宜滋阴润肺，针灸并用，行补法。

（四）化脓灸治疗

1. 主要处方

（1）尽早治疗，缓解症状

治法：宣肺止咳。取肺的背俞穴、募穴及手太阴经穴为主。

主穴：肺俞，中府，列缺（见附录二，彩图20），合谷，太渊（见附录二，彩图21），三阴交。

配穴：风寒束肺配风门、外关；风热犯肺配大椎、尺泽（见附录二，彩图22）；痰湿蕴肺加丰隆；肝火犯肺配行间（见附录二，彩图23）、鱼际（见附录二，彩图24）；肺阴亏虚配膏肓。

方义：咳嗽病位在肺，肺俞为肺气所注之处，位邻肺脏，可以调理肺脏之气机，使其肃降有权，该穴泻之宣肺、补之益肺，外感内伤与虚实皆可使用；中府为肺的募穴，根据俞募配穴法，与肺俞相配，可理肺止咳；列缺为手太阴肺经络穴，合谷为手阳明大肠经原穴，两穴原络相配，表里相应，可疏风祛邪，宣肺止咳；太渊为肺经原穴，是本脏真气所注，可理肃肺气；三阴交为肝、脾、肾三经之交会穴，可疏肝健脾，使肝脾协调，肺气肃降，痰清咳平。

（2）化痰

治法：理肺化痰。以背俞穴、足阳明经穴为主。

主穴：肺俞，中脘（见附录二，彩图25），脾俞，丰隆。

配穴：咳嗽配太渊、太白（见附录二，彩图26）；哮喘配列缺、风门、定喘；痰饮配脾俞。

方义：肺俞为肺之背俞穴，具有调理肺气、止咳平喘的功效；中脘为胃之募穴，六腑皆取禀于胃，且中脘为腑会，也是任脉与手太阳、手少阳和足阳明经的交会穴，能沟通脾胃二经，因此，本穴具有清降痰浊之功，为治痰要穴；脾俞为脾的背俞穴，脾脏的湿热之气由此外输膀胱经，可利湿升清，化痰止咳；丰隆穴为足阳明胃经的络穴，胃经及脾经大部分水湿浊气汇合于此，有联络脾胃二经各部气血物质的作用，与肺俞、太渊相配能祛湿化痰，治疗咳嗽痰多。

（3）补虚固本防复发

治法：补益肺气。以督脉、足太阳、足阳明经穴为主。

主穴：大椎，膏肓，足三里，三阴交，气海。

方义：大椎为诸阳之会，手足三阳阳热之气由此汇入本穴，功能宣导阳气，温补肺气；膏肓穴属足太阳膀胱经，配合气海等穴，能激发经气，温通经络，散风逐湿，起到扶正祛邪、标本兼顾的作用；足三里为胃经的合穴，可培中土而扶中气，健脾养胃，调补气血，燥化脾湿，升降气机；三阴交为足三阴经（肝、脾、肾）的交会穴，有联络足三阴经气血的作用，能调理三脏气血功能，温补肺气；气海穴为人体先天元气聚会之处，灸之既能增加元气，又能改善心、肺、脾、肾脏气虚惫，主治元气亏损之疾。

2. 操作

（1）施术前准备

药艾炷制作：将特配中药共研细末和艾绒拌匀，盛瓶备用。施治时以手捏成直径 0.6～0.8cm、高 1～1.2cm 较紧而圆的锥体，备齐灸治穴位所需壮数的艾炷。

辅助工具：打火机或火柴、线香等点火工具；治疗盘、弯盘、镊子、消毒棉签、消毒棉球、消毒镊子、一次性注射器等辅助用具（具体根据临床操作需求准备）。

穴位定位：根据化脓灸的部位，选择患者舒适、医者便于操作的治疗体位。常用体位有仰卧位、侧卧位、俯卧位、俯伏坐位、侧伏坐位。

消毒：施灸前应该对受术者施灸部位进行消毒，灸区消毒可用 0.5%～1% 碘伏棉球在灸区部位由中心向外做环形擦拭消毒。施术者双手应用肥皂或洗手液清洗干净，再用速干手消毒剂消毒。

局部麻醉：使用 2% 利多卡因或 1% 普鲁卡因，以每穴 0.5～1mL 进行局部麻醉，皮丘直径约 1.5cm。

（2）施术方式

涂抹介质：将大蒜汁均匀涂拭在局部麻醉的穴位上，涂拭范围应大于艾炷底座直径。

放置艾炷：将艾炷置于选定的穴位上，放置平稳，防止燃烧时倾倒。

点燃艾炷：用线香或打火机从艾炷顶端点燃，医者应守在旁边，若患者出现不适感，医者可轻轻拍打或抓捏穴位四周。艾炷燃尽后继续换一个新艾炷，如此反复直至所需壮数。

（3）施术后处理

灸后化脓敷贴：施灸后，用消毒干棉球擦净灸穴遗留物，然后用消毒湿棉球消毒灸穴待干。将化脓灸膏药置于烤灯下20～30cm烘烤，温度适宜在38～40℃（膏药刚能撕开，未见小气泡冒起），再将膏药贴于穴位处，必要时可用创可贴加固，以防松脱。

灸穴换药：换药时先暴露灸穴，用镊子去除药膏，动作要轻柔，以免患者疼痛、灸穴出血。再用消毒药水消毒灸穴，需从灸穴中心向外，以防感染，并清除灸穴脓液和周围残存的药膏。然后用消毒棉球擦净周围皮肤，亦是从灸穴中心向外的顺序。最后烘烤药膏，烘烤程度为药膏变软，无药膏溢出，烘烤过度会导致敷贴不紧，影响化脓及治疗效果。敷贴药膏需平整牢固，必要时可用创可贴加固。

（五）其他疗法

1. 针刺

（1）风寒袭肺：取风门、外关、大椎、合谷、列缺、肺俞。毫针刺，用泻法，以解表散寒、宣肺止咳。

（2）风热犯肺：取大椎、外关、少商、尺泽、定喘。毫针刺，用泻法，可疾刺，以疏风清热、化痰止咳。

（3）痰湿蕴肺：取肺俞、脾俞、太渊、三阴交、足三里、丰隆、阴陵泉。毫针刺，用补法，或用温针灸，以健脾燥湿、化痰止咳。

（4）肝火犯肺：取肺俞、尺泽、鱼际、阳陵泉、太冲、行间。毫针刺，用泻法，以清肺平肝、降逆止咳。

（5）肺阴亏耗：取肺俞、中府、太渊、经渠。毫针刺，行补法，以调补肺气、降虚火、止咳化痰。

2. 耳针　取肺、脾、肝、肾、神门、支气管、枕等穴。每次选用 2～3 穴，用毫针刺法，或压籽法。留针 1 小时，隔日 1 次，7 次为 1 个疗程，适用于内伤咳嗽。

3. 皮肤针　取项后、背部第 1 胸椎至第 2 腰椎两侧足太阳膀胱经、颈前喉结、两侧足阳明胃经。每个部位循序叩刺，外感咳嗽者叩至皮肤隐隐出血，每日 1～2 次；内伤咳嗽者叩至皮肤潮红为度，每日或隔日 1 次。

4. 穴位贴敷　取肺俞、中府、大椎、风门、膻中。用白芥子、苏子、附片、肉桂、干姜、葶苈子、细辛、五味子等份研末，用生姜汁调成膏状，先用生姜及葱白捣汁擦拭肺俞穴及脊柱两侧，使局部潮红，再将药膏贴敷穴位上，30～90 分钟后去掉，局部红晕微痛为度，隔日换药 1 次。多用于内伤咳嗽。

5. 推拿　患者取仰卧位，医生用揉法、推法或一指禅推法，揉天突、膻中、中府、身柱、大杼、风门、肺俞等穴，每穴 1 分钟；再以两拇指由胸骨剑突沿肋弓分推两胁肋部 5～10 遍；患者俯卧位，医生用一指禅推法推身柱、大杼、风门、肺俞，每穴 1 分钟；最后，用一指禅推法推尺泽、太渊穴 2～3 分钟，然后按揉列缺、外关、合谷，每穴 1～2 分钟。

6. 拔罐　患者取俯伏坐位或俯卧位，取大椎、风门、肺俞、膏肓、曲垣等穴。用大小适宜的火罐，闪火法或投火法，将火罐吸拔在所取穴位上，留罐 10～15 分钟。每 3～4 天治疗 1 次（根据皮肤反应而定），5 次为 1 疗程。

7. 单方验方

（1）紫苏、杏仁、生姜、红糖各 10g。将紫苏与杏仁捣成泥，生姜切片共煎，取汁去渣，调入红糖再稍煮片刻，令其溶化，每日分 2～3 次饮用。主治外感风寒咳嗽。糖尿病者禁用。

（2）黄芩、瓜蒌壳、鱼腥草各 10g。水煎服，每日 3 次，适用于痰热

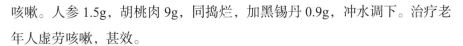

咳嗽。人参 1.5g，胡桃肉 9g，同捣烂，加黑锡丹 0.9g，冲水调下。治疗老年人虚劳咳嗽，甚效。

（3）百合（鲜）、枇杷（去核）、鲜藕（切片）各 30g。将百合、枇杷和藕片合煮汁，调入适量白糖（冰糖更好），代茶频频饮。适用于燥热伤肺所致的咳嗽。糖尿病者禁用。

（4）百部、生地黄、生姜、百合、麦冬各 10～15g。日一剂，水煎服。适用于阴虚久咳之证。

【预防与调护】

（一）预防

1. 预防感冒　绝大部分咳嗽是由呼吸道疾病引起的，因此预防呼吸道疾病是预防咳嗽的关键。要防止咳嗽，预防感冒非常关键，平时要注意气候变化，及时增减衣物，防止过冷或过热。注意保暖，避免受凉及不良气味的刺激，儿童和老年人、免疫功能低下者尤应注意；小儿平时要注意锻炼身体，提高御"邪"能力，避免外感，以防加重病情。

2. 避免感染　少带小儿去拥挤的公共场所，少与咳嗽患者接触，减少感染机会。经常开窗，流通新鲜空气。及时接受预防注射，减少传染病发生。避免吸入有害气体和烟尘，吸烟者一定要戒烟；痰多时应积极排痰；体虚易反复感冒者，可适当服用玉屏风散，益气固表。少食肥甘厚味，如羊肉、海鱼、蛤类、蟹、虾等，以免助湿生痰。内伤咳嗽在缓解期间，应遵循"缓则治其本"的原则，补虚固本以防复发。

3. 加强锻炼　在服用药物治疗的同时，应积极配合进行体育锻炼，提高机体卫外功能，增强皮毛腠理御邪抗病能力。多进行户外活动，如练习八段锦、太极拳、呼吸操及游泳、爬山、慢跑等，但也要注意避免过劳。

（二）调护

1. 生活调护　注意气候的转变，特别是秋冬季节气温变化剧烈，应及时增添衣被，避免受凉，防止呼吸道疾病引发咳嗽。要按时作息，劳逸适度，保证睡眠，提高抵抗力。咳嗽痰多者，应尽量鼓励患者将痰排出。咳而无力者，尤其是长时间卧床的患者，可翻身拍背以助痰排出。感冒流行期间，可服中药预防，用贯众、防风、荆芥，每日一剂，连服 2～3 天。易感冒的小儿，可每天以黄芪、红枣煎汁代茶，长期服用可增加机体免疫力，减少感冒的发生。

2. 饮食调养 注意四时调摄，应合理调配饮食，饮食宜清淡，不宜过咸，不宜过食肥甘厚味，忌食辛辣刺激及油炸之品，戒除烟酒等不良嗜好，宜多饮温水，多食富含维生素 C 的食物。痰热咳嗽患者宜多吃新鲜蔬菜、水果及养阴生津之品，如雪梨、枇杷、橘子、百合、蜂蜜、银耳等；避免进食煎炸、烧烤、辛辣食物，以免伤阴化燥，如辣椒、大蒜、洋葱、咖啡、酒、可乐等。寒咳应慎食生冷食品。内伤咳嗽多呈慢性反复发作，病程较长，尤应引起注意，可根据病情适当选用雪梨、山药、百合、萝卜等作为食疗调护，坚持缓则治本的原则，补虚固本以图根治。

3. 精神调理 调畅情志，学会自我调节，保持心情舒畅，气机条畅，避免性情急躁，以防郁怒化火伤肺。中老年长期咳嗽者应尽快到医院检查，明确病因，及时治疗。

【医案选粹】

患者，女，53 岁。2020 年 1 月 7 日初诊。

主诉：反复咳嗽 20 余日。现病史：患者 20 日前因天气变化，不慎受凉，随即出现恶寒发热、鼻塞、头痛乏力、肢体酸楚、咳嗽时作等不适，遂至社区医院就诊，体温 37.8℃。查验血常规提示白细胞计数偏高。X 线胸片示：右下肺阴影。社区门诊予以感冒灵颗粒、头孢类药物（具体不详）口服，以缓解感冒症状、抗感染治疗。服药一周后患者发热、项背酸痛等不适症状好转，但仍有咳嗽时作，时有刺激性干咳，受风后易诱发咳嗽，晨起时发作尤甚，日轻夜重，曾自行口服银翘冲剂、止咳糖浆等均告无效，日常生活受到一定影响。现寻求针灸治疗。查体：咽部轻度充血，呼吸运动对称，胸廓无畸形；肺部听诊：双肺呼吸音稍粗，偶可闻及哮鸣音，未闻及散在干湿啰音。辅助检查：胸片提示肺纹理紊乱、增粗；血常规：白细胞总数及红细胞沉降率均在正常范围。刻下症：神清，稍感乏力，时自汗出，偶有眩晕感，咳嗽间作，受寒、受风等刺激后可诱发剧烈咳嗽，喉痒，痰少难咳，纳食减少，偶有腹胀便溏，舌质淡嫩，舌苔薄白，脉弦。

中医诊断：咳嗽（正虚邪恋、肺脾气虚）；西医诊断：感染后咳嗽。

辨证分析：患者以咳嗽反复发作、痰少难咳为主要临床表现，考虑为中医咳嗽范畴，其病位在肺。《诸病源候论》云："肺主气，合于皮毛。邪之初伤，先客皮毛，故肺先受之。"患者于 20 日前外出受凉感寒，肌肤卫表不固，正气先亏，风寒外邪乘虚入侵毛窍腠理，皮毛合肺，而肺为娇脏，不任风寒，风寒袭肺，肺气不宣，故咽喉瘙痒发为咳嗽。风寒束表，腠理闭阻，卫外之阳被遏，故见恶寒发热，无汗头痛，肢体酸痛。本案患者时有阵发性刺激性干咳，并有自汗出、乏力等肺气虚之症，且病程超过 3 周，迁延不愈，所以考虑为肺气不足，无力驱邪外出，造成气虚风邪恋肺，肺气上逆，故咳嗽；加之患者年过五旬，正气亏虚，故咳嗽迁延不愈。久病咳喘，肺气虚弱，影响及脾，导致脾气亦虚，故患者表现为纳食减少、腹胀便溏的脾气虚之象。综合患者病史资料可辨为正虚邪恋、肺脾气虚证。

治法：以宣肺止咳、扶正祛邪为基本治则，采用化脓灸治疗。①艾炷制作：将麻黄、桂枝、麝香等中药按一定比例研制成粉，与陈艾绒拌匀装瓶备用，施灸时手工将艾绒做成直径 0.6～0.8cm、高 1～1.2cm 较紧的圆锥体，每燃一炷为 1 壮。②选穴：第 1 组，肺俞（双，9 壮），风门（双，7 壮），合谷（5 壮）；第 2 组，脾俞（双，7 壮），中脘（双，9 壮），丰隆（9 壮）；第 3 组，大椎（7 壮），膏肓（双，7 壮），足三里（双，9 壮）。③操作：灸治时先将穴位按常规消毒，然后用 1% 普鲁卡因 0.5～1mL 局部麻醉，再于大蒜汁涂拭麻醉后的穴位上施灸，完成所需壮数后，在穴位上贴上自制的化脓灸药膏，3 天后换药，每日 2 次。第 2 组穴位在第 1 组穴位灸治结束后14天进行，第3组穴位在第2组穴位灸治结束后第10天进行。

第1组穴位治疗后，患者自觉咳嗽症状明显改善，晨起、受风后咳嗽发作程度下降。第2组穴位治疗结束后，患者咳嗽症状进一步改善，咳嗽发作频率较前大幅减少，但偶有微咳。第3组穴位治疗后，诸症皆有好转。2个疗程结束后，患者咳嗽症状未曾发作。3个月后随访，未见复发。

按语：本则医案以咳嗽反复发作、痰少难咳、乏力、自汗出等为主症，诊断为咳嗽，结合患者四诊资料辨证为正虚邪恋、肺脾气虚证，治疗应以宣肺止咳、扶正祛邪为基本治则。本案第1组穴位选取肺俞、风门、合谷，主要体现疏风宣肺止咳的功效。咳嗽病位在肺，肺俞为肺气所注之处，可以调理肺脏之气机，使其清肃有权，配合风门、合谷共建祛风散寒之功。第2组穴位脾俞、中脘、丰隆三穴可清降痰浊，理肺化痰止咳。第3组穴位选取大椎、膏肓，起到补虚固本防止复发的作用，大椎温补肺气，膏肓扶正祛邪；足三里培中土而扶中气，"邪之所凑，其气必虚"，加足三里有补肺健脾、培土生金之意。感染后咳嗽属于中医学"久咳""顽咳"范畴，其病因有内外因之分，以外因为先导，内因为根本。外因主要为风邪兼夹他邪侵袭肺卫，导致肺失宣肃，肺气上逆发为顽咳。外感风寒后，邪气留恋，留滞于肺系渍于咽喉，肺清肃失常，气道不利，而其正气亏虚，尤以肺脾两虚为主，是导致慢性迁延、持久不愈的根本内因，因此治疗上要注意祛风止咳兼以扶正祛邪。

第二节　哮　病

哮病，又称哮证，是以喉中哮鸣有声，呼吸气促困难，甚则喘息不能平卧为主症的反复发作性肺系疾病。后世医家鉴于哮必兼喘，故又称哮喘，而喘未必兼哮，为与喘证区分，故定名为哮病、哮证。

春秋战国时期，始有"喘鸣"之类的记载，与本病的发作特点相似。

如《素问·阴阳别论》说："阴争于内，阳扰于外，魄汗未藏，四逆而起，起则熏肺，使人喘鸣。"《素问·通评虚实论》云："喘鸣肩息者，脉实大也，缓则生，急则死。"东汉时期，张仲景称之为"上气"，《金匮要略·肺痿肺痈咳嗽上气病脉证并治》曰："咳而上气，喉中水鸡声，射干麻黄汤主之。"指出哮病发作时的特征及治疗。《金匮要略·痰饮咳嗽病脉证并治》指出："膈上病痰，满喘咳吐，发则寒热，背痛腰疼，目泣自出，其人振振身剧，必有伏饮。"从病理上将其归属于痰饮病中的"伏饮"证。隋代巢元方《诸病源候论》称本病为"呷嗽"，指出本病病理为"痰气相击，随嗽动息，呼呷有声"，治疗"应加消痰破饮之药"。此后，本病还有哮吼等形象性称谓。元代朱丹溪首创哮喘病名，并阐明病理因素"专主于痰"，提出"未发以扶正气为主，既发以攻邪气为急"的治疗原则。明代虞抟《医学正传》则进一步对哮与喘做了明确的区别，指出其鉴别特点为："喘以气息言，哮以声响言。""喘促喉间如水鸡声者谓之哮，气促而连续不能以息者谓之喘。"清代叶天士《临证指南医案》认为喘证之因，亦有由外邪壅遏而致者，"若夫哮证，亦由初感外邪，失于表散，邪伏于里，留于肺俞"。

哮病是一种常见的、慢性呼吸系统疾病，一年四季均可发病，尤以寒冷季节和气候急剧变化时发病较多，且易复发，男女老幼皆可罹患。本节主要讨论的哮病为一种发作性疾病，属于痰饮的"伏饮"证。西医诊断的支气管哮喘、喘息性支气管炎、嗜酸粒细胞增多症（或其他急性肺部过敏性疾患）引起的哮喘，可按照本篇辨证论治。

【病因病机】

（一）病因

1. 外邪侵袭　气候变化为哮病发作的主要诱因。外邪侵袭，内合于肺，"伏痰"遇感引触，痰随气升，气因痰阻，相互搏结，壅塞气道，而致痰鸣如吼，气息喘促。或寒温失调，失于表散，邪蕴于肺，壅阻肺气，气不布津，聚液生痰而发。或因吸入花粉、烟尘、异味气体等，影响肺气的宣发，津液凝聚，痰浊内生，亦为致哮的常见诱因。

2.饮食不当 或过食生冷，寒饮内停；或嗜食酸咸甘肥，积痰蒸热；或禀赋异常者，进食海膻发物，以致脾失健运，痰浊内生，上干于肺，壅塞气道而发，故又有"食哮""鱼腥哮""卤哮""糖哮""醋哮"等名。清代何梦瑶《医碥·哮喘》曰："哮者……得之食味酸咸太过，渗透气管，痰入结聚，一遇风寒，气郁痰壅即发。"

3.情志刺激 肝主疏泄，性喜条达。忧郁恼怒、思虑过度等情志刺激，使肝失条达，气机不畅，气郁化火，气火循经上逆犯肺；或肝气郁结，疏泄失职，津液失布，凝而成痰；或肝郁化火，郁火灼津，炼液成痰；或肝气郁滞，横克脾土，脾失健运，酿液为痰，上贮于肺，以致肺失肃降，发为哮喘。

4.体虚病后 体质虚弱，易发哮病。如幼儿哮病往往由于禀赋不足所致，故《临证指南医案·哮》称其为"幼稚天哮"。若病后体弱，如幼年患麻疹、顿咳，或反复感冒、咳嗽日久等，以致肺气亏虚，气不化津，痰饮内生；或病后阴虚火旺，热蒸液聚，痰热胶固而致哮。素质不强者多以肾虚为主，而病后所致者多以肺脾虚为主。

（二）病机

哮病主要由痰阻气道、肺失宣降所引发，病位主要在肺，临床表现为哮鸣有声、呼吸困难等肺经失衡的病症；另外，本病在发展过程中常病及脾经、肾经，导致三经共病。哮病的病理因素以痰为主，朱丹溪说："哮喘专主于痰。"痰的产生责之于肺不能布散津液，脾不能运输精微，肾不能蒸化水液，以致津液凝聚成痰，伏藏于肺，成为发病的"夙根"。发作期的基本病理变化为邪实引触"伏痰"，痰随气升，气因痰阻，相互搏击，壅塞气道，肺管狭窄，通畅不利，肺气宣降失常，引动停积之痰，而致痰鸣如吼，气息喘粗。其基本病理环节为痰阻气闭，以邪实为主，故以呼气困难，自觉呼出为快。由于病因不同，体质差异，又有寒哮（冷哮）、热哮之分。哮因寒诱发，素体阳虚，痰从寒化，属寒痰为患，则发为寒哮；若因热邪诱发，素体阳盛，痰从热化，属痰热为患，则发为热哮。或由痰热内郁，风寒外束，则为寒包火证。寒痰内郁化热，寒哮亦可转化为热哮。

哮病缓解期的病机以阳虚与痰瘀阻滞的病理改变为主，随着哮喘的反复发作和体质的逐步下降，寒痰伤及脾肾之阳，痰热伤及肺肾之阴，则可从实转虚，在平时表现为肺、脾、肾等脏器虚弱之候。肺虚不能主气，气不化津，则痰浊内蕴，肃降无权，并因卫外不固，而更易受外邪的侵袭诱发；脾虚不能化水谷为精微，上输养肺，反而积湿成痰，上贮于肺，影响肺气的升降；肾虚精气亏乏，摄纳失常，则阳虚水泛为痰，或阴虚虚火灼津成痰，上干于肺，而致肺气出纳失司。可见，哮病为本虚标实之病，标实为痰浊，本虚为肺脾肾虚。肺者，生气之源，其脉循胃口上膈属肺；肺合皮毛，寒热之邪侵袭肌表，内传于肺，则肺失宣降。由于三脏之间的交互影响，可致三经合并同病，表现肺、脾、肾的气虚及阳虚，或肺肾的阴虚。在间歇期感觉气短、疲乏，常有轻度哮喘，难以全部消失。一旦大发作时，每易持续不解，邪实与正虚错综并见，肺肾两虚而痰浊又复壅盛，严重者因肺不能治理调节心血的运行，命门之火不能上济于心，则心阳亦同时受累，甚至发生"喘脱"危候。

【鉴别与诊断】

（一）诊断要点

1. 发作时喉中哮鸣有声，呼吸困难，甚则张口抬肩，不能平卧，或口唇指甲紫绀呈反复发作。

2. 两肺可闻及以呼气相为主的哮鸣音，或伴有湿啰音。

3. 常因气候突变、饮食不当、情志失调、劳累等因素而诱发，发作前多有鼻痒、喷嚏、咳嗽、胸闷等症状。

4. 有过敏史或家族史。

5. 血液中嗜酸性粒细胞可见升高；痰液涂片可见嗜酸性粒细胞；胸部X线检查一般无特殊改变。

（二）鉴别诊断

1. 喘证 哮病和喘证都有呼吸急促的表现。哮必兼喘，但喘未必兼哮。哮指声响言，以发作时喉中哮鸣有声为主要临床特征；喘指气息言，以呼吸气促困难为主要临床特征。哮是一种反复发作的独立性疾病，喘证是并发于多种急慢性疾病的一个症状。

2. 支饮 支饮为饮留胸膈，虽然也可表现痰鸣气喘的症状，但多由慢性咳嗽经久不愈，逐渐加重而成咳喘，病势时轻时重，发作与间歇的界限不清，以咳嗽和气喘为主。如《金匮要略·痰饮咳嗽病脉证并治》说："咳逆倚息，短气不得卧，其形如肿，谓之支饮。"哮病间歇发作，突然起病，迅速缓解。

3. 肺胀 肺胀是指多种慢性肺系疾病反复发作，迁延不愈，导致肺气胀满，不能敛降的一种由多种症状组成的综合征。临床表现为胸部膨满，憋闷如塞，喘息上气，咳嗽痰多，烦躁心悸，甚至颜面紫黯，肢体浮肿等。病情缠绵，经久难愈，可隶属于喘证范畴。哮与喘病经久不愈，皆可发展成肺胀。

【辨证论治】

（一）辨证要点

1. 分已发与未发 发作期以邪实为主，兼或有虚；缓解期以正虚为要，常兼有实，邪实与正虚并存，因此切记勿犯虚虚实实之戒。

2. 辨寒热虚实 哮病有寒热、虚实之分。以邪实为主者，当分寒哮、热哮、寒包热哮、风痰哮之别，同时还要注意有无表证；以正虚为主者，当辨肺虚、脾虚、肾虚之异。肺气虚，宗气衰少，故少气短息，语声低怯。面色淡白，神疲体倦，舌淡苔白、脉弱，均为气虚功能衰减之象。若肺气虚，不能宣发卫气于肌表，腠理不密，卫表不固，故见自汗、畏风，且易受外邪侵袭而患感冒。因痰热伤及肺肾之阴，阴液既亏，内热必生，故呈形体消瘦、口燥咽干、骨蒸潮热、盗汗颧红、舌红少苔、脉细数等阴虚内热之象。寒痰伤及脾肾之阳，阳气虚，阴寒内盛，则畏寒肢冷、面色㿠白；肾阳虚，膀胱气化失司，则腰膝酸软、小便不利。

（二）临床证候

1. 实证　如风寒外袭，症见咳嗽喘息，咳痰稀薄，形寒无汗，头痛，口不渴，苔薄白，脉浮紧；如痰热阻肺，症见咳喘痰黏，咳痰不爽，胸中烦闷，咳引胸胁作痛，或见身热口渴，恶心纳呆，苔黄腻，脉滑数。

2. 虚证　如肺气不足，症见喘促气短，喉中痰鸣，气怯声低，吐痰稀薄，或烦热口干，两颊潮红；如久病肺虚及肾，则气息短促，动则喘甚，形瘦神疲，汗出肢冷，舌淡苔红，脉沉细。

（三）治疗原则

1. 发作期　多实证，急当攻邪以治标，以宣肺逐邪、祛痰利气为重点，冷哮者宜温化宣肺；热哮者宜清化肃肺；寒热错杂者，当温清并施，详分主次；表证明显者兼以解表；风痰为患者兼以祛风涤痰；久延兼虚者，当兼顾正虚；若发生喘脱危候，急当扶正以救脱。

2. 缓解期　形气俱虚，当善为调理以治本，据气虚之脏腑不同，或补益脾肺，或补肺温肾。再审阴阳之属性，阳虚者当温其阳，阴虚者宜养其阴。如寒哮者宣肺散寒，针灸并用，泻法；热哮者清化肃肺，只针不灸，泻法；肺脾气虚者，补气健脾，针灸并用，补法；肾气亏虚者，补益肾气，固本培元，针灸并用，补法。

（四）化脓灸治疗

1. 主要处方

第1组取穴：大椎（9壮）、肺俞（9壮）、膻中（7壮）。

第2组取穴：定喘（7壮）、膏肓（7壮）、足三里（7壮）。

配穴：实证加尺泽；虚证加肾俞；痰多加丰隆。

2. 方义　督脉总督一身之阳经，为阳脉之海，故取大椎。取足太阳经脉之肺俞以疏通足太阳经气和宣通肺气，因肺主皮毛，足太阳主一身之表，使邪从表解，以达到散风寒、解表邪的目的。任脉总任周身之阴经，为阴脉之海，膻中会一身之气，任脉畅行则诸阴气亦可调顺，阴阳经气平衡。定喘是止哮定喘的经验效穴，膏肓有温调肺气的作用，足三里培中土而扶中气。虚喘多由肾气虚耗，真气不纳所致，故取肾俞大补肾脏元气。

3. 操作

（1）施术前准备

药艾炷制作：将特配中药共研细末和艾绒拌匀，盛瓶备用。施治时以手捏成直径 0.6～0.8cm、高 1～1.2cm 较紧而圆的锥体，备齐灸治穴位所需壮数的艾炷。

辅助工具：打火机或火柴、线香等点火工具；治疗盘、弯盘、镊子、消毒棉签、消毒棉球、消毒镊子、一次性注射器等辅助用具（具体根据临床操作需求准备）。

穴位定位：根据化脓灸的部位，选择患者舒适、医者便于操作的治疗体位。常用体位有仰卧位、侧卧位、俯卧位、俯伏坐位、侧伏坐位。

消毒：施灸前应该对受术者施灸部位进行消毒，灸区消毒可用 0.5%～1% 碘伏棉球在灸区部位由中心向外做环形擦拭消毒。施术者双手应用肥皂或洗手液清洗干净，再用速干手消毒剂消毒。

局部麻醉：使用 2% 利多卡因或 1% 普鲁卡因，以每穴 0.5～1mL 进行局部麻醉，皮丘直径约 1.5cm。

（2）施术方式

涂抹介质：将大蒜汁均匀涂拭在局部麻醉的穴位上，涂拭范围应大于艾炷底座直径。

放置艾炷：将艾炷置于选定的穴位上，放置平稳，防止燃烧时倾倒。

点燃艾炷：用线香或打火机从艾炷顶端点燃，医者应守在旁边，若患

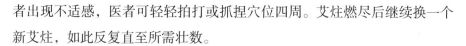

者出现不适感，医者可轻轻拍打或抓捏穴位四周。艾炷燃尽后继续换一个新艾炷，如此反复直至所需壮数。

（3）施术后处理

灸后化脓敷贴：施灸后，用消毒干棉球擦净灸穴遗留物，然后用消毒湿棉球消毒灸穴待干。将化脓灸膏药置于烤灯下 20 ～ 30cm 烘烤，温度适宜在 38 ～ 40℃（膏药刚能撕开，未见小气泡冒起），再将膏药贴于穴位处，必要时可用创可贴加固，以防松脱。

灸穴换药：换药时先暴露灸穴，用镊子去除药膏，动作要轻柔，以免患者疼痛、灸穴出血。再用消毒药水消毒灸穴，需从灸穴中点向外，以防感染，并清除灸穴脓液和周围残存的药膏。然后用消毒棉球擦净周围皮肤，亦是从灸穴中心向外的顺序。最后烘烤药膏，烘烤程度为药膏变软，无药膏溢出，烘烤过度会导致敷贴不紧，影响化脓及治疗效果。敷贴药膏需平整牢固，必要时可用创可贴加固。

（五）其他疗法

1. 针刺

主穴：肺俞，中府，太渊，定喘，膻中。

配穴：实证配尺泽、鱼际；虚证配膏肓、肾俞；喘甚配天突、孔最；痰多配中脘、丰隆。

操作：毫针常规刺，可加灸。发作期每日治疗 1 ～ 2 次，缓解期每日或隔日治疗 1 次。

2. 皮肤针

取鱼际至尺泽穴手太阴肺经循行部、第 1 胸椎至第 2 腰椎足太阳膀胱经第 1 侧线，循经叩刺，以皮肤潮红或微渗血为度。

3. 穴位贴敷

取肺俞、膏肓、膻中、定喘。白芥子 30g，甘遂 15g，细辛 15g，共为细末，用生姜汁调成膏状，30 ～ 90 分钟后去掉，以局部红晕微痛为度。三伏天贴敷为佳。

4. 拔罐

发作期属寒饮者，取风门、肺俞、大椎、膻中穴，施以单纯的火罐法，留罐 10 分钟，每日 1 次。属痰热者，先以定喘穴行闪罐 5 ～ 6

次，以皮肤发红为度，然后取肺俞、膻中、尺泽穴施行刺络拔罐法，以三棱针在穴位点刺后，迅速用罐吸拔，留罐 10 分钟，各穴交替吸拔，每日 1 次。缓解期的患者可采用拔罐发泡法进行预防。

5. 耳针 取对屏尖、肾上腺、气管、肺、皮质下、交感。每次选用 3 ～ 5 穴，毫针刺法。发作期每日 1 ～ 2 次；缓解期用弱刺激，每周 2 次。

6. 穴位注射 取定喘、中府、膻中穴，于哮喘发作时选 2 个穴位，各注入 0.1 ～ 0.2mL 0.1% 肾上腺素。或用胎盘组织液、B 族维生素等，注射于气舍、气户。

7. 单方验方

（1）玉涎丹：蛞蝓（蜒蚰）20 条，大贝母 10g，共捣为丸。每次口服 1.5g，每日 2 次，或用蛞蝓加糖水化服。治热哮。

（2）治酒哮方：白矾 30g（研），杏仁 250g。二味同熬，矾熔化将干，取出，摊新瓦上，露一宿，砂锅内炒干。每日晚饭后细嚼杏仁 10 ～ 15 枚。适用于每因饮酒而诱发哮病者的预防和治疗。

【预防与调护】

（一）预防

1. 消除或尽量避免接触过敏原 日常常见的过敏原有尘螨、花粉、真菌、动物毛屑、蟑螂、过敏食物等。患者应根据自身情况采用不同的方法进行预防，如对尘螨过敏者，室内家具应尽可能简洁，不使用地毯、草垫、呢绒织物等容易积尘的物品，常通风保持空气流通，卧具应勤洗勤晒，并定期清洗空调滤网。对花粉过敏者，花粉飘散季节应避免去公园等花卉较多的场所，避免室内养花，条件允许者可在家里安装空气过滤器。

2. 控制呼吸道感染 在流感等呼吸道传染病流行期间，应尽量避免去公共场所，出门佩戴口罩，家人有呼吸道感染应注意隔离。平时注意保暖，起居有节，避免过劳、淋雨等。

3. 体育锻炼 在缓解期或药物控制下可进行适量的体育锻炼。中医学认为锻炼形体可以促进气血流畅，使人体肌肉筋骨强健，脏腑功能旺盛，并可借形动以济神静，从而使身体健康，达到减少、减轻哮喘发作的目的。适合的项目有游泳、划船、太极拳、散步、骑车、慢跑等。

（二）调护

1. 生活调护　注意气候的影响，特别是秋冬季节气温变化剧烈，应及时增添衣被，避免受寒，防止外邪诱发致病。防止接触可诱发哮喘的各种因素，如煤气、杀虫气雾剂、汽油、油漆以及屋尘、蟑螂、花粉等过敏原。在哮喘发作之时，由于咳喘呼吸困难，患者往往全身汗出，甚至大汗淋漓，汗出湿衣，此时应及时更换内衣，注意保暖，以免受凉。

2. 饮食调养　饮食宜清淡，忌肥甘厚味、生冷、辛辣，以杜绝生痰之源。对以往曾产生过敏而发病的食品，如鱼、虾、蟹等应绝对禁忌。临床上哮喘缓解期药膳疗法通常以补益为主，补肺、补脾、补肾；一般不宜进食生冷、寒凉之品，不宜进食鱼、虾、蟹、生鸡、鲤鱼等"发物"。支气管哮喘并发感染时，因咳痰困难、口干、口苦等症状，故燥热的饮食亦不宜。

3. 精神调理　避免精神刺激和过度劳累，因精神刺激、过劳均可导致哮喘发作和不利于机体的康复。在缓解期，青少年患者应适当参加体育活动以促进身心的发育；老年患者因身体抵抗力差，可参加太极拳、气功等健身活动，增加肺活量，减少发病，有利于肺功能的改善，增强身体抗病能力。

【医案选粹】

患者，女，56岁。2020年7月27日初诊。

主诉：支气管哮喘病史12年余，加重1个月。现病史：12年前因作息不规律而致感冒咳嗽，口服西药、中药治疗（具体不详），效果欠佳，迁延不愈而出现反复发作性喉中哮鸣有声、呼吸困难等症状，夜间尤甚，阴雨天病情加重。长期口服茶碱缓释片、顺尔宁等药物，症状严重时使用布地奈德喷雾剂控制。1个月前因劳累病情加重，呼吸不畅，胸口发闷，不能平卧，使用以上药物不能有效控制，遂于山东省立医院中医科亚健康门诊就诊。见下症：面色晦暗，两眼眶周围发黑，胸闷气短，呼吸不畅，咽喉不适，咳痰量少，色白清稀，声低息微，活动后症状加剧，不能平卧，平素畏寒肢冷，恶风，腰膝酸软，食少，眠差，大便不成形，小便调，舌淡暗，苔白滑，脉沉细无力。胸部听诊有典型哮鸣音，呼气相延长。胸部 X 线检查示：两肺纹理增粗，透亮度增加。血清 IgE：598.76μg/L。

中医诊断：哮病（肺脾气虚、肾阳不足）；西医诊断：支气管哮喘（慢性持续期）。

辨证分析：患者以呼吸不畅，胸口发闷，发作时肺部哮鸣音为主要临床表现，考虑为中医哮病范畴，其病位在肺，患者 12 年前因作息不规律，导致机体抵抗力下降，肺气虚弱，后因感冒咳嗽诱发此病。患者肺气不足，导致肺主气、司呼吸及肺主治节、调节津液输布能力下降，故见呼吸不畅，胸口发闷，不能平卧，咳痰，声低息微的临床表现。患者所咳之痰色白清稀，更体现了肺气虚，伴有寒象的临床特征。面色晦暗，两眼眶周围发黑常为肾虚水气上泛之象。另外，肾精不足，筋骨失养可导致腰膝酸软。卫气根于肾阳之中，肾阳亏虚导致卫气温煦失职，故患者临床表现畏寒肢冷、恶风等少阴寒化证。痰湿之邪困厄脾阳，病变日久，导致脾气亏虚，脾脏运化失职，故见食少，大便不成形；脾虚气血化生不足，心神失养，故见失眠的临床表现。脾为肺之母，脾虚也会进一步加重肺系症状。结合患者舌脉可辨为肺脾气虚、肾阳不足证。

治法：以补脾益肺、温补肾阳为基本治则，采用化脓灸治疗。①艾炷制作：将麻黄、桂枝、麝香等中药按一定比例研制成粉，与陈艾绒拌匀装瓶备用，施灸时手工将艾绒做成直径 0.6～0.8cm、高 1～1.2cm 较紧的圆锥体，每燃一炷为 1 壮。②选穴：第 1 组，肺俞（双，9 壮），大椎（9壮），风门（双，9 壮）；第 2 组，定喘（双，7 壮），膏肓（双，7 壮），足三里（双，7 壮）；第 3 组，肾俞（双，9 壮），命门（9 壮），脾俞（双，9

壮）。③操作：灸治时先将穴位常规消毒，然后用1%普鲁卡因0.5～1mL局部麻醉，再于大蒜汁涂拭麻醉后的穴位上施灸，完成所需壮数后，在穴位上贴上自制的化脓灸药膏，3天后换药，每日2次。第2组穴位在第1组穴位灸治结束后14天进行，第3组穴位在第2组穴位灸治结束后第10天进行。为缓解症状急性发作时患者的不安心情，嘱患者呼吸不畅时适当使用布地奈德喷雾剂控制。

　　第2组穴位治疗结束后，患者呼吸不畅、胸闷气短、咳痰、声低息微等症状的发作较前减少。3组穴位治疗结束后，患者诸症均有改善，情志调达舒畅，且布地奈德喷雾剂的依赖程度随治疗的进展逐渐降低。嘱患者于家中将以上穴位进行温和灸治疗2个月，巩固疗效。1年后随访，未见复发。

　　按语：本则医案患者以呼吸不畅、胸口发闷、不能平卧为主症，诊断为支气管哮喘，结合四诊资料辨为肺脾气虚、肾阳不足证，治疗应以补脾益肺、温补肾阳为基本治则。本研究第1组穴位肺俞、大椎、风门，主要体现增强肺气、坚固卫表的功能，其中肺俞为肺气所注之穴，有补益肺气、恢复肺脏宣发肃降之功；大椎为手足三阳经与督脉阳气汇合之处，灸之可鼓舞一身上下之阳气，并增强卫表之气；取风门不仅可以补肺益气，亦可固表卫外，强化机体免疫功能。第2组穴位定喘、膏肓、足三里，此三穴可加强健脾益气、补肺定喘之功，定喘穴为治疗哮喘的经验效穴；膏肓穴可开胸顺气，补肺健脾，止咳平喘；足三里为保健要穴，灸之可补肺气，健旺脾气，强壮补虚，扶正祛邪。第3组穴位肾俞、命门、脾俞，这组穴位则注重补益脾肾，脾为肺之母，肾为肺之根，三穴合用健脾益肾，兼顾先天、后天之本，针对本虚而设。脾肾强健，肺气得养，才使疾病向愈。

第三节　喘　病

　　喘证是指由于外感或内伤，导致肺肾气机升降出纳失常、肃降无权，以致气短喘促，呼吸困难，甚则张口抬肩，鼻翼扇动，不能平卧为临床特征的病证。严重者可出现喘脱之危重证候。

随着大气污染和老龄化进程加剧，喘病的发病率逐年增加，其临床表现轻重不一。初期症状轻微者仅见呼吸急促，呼气吸气深长，不能平卧。随着病情加剧，严重者可见鼻翼扇动，张口抬肩，端坐呼吸，持续不解，面唇发绀；甚则喘剧不解，四肢发冷，汗出如珠，脉浮大无根，发为喘脱。

喘证，古代文献也称"鼻息""肩息""上气""逆气""喘促"等。《说文解字·心部》曰："喘，疾息也。"疾息，指呼吸急促。《证治准绳·杂病》曰："喘者，促促气急，喝喝息数，张口抬肩，摇身撷肚。"《景岳全书·喘促》记载："实喘者气长而有余，虚喘者气短而不续。实喘者胸胀气粗，声高息涌，膨膨然若不能容，惟呼出为快也；虚喘者慌张气怯，声低息短，惶惶然若气欲断，提之若不能升，吞之若不相及，劳动则甚，而惟急促似喘，但得引长一息为快也。"这都是以呼吸急促、困难等症状描述喘病的临床特点。

喘证是以症状命名的常见病证，也是多种急慢性肺系病证中的症状，若伴发于其他疾病时，应结合相应证治规律进行治疗，本节主要讨论以喘促为主要临床特征的病证。西医诊断的慢性喘息型支气管炎、肺炎、肺气肿、肺源性心脏病、慢性阻塞性肺疾病、呼吸衰竭、心功能不全以及矽肺、气胸、肺栓塞等疾病出现呼吸困难时，可按照本篇辨证论治。

【病因病机】

（一）病因

1. 外邪侵袭 外感风寒或风热之邪，未能及时表散，邪蕴于肺，壅阻肺气，肺气不得宣降，上逆而作喘。

2. 饮食不当 恣食生冷、肥甘，或嗜酒伤中，脾失健运，痰浊内生，上干于肺，肺气升降不利发为喘；若痰湿郁久化热，或肺火素盛，或嗜烟之人痰受热蒸，痰火交阻于肺，肺气不降，上逆而为喘。

3. 情志失调 情志不遂，忧思气结，肺气闭阻，气机不利，或郁怒伤肝，肝气上逆于肺，肺气不得肃降，升多降少，气逆而喘。

4. 劳欲久病 喘病日久，伤及肺气，或久病脾气虚弱，肺失充养，肺之气阴不足，以致气失所主而喘促。若久病迁延，由肺及肾，或劳欲伤肾，精气内夺，肾之真元亏虚，根本不固，则气失摄纳，气逆为喘。脾胃虚弱，土不生金，肺气失于充养，可致气虚为喘。

5. 水饮上泛 若肾阳衰弱，肾不主水，水邪上犯，凌心射肺，亦可致喘；或因痰饮内生，壅塞肺气，气逆而喘。

（二）病机

喘证的病变是肺经和肾经出现病理变化所致，也可涉及脾经、肝经、心经。因肺主气，司呼吸，外合皮毛，内为五脏之华盖，为气机出入升降之枢纽。肺的宣降功能正常，则吐浊吸清，呼吸调匀。肾主摄纳，有助于肺气肃降，故有"肺为气之主，肾为气之根"之说。若外邪侵袭，或他脏病气上犯，皆可使肺失宣降，肺气胀满，呼吸不利而致喘。如肺虚气失所主，亦可少气不足以息而为喘。肾为气之根，与肺同司气体之出纳，故肾元不固，摄纳失常则气不归原，阴阳不相接续，亦可气逆于肺而为喘。另外，如脾经痰浊上干，以及中气虚弱，土不生金，肺气不足；或肝气上逆乘肺，升多降少，均可致肺气上逆而喘。心主血，肺主气，喘证的严重阶段，不但肺肾俱虚，在孤阳欲脱之时，多影响到心。心阳虚衰，不能下归于肾，可致阳虚水泛，凌心射肺而喘。心脉上通于肺，肺气治理调节心血的运行，宗气贯心肺而行呼吸，若心阳不足，鼓动血脉无力，则肺气郁而宣降失常，可致上逆而喘，血行瘀滞，面色、唇舌、指甲青紫，甚至出现喘汗致脱，亡阴、亡阳的危重局面。

喘病有虚实之分。实喘在肺，为外邪、痰浊、肝郁气逆，邪壅肺气而宣降不利；虚喘当责之肺、肾两脏，因精气不足，气阴亏耗而致肺不主气，肾不纳气。故喘证的基本病机是气机的升降出纳失常，"在肺为实，在肾为虚"。病情错杂者，每可下虚上实、虚实夹杂并见，但在病情发展的不同阶段，虚实之间有所侧重，或互相转化。

【鉴别与诊断】

（一）诊断要点

1. 以气短喘促，呼吸困难，甚至张口抬肩，鼻翼扇动，不能平卧，口唇发绀为特征。

2. 多有慢性咳嗽、哮病、肺痨、心悸等疾病史，每遇外感及劳累而诱发。

3. 体格检查呈桶状胸。叩诊胸部呈过清音，心浊音界缩小或消失，肝浊音界下移。肺呼吸音减低，可闻及干湿啰音或哮鸣音。或肝肿大、下肢浮肿、颈静脉怒张。

4. 相关血液生化、病理检查、心电图、影像学及肺功能等辅助检查有助于诊断。

（二）鉴别诊断

1. **气短**　喘证与气短同为呼吸异常。气短为少气，呼吸微弱而喘促或短气不足以息，似喘而无声，尚可平卧。喘证呼吸困难，张口抬肩，实证气粗声高，虚证气弱声低。

2. **哮病**　哮与喘都表现为呼吸困难。哮指声响言，呼吸困难而兼喉中哮鸣，是一种反复发作的独立性疾病；喘指气息言，为呼吸气促困难而一般无喉中哮鸣，既是多种急慢性疾病的常见症状，也是一种病证。一般来说，哮必兼喘，喘未必兼哮。

3. **肺胀**　肺胀为多种慢性肺部疾病长期反复发作，迁延不愈发展而来，由肺、脾、肾三脏虚损，痰瘀相结，致肺气壅滞，肺体胀满，肺不敛降而成，以喘促、咳嗽、咳痰、胸部胀满、憋闷如塞感等为临床特征，喘促可仅作为肺胀的一个症状。喘证日久也可发展为肺胀。

【辨证论治】

（一）辨证要点

1. 辨病位　凡外邪、痰浊、肝郁气逆所致喘病，病位在肺，为邪壅肺气；久病劳欲所致喘病，病位在肺肾；若自汗畏风，易感冒，操劳后则喘，属肺虚；若静息时亦喘，动则加剧，伴腰膝酸软、夜尿多则病位在肾；每因情志刺激而诱发，病位在肝。

2. 辨虚实　可以从呼吸、声音、脉象、病势等辨虚实。呼吸深长有余，呼出为快，气粗声高，伴有痰鸣咳嗽，脉象有力者为实喘；呼吸短促难续，深吸为快，气怯声低，少有痰鸣咳嗽，脉象微弱或浮大中空，病势徐缓，时轻时重，遇劳则甚者为虚喘。

3. 辨外感内伤　发病急骤，病程短，兼有表证者为外感；慢性发病，病程日久，反复发作，外无表证者为内伤。

（二）临床证候

1. 风寒袭肺证　喘咳气急，胸部胀闷，痰多稀薄色白，兼有头痛、恶寒，或伴发热，无汗，口不渴，舌苔薄白而滑，脉浮紧。

2. 痰热壅肺证　喘咳气涌，胸部胀痛，痰多黏稠色黄，或夹血色，伴胸中烦热，面红身热，汗出，口渴喜冷饮，咽干，尿赤，或大便秘结，苔黄或腻，脉滑数。

3. 肺脾气虚证　喘咳气短，动则加剧，咳声低怯，痰液清稀，畏风自汗，神疲倦怠，食少便溏，舌淡、苔薄白，脉濡细。

4. 肾气亏虚证　喘促日久，动则喘甚，呼多吸少，气不得续，形瘦神疲，或有跗肿，汗出肢冷，唇紫面青，舌淡苔白或黑润，脉微细或沉弱。或喘咳，面红烦躁，口咽干燥，足冷，汗出如油，舌红少津，脉细数。

（三）治疗原则

喘病的治疗原则是按虚实论治。实喘其治主要在肺，以祛邪利气，应区别寒、热、痰的不同，分别采用温宣、清肃、祛痰、降气等法。虚喘治在肺、肾，以肾为主，治以培补摄纳，针对脏腑病机，采用补肺、纳肾、温阳、益气、养阴、固脱等法。虚实夹杂，下虚上实者，当分清主次，权衡标本，适当处理。如风寒袭肺者宜宣肺散寒，针刺泻法；痰热壅肺者宜清热润肺，化痰平喘，针刺泻法；肺脾气虚者宜培土生金，扶正固本，针灸并用，行补法；肾气亏虚者宜补益肾气，固本培元，针灸并用，行补法。

（四）化脓灸治疗

1. 主要处方

第1组取穴：天突（见附录二，彩图27）（5壮）、灵台（见附录二，彩图28）（9壮）、肺俞（9壮）。

第2组取穴：风门（9壮）、大椎（9壮）。

第3组取穴：大杼（见附录二，彩图29）（9壮）、膻中（7壮）。

配穴：寒喘加中脘、列缺、膏肓、足三里；虚喘加肾俞、关元、气海；水饮停滞加水分（见附录二，彩图30）、脾俞；哮喘延绵加关元、膏肓。

2. 方义 督脉总督一身之阳经，为阳脉之海，故取大椎、灵台以疏通督脉。任脉总任周身之阴经，为阴脉之海，取天突则利咽喉而调肺系；膻中会一身之气，任脉畅行则诸阴气亦可调顺，阴阳经气平衡。取足太阳经脉之大杼、风门、肺俞以疏通足太阳经气和宣通肺气，因肺主皮毛，足太阳主一身之表，使邪从表解，以达到散风寒解表邪的目的。至于辨证备用穴，是根据虚实寒热而选用，列缺清肺降火，中脘为胃之募穴，膻中为气的会穴，临床并用可顺气和胃，并化痰浊；膏肓有温调肺气的作用；虚喘多由肾气虚耗、真气不纳导致，故取肾俞、关元大补肾脏元气；气海摄纳以引气纳元；足三里培中土而扶中气；灸水分以利水、灸脾俞以健运脾脏，使能加强散布水精的功能。

3. 操作

（1）施术前准备

药艾炷制作：将特配中药共研细末和艾绒拌匀，盛瓶备用。施治时以手捏成直径 0.6～0.8cm、高 1～1.2cm 较紧而圆的锥体，备齐灸治穴位所需壮数的艾炷。

辅助工具：打火机或火柴、线香等点火工具；治疗盘、弯盘、镊子、消毒棉签、消毒棉球、消毒镊子、一次性注射器等辅助用具（具体根据临床操作需求准备）。

穴位定位：根据化脓灸的部位，选择患者舒适、医者便于操作的治疗体位。常用体位有仰卧位、侧卧位、俯卧位、俯伏坐位、侧伏坐位。

消毒：施灸前应该对受术者施灸部位进行消毒，灸区消毒可用 0.5%～1% 碘伏棉球在灸区部位由中心向外做环形擦拭消毒。施术者双手应用肥皂或洗手液清洗干净，再用速干手消毒剂消毒。

局部麻醉：使用 2% 利多卡因或 1% 普鲁卡因，以每穴 0.5～1mL 进行局部麻醉，皮丘直径约 1.5cm。

（2）施术方式

涂抹介质：将大蒜汁均匀涂拭在局部麻醉的穴位上，涂拭范围应大于艾炷底座直径。

放置艾炷：将艾炷置于选定的穴位上，放置平稳，防止燃烧时倾倒。

点燃艾炷：用线香或打火机从艾炷顶端点燃，医者应守在旁边，若患者出现不适感，医者可轻轻拍打或抓捏穴位四周。艾炷燃尽后继续换一个新艾炷，如此反复直至所需壮数。

（3）施术后处理

灸后化脓敷贴：施灸后，用消毒干棉球擦净灸穴遗留物，然后用消毒湿棉球消毒灸穴待干。将化脓灸膏药置于烤灯下 20～30cm 烘烤，温度宜在 38～40℃（膏药刚能撕开，未见小气泡冒起），再将膏药贴于穴位处，必要时可用创可贴加固，以防松脱。

灸穴换药：换药时先暴露灸穴，用镊子去除药膏，动作要轻柔，以免患者疼痛、灸穴出血。再用消毒药水消毒灸穴，需从灸穴中点向外，以防感染，并清除灸穴脓液和周围残存的药膏。然后用消毒棉球擦净周围皮肤，亦是从灸穴中心向外的顺序。最后烘烤药膏，烘烤程度为药膏变软，无药膏溢出，烘烤过度会导致敷贴不紧，影响化脓及治疗效果。敷贴药膏需平整牢固，必要时可用创可贴加固。

（五）其他疗法

1. 针刺

（1）风寒：取大椎、合谷、列缺、肺俞、风门。毫针刺，用泻法，以解表散寒，宣肺平喘。

（2）痰热：取鱼际、尺泽、定喘、丰隆。毫针刺，用泻法，以清化痰热，宣肺定喘。

（3）肺虚：取肺俞、中府、太渊、太白、足三里。毫针刺，用补法，或用温针灸，以补肺定喘。

（4）肾虚：取肾俞、太溪、肺俞、膏肓、膻中、关元、脾俞、中脘。毫针刺，用补法，或用温针灸，以补肾纳气定喘。

2. 耳针　取对屏尖、肾上腺、气管、肺、皮质下、交感。每次选3穴，毫针强刺激，留针30分钟。发作期每日治疗1～2次；缓解期用弱刺激，每周治疗2次。

3. 皮肤针　取两侧胸锁乳突肌、第7颈椎至第2腰椎旁开1.5寸处足太阳膀胱经，鱼际至尺泽穴手太阴肺经。每个部位循序叩刺，以皮肤潮红或微渗血为度。适用于发作期。

4. 穴位贴敷　根据"冬病夏治"，以及"急则治其标，缓则治其本"的原则，取肺俞、定喘、膻中、尺泽、足三里。用白芥子、延胡索、细辛、甘遂等药制成药膏，在"三伏"天进行药物穴位贴敷，可起到疏通经络、调节脏腑的功效，预防喘病的复发。

5. 推拿　患者取坐位，医生先将双手拇指按压在大椎穴左右旁开1.5寸的位置，随着患者呼吸，双手拇指同时向下按压。患者呼气时用力稍重，吸气时用力略轻，按压 2～3 分钟。然后双手拇指同时向下移动按压，直到第 7 胸椎位置，可反复操作 2～3 遍。

6. 单方验方

（1）麻黄、五味子、甘草各 30g，研细末，分 30 包，1 日 2 次，每次 1 包。用于寒喘、实喘。

（2）地龙研粉，每服 3～6g（可装胶囊贮存），1 日 3 次。用于热喘、实喘。

（3）半夏 9g，皂角（去皮炙）6g，甘草 3g，生姜 3 片。水煎服。用于痰喘。

（4）人参 6g，胡桃肉 2 枚（去壳不去皮），生姜 5 片，大枣 2 枚。水煎服。用于虚喘。

【预防与调护】

（一）预防

1. 消除或尽量避免接触变应原　常见的变应原包括尘螨、花粉、真菌、动物毛屑、蟑螂、过敏食物等。患者应根据自身情况采用不同的方法进行预防，如对尘螨过敏者，室内家具应尽可能简洁，不使用地毯、草垫、呢绒织物，减少室内积尘，保持空气流通，卧具应采用不透气的套子密封，勤洗勤晒，定期清洗空调滤网。对花粉过敏者，花粉飘散季节应避免室外活动，避免室内养花，条件允许者可安装空气过滤器。

2. 控制呼吸道感染　在流感等呼吸道传染病流行期间，应尽量避免去公共场所，家人有呼吸道感染应注意隔离。平时注意保暖，起居有节，避免过劳、淋雨等。

3. 体育锻炼　在缓解期或药物控制下可进行适量的体育锻炼，适合的项目有游泳、划船、太极拳、散步、骑车、慢跑等。坚持适当的体育锻炼可增强喘证患者的身体素质，增强心肺功能，以达到减少、减轻喘证发作的目的。

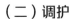

（二）调护

1. 生活调护 注意气候的影响，特别是秋冬季节气温变化剧烈，应及时增添衣被，避免受寒，防止外邪诱发致病。慎接触可诱发喘证的各种因素，如煤气、杀虫气雾剂、汽油、油漆以及屋尘、蟑螂、花粉等过敏原，积极戒烟。在喘证发作之时，由于咳喘呼吸困难，患者往往全身汗出，甚至大汗淋漓，汗出湿衣，此时应及时更换内衣，注意保暖，以免受凉。

2. 饮食调养 饮食宜清淡，忌肥甘厚味、生冷、辛辣，以杜绝生痰之源。对以往曾产生过敏而发病的食品，如鱼、虾、蟹等应绝对禁忌。临床上喘证缓解期药膳疗法通常以补益为主，补肺、补脾、补肾；一般不宜进食生冷、寒凉之品，不宜进食鱼、虾、蟹、生鸡、鲤鱼等"发物"。支气管哮喘并发感染时，因咳痰困难、口干、口苦等症状，故燥热、涸痰的饮食亦不宜。

3. 精神调理 避免精神刺激和过度劳累，因精神刺激、过劳均可导致喘证发作和不利于机体的康复。在缓解期，青少年患者应适当参加体育活动以促进身心的发育；老年患者因身体抵抗力差，可参加太极拳、气功等健身活动，增加肺活量，减少发病，有利于肺功能的改善，增强身体抗病能力。

【医案选粹】

患者，女，45岁。2010年7月8日初诊。

主诉：气喘、胸闷伴咳嗽反复发作15年。现病史：15年前因感冒后出现咳嗽、咯痰，当时行中西医结合治疗，症状未见明显缓解，后出现喘息、胸闷，诊断为支气管哮喘。以后反复发作，以冬春、秋冬等季节交换时发作明显，发作时呼吸急促，胸闷，不能平卧，咳嗽，咯白色泡沫痰，痰多，伴有喉间痰鸣音，发作轻时可在数分钟内自行缓解，严重时可持续2～3小时，需外用平喘类药物才能缓解。曾行中药、针灸、西药等治疗，症状时轻时重。纳差，睡眠一般，倦怠乏力，平素易感冒，怕冷，畏风，动则汗出，小便清长。查体：神清，体胖，面色无华，语声低微，气息稍促。胸廓对称，呼吸活动度减弱，两肺可闻及哮鸣音；舌质淡、苔白厚腻，脉滑数。

中医诊断：喘证（肺脾肾虚、痰湿壅肺）；西医诊断：支气管哮喘。

辨证分析：患者以气喘、胸闷伴咳嗽为主要临床表现，考虑为中医喘证范畴，其病位在肺，考虑患者 15 年前感冒咳嗽后，未有效治疗，导致肺气受损而引发此病。因肺气不足，故见患者语声低微，气息稍促。肺主治节，可调节周身气、血、津液的输布，肺气虚弱，则肺气宣降失常，见咳嗽、气喘；肺输布津液失常，凝聚为痰，故见咯白色泡沫痰，痰多，伴有喉间痰鸣音；肺气虚则无力宣散卫气于体表，导致肌表失充，卫外不足，见平素易感冒，怕冷，畏风，动则汗出的临床表现。另外，金水相生，肺虚日久，无力滋养肾水，故见小便清长，气纳不深，喘病反复等肾气不足的表现。痰湿之邪困厄脾阳，病变日久，导致脾气亏虚，可见倦怠乏力，体胖，面色无华等气虚的临床表现，脾虚亦可加重痰湿之症，使病情缠绵难愈。结合患者舌脉可辨为肺脾肾虚、痰湿壅肺证。

治法：采用化脓灸治疗。①艾炷制作：将麻黄、桂枝、麝香等中药按一定比例研制成粉，与陈艾绒拌匀装瓶备用，施灸时手工将艾绒做成直径 0.6～0.8cm、高 1～1.2cm 较紧的圆锥体，每燃一炷为 1 壮。②选穴：第 1 组，肺俞（双，9 壮），大杼（双，9 壮），天突（5 壮），丰隆（双，9 壮）；第 2 组，中府（5 壮），灵台（9 壮），膏肓（双，9 壮），脾俞（双，9 壮）；第 3 组，气海（5 壮），风门（双，9 壮），大椎（9 壮），肾俞（双，9 壮），足三里（双，9 壮）。③操作：灸治时先将穴位按常规消毒，然后用 1% 普鲁卡因 0.5～1mL 局部麻醉，再于大蒜汁涂拭麻醉后的穴位上施灸，完成所需壮数后，在穴位上贴上自制的化脓灸药膏，3 天后换药，每日 2 次。第 2 组穴位在第 1 组穴位灸治结束后 14 天进行，第 3 组穴位在第 2 组穴位灸治结束后第 10 天进行。

患者前 2 组穴位治疗结束后，咯白色泡沫痰、痰多症状明显改善。结束 1 疗程治疗后，诸症皆有改善。1 年后随访，未见复发。

按语：本则医案患者以气喘、胸闷伴咳嗽为主症，诊断为支气管哮喘，结合四诊资料辨为肺脾肾虚、痰湿壅肺证，治疗应健脾化痰，补肺益肾，降气平喘。化脓灸治疗哮喘病效果显著并有漫长的历史，现代研究显示，化脓灸的分解产物可通过神经系统的反射途径和体液变化，以增强体内免疫和抗体的功能。本研究第1组穴位肺俞、大杼、天突、丰隆，可补益肺气，调节肺脏宣降气机，丰隆为治疗痰疾要穴，四穴合用可助肺气宣降，化痰平喘。第2组穴位中府、灵台、膏肓、脾俞，中府、灵台、膏肓均为治疗喘证常用穴，能进一步促进肺气宣降的恢复，脾俞为脾气于背部所注之处，可健脾助运，促进机体正气的恢复及痰湿之邪的消散。第3组穴位气海、风门、大椎、肾俞、足三里则注重补益正气，恢复肺、脾、肾的脏腑功能，使脏腑阴阳平衡，气机升降有序，是针对本虚的治疗。3组穴位针对患者病机而设，循序渐进改善患者脏腑功能，以调节机体阴阳，振奋阳气，温化饮邪，使疾病向愈。

第四节　肺　胀

肺胀是多种慢性肺系疾患反复发作，迁延不愈，导致肺气胀满，不能敛降的一种病证。临床表现为胸部膨满，憋闷如塞，喘息上气，咳嗽痰多，烦躁心悸，面色晦暗，或唇甲紫绀，脘腹胀满，肢体浮肿等。其病程缠绵，时轻时重，经久难愈，严重者可出现神昏、痉厥、出血、喘脱等危重证候。

《黄帝内经》首提肺胀病名，并指出其病因病机及证候表现，如《灵枢·胀论》说："肺胀者，虚满而喘咳。"《灵枢·经脉》又说："肺手太阴之脉……是动则病肺胀满，膨膨而喘咳。"东汉时期张仲景《金匮要略·肺痿肺痈咳嗽上气病脉证治》指出："咳而上气，此为肺胀，其人喘，目如脱状。"书中所载治疗肺胀之越婢加半夏汤、小青龙加石膏汤等方剂，至今仍被临床所沿用。此外，《金匮要略·痰饮咳嗽病脉证并治》所述之

"支饮"，症见"咳逆倚息，短气不得卧，其形如肿"，亦当属于肺胀范畴。隋代巢元方《诸病源候论·咳逆短气候》认为，肺胀的发病机理是："肺虚，为微寒所伤，则咳嗽，嗽则气还于肺间，则肺胀，肺胀则气逆。而肺本虚，气为不足，复为邪所乘，壅痞不能宣畅，故咳逆短气也。"唐代王焘《外台秘要·肺胀上气方》记载："《广济》疗患肺胀气急，咳嗽喘粗，卧眠不得……紫菀汤方。""《千金》疗肺胀，咳嗽上气…麻黄汤方。"书中不但列出治法方药，而且阐述了肺胀的饮食宜忌。后世医籍多将本病附载于肺痿、肺痈之后，有时亦散见于痰饮、喘促、咳嗽等门，在认识上不断有所充实发展。如元代朱丹溪提出肺胀的发生与痰瘀互结，阻碍肺气有关，可用四物汤加桃仁等药物治疗，开活血化瘀治疗肺胀之先河。清代张璐《张氏医通·肺痿肺胀》认为肺胀多因"痰夹瘀血碍气而胀"，以实证多。清代李用粹《证治汇补·咳嗽》提出对肺胀的辨证施治当分虚实两端，"又有气散而胀者，宜补肺，气逆而胀者，宜降气，当参虚实而施治"，对肺胀的临床辨治有一定的参考价值。

肺胀是临床中的常见病、多发病及难治病，一年四季均可发生，但以秋冬季或季节交替时，以及寒冷地域为高发，各个年龄段均可发病。以病势急重，或病情反复、病程缠绵、病机复杂为基本特征。急性病以外邪侵袭，发病急、病情重为主，若积极有效治疗，病可痊愈或转危为安；慢性病以素有痼疾，或又新感外邪，病程缠绵、反复发作为主，若积极有效治疗，病可缓解或转危为安。无论是急性病，还是慢性病，若未能积极治疗，均可导致病情加重而演变为肺、心、肾俱病，治疗较难。

肺胀是由喘病、哮病、肺痿等疾病发展加重而来，并伴有烦躁或胸满或憋气等表现，所以积极治疗喘病、哮病、肺痿等病对预防肺胀的发生较为重要。平时应重视防寒保暖，起居有节，饮食忌凉，适度锻炼，戒烟戒酒，此对预防肺胀发生与发作亦非常重要。

西医以咳嗽，哮喘，咯痰，烦躁，或胸满，或憋气为主要症状的疾病，如慢性支气管炎、支气管哮喘、间质性肺疾病、慢性阻塞性肺疾病及肺源性心脏病等，均可参考本病症进行辨证论治。

【病因病机】

(一)病因

1.久病肺虚 如内伤久咳、支饮、喘哮、肺痨等肺系慢性疾患迁延失治,痰浊潴留,壅阻肺气,气之出纳失常,还于肺间,日久导致肺虚,成为发病的基础。

2.感受外邪 肺虚久病,卫外不固,六淫外邪每易乘袭,诱使本病发作,病情日益加重。

3.年老体虚 肺胀病虽可见于中青年,但终归少数,还是以高龄者居多。年老体虚,肺肾俱亏,体虚不能卫外是六淫反复乘袭的基础,感邪后正不胜邪而病益重,反复罹病则正更虚,终致肺胀形成。

(二)病机

肺胀的基本病机总属本虚标实,肺、肾、心、脾脏气亏虚为本,痰浊、水饮、血瘀互结为标,二者彼此影响,互为因果,复为外邪所诱发,而致气道壅塞,肺气胀满,不能敛降,发为肺胀。

病变首先在肺,继则影响脾肾,后期病及于心。因肺主气,开窍于鼻,外合皮毛,职司卫外,为人身之藩篱。故外邪从口鼻、皮毛入侵,每多首先犯肺,以致肺之宣降不利,气逆于上而为咳,升降失常则为喘。久则肺虚,肺不主气,清气难入,浊气难出,气机壅滞,还于肺间,导致肺气胀满,张缩无力,不能敛降。若肺病及脾,子盗母气,脾失健运,则可导致肺脾两虚。肺为气之主,肾为气之根,若久病肺虚及肾,金不生水,致肾气衰惫,摄纳无权,则气喘日益加重,呼吸短促难续,吸气尤为困难,动则更甚。心脉上通于肺,肺气辅佐心脏治理、调节心血的运行;心阳根于命门真火,故肺虚治节失职,或肾虚命门火衰,均可病及于心,使心气、心阳衰竭,甚则可以出现喘脱等危候。本病涉及肺经、心经、脾经、肾经,治疗应着重从中取穴。

病理因素主要为痰浊、水饮与血瘀互为影响，兼见同病。痰的产生，病初由肺气郁滞、脾失健运、津液不归正化而成，渐因肺虚不能化津，脾虚不能转输，肾虚不能蒸化，痰浊潴留，喘咳持续难已。久延阳虚阴盛，气不化津，痰从阴化为饮为水，饮留上焦，迫肺则咳逆上气，凌心则心悸气短；痰湿困于中焦，则纳减呕恶，脘腹胀满，便溏；饮溢肌肤则为水肿尿少；饮停胸胁、腹部而为悬饮、水鼓之类。痰浊潴肺，病久势深，肺虚不能治理、调节心血的运行，"心主"营运过劳，心气、心阳虚衰，无力推动血脉，则血行涩滞，可见心动悸，脉结代，唇、舌、甲床紫绀，颈脉动甚。肺脾气虚、气不摄血，可致咳血、吐血、便血等。心主血而肝藏血，肝主疏泄，为调血之脏，心脉不利，肝脏疏调失职，血郁于肝，瘀结胁下，则致癥积。痰浊、水饮、血瘀三者之间又互相影响和转化，如痰从寒化则成饮；饮溢肌表则为水；痰浊久留，肺气郁滞，心脉失畅则血郁为瘀；瘀阻血脉，"血不利则为水"。但一般早期以痰浊为主，渐而痰瘀并见，终至痰浊、血瘀、水饮错杂为患。

病程中由于肺虚卫外不固，尤易感受外邪而使病情诱发或加重。若复感风寒，则可成为外寒内饮之证。感受风热或痰郁化热，可表现为痰热证。如痰浊壅盛，或痰热内扰，闭阻气道，蒙蔽神窍，则可发生烦躁、嗜睡、昏迷等变症。若痰热内郁，扰动肝风，可见肉瞤、震颤，甚则抽搐，或因动血而致出血。

若是急性病或慢性病，病变部位以肺为主者，若能积极治疗，一般预后良好；若是急性病或危重病，病变部位由肺累及心、脾、肾者，治疗较难，预后较差，对此应当积极治疗，防止病情发生其他变化。

【鉴别与诊断】

（一）诊断要点

1.有慢性肺系疾患病史多年，反复发作，病程缠绵，时轻时重，经久难愈。多见于老年人。

2.常因外感而诱发，其他原因如劳倦过度、情志刺激等。

3.临床表现为咳逆上气，痰多，胸中憋闷如塞，胸部膨满，喘息，动则加剧，甚则鼻扇气促，张口抬肩，目如脱状，烦躁不安。胸部隆起如桶状，叩之呈过清音，听诊有痰鸣音，心音遥远。病情轻重不一，每因感受外邪加剧而伴有寒热表证。

4.病久可伴有心慌动悸，面唇紫绀，脘腹胀满，肢体浮肿，严重者可出现喘脱，或并发悬饮、鼓胀、癥积、神昏、谵语、痉厥、出血等。

5.X线检查、心电图检查、血气分析检查、血液检查以及肝、肾功能等辅助检查有助于诊断。

（二）鉴别诊断

1.哮病 哮病是一种发作性的痰鸣气喘疾患，发病年龄较轻，发作时以喉中哮鸣有声，呼吸急促困难，甚则喘息不能平卧为主要表现，常突然发病，迅速缓解，且以夜间发作多见；如哮病进一步发展而伴持续的气喘、咳嗽、痰鸣，则归为肺胀。肺胀是包括哮病在内的多种慢性肺系疾病后期转归而成，每次因外感诱发而逐渐加重，经治疗后逐渐缓解，发作时痰瘀阻痹的症状较明显。两病有显著的不同。

2.喘病 喘病是以呼吸困难，甚至张口抬肩，鼻翼扇动，不能平卧为主要临床表现；可见于多种急慢性疾病的过程中，常为某些疾病的重要主症和治疗重点。肺胀是由多种慢性肺系疾病迁延不愈，导致肺气胀满，不能敛降的一种疾病，喘咳上气仅是肺胀的一个症状。

【辨证论治】

（一）辨证要点

1.辨外感内伤 外感肺胀分肺寒、肺热，以实证为主；内伤肺胀，在肺者，以实证为主，肺胀及于心、脾、肾者，则以虚实夹杂证为主。

2.辨证候虚实 辨寒热求虚实，审痰瘀分寒热，定部位别主次，病久及心脾肾。外感诱发多实证，内伤引起有虚证也有实证，痰瘀相互演变多为虚实夹杂证。

3. 辨相关因素 白天病重以痰热为主，夜间加甚以寒痰、瘀血为主，动则加剧以气虚为主，情绪异常时加重以气郁为主。

4. 辨痰 痰黄者属热；痰白者属寒；黄多白少者，寒热夹杂以热为主；黄少白多者，寒热夹杂以寒为主。痰夹腥臭为肺热，痰夹甜味为脾湿，痰夹咸味为肾虚，痰中带血、色鲜红为热证，色黯红为瘀血。

（二）临床证候

1. 外寒内饮证 咳逆喘满不得卧，气短气急，咳痰白稀，呈泡沫状，胸部膨满，恶寒，周身酸楚，或有口干不欲饮，面色青暗，舌体胖大，舌质暗淡，舌苔白滑，脉浮紧。

2. 痰浊壅肺证 咳嗽痰多，色白黏腻或呈泡沫，短气喘息，稍劳即著，怕风汗多，脘痞纳少，倦怠乏力，舌暗，苔薄腻或浊腻，脉滑。

3. 痰热郁肺证 咳逆喘息气粗，痰黄或白，黏稠难咳，胸满烦躁，目胀睛突，或发热汗出，或微恶寒，溲黄便干，口渴欲饮，舌质黯红，苔黄或黄腻，脉滑数。

4. 痰蒙神窍证 咳逆喘促日重，咳痰不爽，表情淡漠，嗜睡，甚或意识朦胧，谵妄，烦躁不安，入夜尤甚，昏迷，撮空理线，或肢体动，抽搐，舌质黯红或淡紫，或紫绛，苔白腻或黄腻，脉细滑数。

5. 痰瘀阻肺证 咳嗽痰多，色白或呈泡沫，喉间痰鸣，喘息不能平卧，胸部膨满，憋闷如塞，面色灰白而暗，唇甲发绀，舌质暗或紫，舌下瘀筋增粗，苔腻或浊腻，脉弦滑。

6. 阳虚水泛证 面浮，下肢肿，甚或一身悉肿，脘痞腹胀，或腹满有水，尿少，心悸，喘咳不能平卧，咯痰清稀，怕冷，面唇青紫，舌胖质暗，苔白滑，脉沉虚数或结代。

7. 肺肾气虚证 呼吸浅短难续，咳声低怯，胸满短气，甚则张口抬肩，倚息不能平卧，咳嗽，痰如白沫，咳吐不利，心慌，形寒汗出，面色

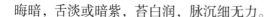

晦暗，舌淡或暗紫，苔白润，脉沉细无力。

8.肺脾两虚证 咳嗽，痰白泡沫状，少食乏力，自汗怕风，面色少华，腹胀，便溏，舌体胖大、齿痕，舌质淡，舌苔白，脉细或脉缓或弱。

（三）治疗原则

肺胀为本虚标实、虚实错杂的病证，扶正祛邪为其治疗原则。一般感邪时偏以邪实为主，故以祛邪为主，根据水饮、痰浊、气滞、血瘀的不同，分别选用逐饮利水、宣肺化痰、利气降逆、调气行血等法，佐以益气温阳。平时偏于正虚，一般以正虚为多，故以扶正为主，根据气（阳）虚、阴阳两虚的不同以及肺、脾、心、肾脏腑虚损的差异，或补养心肺、益肾健脾，或气阴兼调，或阴阳两顾，佐以化痰、活血。正气欲脱时则应扶正固脱，救阴回阳。祛邪与扶正只有主次之分，一般相辅为用。如外寒内饮者宜宣肺散寒，针灸并用，行泻法；痰热壅肺者宜清热润肺，化痰平喘，针刺泻法；肺脾两虚者宜培土生金，扶正固本；肺肾气虚者宜补益肺肾，固本培元，针灸并用，行补法。

（四）化脓灸治疗

1.主要处方

第1组取穴：天突（5壮）、灵台（9壮）、肺俞（9壮）。

第2组取穴：风门（9壮）、大椎（9壮）。

第3组取穴：大杼（9壮）、膻中（7壮）。

配穴：寒喘加中脘、列缺、膏肓、足三里；虚喘加肾俞、关元、气海；水饮停滞加水分、脾俞；哮喘延绵加关元、膏肓。

2.方义 督脉总督一身之阳经，为阳脉之海，故取大椎、灵台以疏通督脉。任脉总任周身之阴经，为阴脉之海，取天突则利咽喉而调肺系，膻中会一身之气，任脉畅行则诸阴气亦可调顺，阴阳经气平衡。取足太阳经脉之大杼、风门、肺俞以疏通足太阳经气和宣通肺气，因肺主皮毛，足太阳主一身之表，使邪从表解，以达到散风寒解表邪的目的。至于辨证备用穴，是根据虚实寒热而选用，列缺清肺降火，中脘为胃之募穴，足三里培中土而扶中气，临床并用可顺气和胃，并化痰浊；膏肓有温调肺气的作用，虚喘多由肾气虚耗、真气不纳导致，故取肾俞、关元大补肾脏元气，气海摄纳以引气纳元；灸水分以利水、脾俞以健运脾脏，使能加强散布水精的功能。

3. 操作

（1）施术前准备

药艾炷制作：将特配中药共研细末和艾绒拌匀，盛瓶备用。施治时以手捏成直径 0.6 ～ 0.8cm、高 1 ～ 1.2cm 较紧而圆的锥体，备齐灸治穴位所需壮数的艾炷。

辅助工具：打火机或火柴、线香等点火工具；治疗盘、弯盘、镊子、消毒棉签、消毒棉球、消毒镊子、一次性注射器等辅助用具（具体根据临床操作需求准备）。

穴位定位：根据化脓灸的部位，选择患者舒适、医者便于操作的治疗体位。常用体位有仰卧位、侧卧位、俯卧位、俯伏坐位、侧伏坐位。

消毒：施灸前应该对受术者施灸部位进行消毒，灸区消毒可用 0.5% ～ 1% 碘伏棉球在灸区部位由中心向外做环形擦拭消毒。施术者双手应用肥皂或洗手液清洗干净，再用速干手消毒剂消毒。

局部麻醉：使用 2% 利多卡因或 1% 普鲁卡因，以每穴 0.5 ～ 1mL 进行局部麻醉，皮丘直径约 1.5cm。

（2）施术方式

涂抹介质：将大蒜汁均匀涂拭在局部麻醉的穴位上，涂拭范围应大于艾炷底座直径。

放置艾炷：将艾炷置于选定的穴位上，放置平稳，防止燃烧时倾倒。

点燃艾炷：用线香或打火机从艾炷顶端点燃，医者应守在旁边，若患者出现不适感，医者可轻轻拍打或抓捏穴位四周。艾炷燃尽后继续换一个新艾炷，如此反复直至所需壮数。

（3）施术后处理

灸后化脓敷贴：施灸后，用消毒干棉球擦净灸穴遗留物，然后用消毒湿棉球消毒灸穴待干。将化脓灸膏药置于烤灯下20～30cm烘烤，温度宜在38～40℃（膏药刚能撕开，未见小气泡冒起），再将膏药贴于穴位处，必要时可用创可贴加固，以防松脱。

灸穴换药：换药时先暴露灸穴，用镊子去除药膏，动作要轻柔，以免患者疼痛、灸穴出血。再用消毒药水消毒灸穴，需从灸穴中点向外，以防感染，并清除灸穴脓液和周围残存的药膏。然后用消毒棉球擦净周围皮肤，亦是从灸穴中心向外的顺序。最后烘烤药膏，烘烤程度为药膏变软，无药膏溢出，烘烤过度会导致敷贴不紧，影响化脓及治疗效果。敷贴药膏需平整牢固，必要时可用创可贴加固。

（五）其他疗法

1. 针刺

（1）外寒内饮：常用穴为肺俞、太渊、风门、丰隆、风池、尺泽，喘甚加天突、定喘。毫针刺，平补平泻。

（2）痰浊壅肺：常用穴为肺俞、鱼际、大椎、丰隆、合谷、曲池，风甚加列缺、风池。毫针刺，行泻法。

（3）痰热郁肺：常用穴为肺俞、期门、膻中、合谷、风府、大椎，痰涎壅盛加丰隆。毫针刺，行泻法。

（4）痰瘀阻肺：常用穴为肺俞、定喘、膻中、血海、劳宫、孔最，痰涎壅盛加丰隆。毫针刺，行泻法。

（5）痰蒙心窍：常用穴为水沟、涌泉、丰隆、心俞、膻中、膈俞，烦躁加内关；抽搐加太冲、阳陵泉；喘甚加定喘。毫针刺，行泻法。

（6）阳虚水泛：常用穴为肺俞、肾俞、命门、阴陵泉、天突、委中，心悸加内关。毫针刺，平补平泻，或行补法。

（7）肺脾两虚：常用穴为肺俞、肾俞、脾俞、太溪、太渊、涌泉，气虚甚者加气海、关元；痰多者加阴陵泉、丰隆。毫针刺，行补法。

（8）肺肾气虚：常用穴为肺俞、肾俞、足三里、太溪、太渊、涌泉，气虚甚者加气海、关元；痰多者加阴陵泉、丰隆。毫针刺，行补法。

2.耳针　常用穴为支气管、交感、平喘、肺、心、肾上腺、胸、脾、肾等。一次取 2～3 穴，毫针刺，中等刺激，1 次留针 30 分钟，1 日或隔日 1 次，10 次为 1 疗程，适用于实证。

3.穴位贴敷　常用穴为肺俞、心俞、膈俞等。将白芥子、细辛、麻黄、甘遂、延胡索等药研细如面，加生姜汁调涂穴位，暑伏天贴敷，1 次贴 3～5 小时，3 天用药 1 次，用药 3～5 次。此法用于寒证、虚证。

4.单方验方

（1）细辛、白芥子各 10g，研为细粉末，置于密闭瓶中备用。取药粉 0.2g 涂于医用胶布上，贴敷肺俞穴或膈俞穴，1 日或隔日贴 1 次，1 次 20 分钟，适用于肺胀寒证。

（2）蛤蚧 1 对，紫河车 1 具（焙干），共研为细粉末，装入胶囊。1 次 3～5g，1 日 3 次，温开水送服，适用于肺胀肺肾气虚证。

（3）冬虫夏草 20g，百合、枸杞子各 500g，研为细粉末，白蜜为丸。1 次 10g，1 日 3 次，适用于肺胀阴虚证。

（4）百合、枸杞子、熟地黄各 250g，研为细粉末，炼蜜为丸。1 次 10g，1 日 3 次，温开水送服，适用于肺肾阴血虚证。

（5）蛤蚧、人参、胡桃肉各 100g，研为细粉末，炼蜜为丸。1 次 10g，1 日 3 次，温开水送服，适用于肺肾气虚证。

【预防与调护】

（一）预防

1.重视对原发病的治疗　一旦罹患咳嗽、哮病、喘病、肺痨等肺系疾病，应积极治疗，以免迁延不愈，发展为本病。加强体育锻炼，平时常服扶正固本方药，有助提高抗病能力。既病之后，宜适寒温，预防感冒，避免接触烟尘。

2. 控制呼吸道感染　在流感等呼吸道传染病流行期间，应尽量避免去公共场所，家人有呼吸道感染应注意隔离。平时注意保暖，起居有节，避免过劳、淋雨等。

3. 体育锻炼　在缓解期或药物控制下可进行适量的体育锻炼，适合的项目有游泳、划船、太极拳、散步、骑车、慢跑等。坚持适当的体育锻炼可增强患者的身体素质，增加心肺功能，以达到减少、减轻病情发作的目的。

（二）调护

1. 生活调护　注意气候的影响，特别是秋冬季节气温变化剧烈，应及时增添衣被，避免受寒，防止外邪诱发致病。慎接触可诱发本病的各种因素，如煤气、杀虫气雾剂、汽油、油漆及屋尘、蟑螂、花粉等过敏原，积极戒烟。在疾病发作之时，由于咳喘呼吸困难，患者往往全身汗出，甚至大汗淋漓，汗出湿衣，此时应及时更换内衣，注意保暖，以免受凉。

2. 饮食调养　肺胀患者应根据体质情况调整饮食。虚证患者应加强饮食营养，肺气虚当忌寒凉之品，多进食有温补肺气作用的食物，如羊肉、猪肺等。阴虚肺燥者可适当选用百合、莲子、山药、荸荠、鲜藕、雪梨、银耳、甲鱼以滋阴生津润肺。实证患者饮食宜清淡，多食新鲜蔬菜和水果。肺热痰黄者应禁食辛辣、油腻等助火生痰之品，宜选食萝卜、梨、枇杷等以清热化痰。痰浊阻肺者切忌生冷、肥腻厚味及甜食，以防助湿生痰而致咳喘加剧。

3. 精神调理　避免精神刺激和过度劳累。在缓解期，患者应适当参加体育锻炼，老年患者因身体抵抗力差，可参加太极拳、气功等低强度健身活动，改善肺功能，减少发病，增强身体抗病能力。

【医案选粹】

患者，男，80岁。2018年11月1日就诊。

主诉：咳嗽、喘息反复发作8年，加重5天。现病史：患者肺胀病史 8 年，平均每年住院治疗 1～2 次，5 天前不慎受凉后出现咳喘，自服头孢克肟胶囊、多索茶碱片治疗后症状无缓解。目前症见咳嗽，咳黄白色黏痰，量少难咳，喘息、气促，动则尤甚，声低，胸痛，心悸，咽痛，咽干，自觉身热，动则汗出，纳眠差，大便稀溏，小便正常，舌黯红，舌体有瘀斑，苔黄腻，脉细数。

中医诊断：肺胀（痰瘀阻肺、气阴两虚）；西医诊断：慢性阻塞性肺疾病急性加重期。

辨证分析：该患者以咳嗽、喘息为主要临床表现，考虑为中医学"肺胀"范畴，病变首先在肺，继则影响脾肾，后期病及于心。因肺主气，开窍于鼻，外合皮毛，职司卫外，为人身之藩篱，故外邪从口鼻、皮毛入侵，每多首先犯肺，以致肺之宣降不利，气逆于上而为咳，升降失常则为喘。久则肺虚，肺不主气，清气难入，浊气难出，气机壅滞，还于肺间，导致肺气胀满，张缩无力，不能敛降。若肺病及脾，子盗母气，脾失健运，则可导致肺脾两虚。肺为气之主，肾为气之根，若久病肺虚及肾，金不生水，致肾气衰惫，摄纳无权，则气喘日益加重，呼吸短促难续，吸气尤为困难，动则更甚。结合患者舌脉可辨为痰瘀阻肺、气阴两虚证。

治法：采用化脓灸治疗。①艾炷制作：将麻黄、桂枝、麝香等中药按一定比例研制成粉，与陈艾绒拌匀装瓶备用，施灸时手工将艾绒做成直径 0.6～0.8cm、高 1～1.2cm 较紧的圆锥体，每燃一炷为 1 壮。②选穴：第 1 组，肺俞（双，9 壮），大杼（双，9 壮），天突（5 壮），丰隆（双，9 壮）；第 2 组，中府（5 壮），灵台（9 壮），膏肓（双，9 壮），脾俞（双，9 壮）；第 3 组，气海（5 壮），风门（双，9 壮），大椎（9 壮），肾俞（双，9 壮），足三里（双，9 壮）。③操作：灸治时先将穴位按常规消毒，然后用 1% 普鲁卡因 0.5～1mL 局部麻醉，再于大蒜汁涂拭麻醉后的穴位上施灸，完成所需壮数后，在穴位上贴上自制的化脓灸药膏，3 天后换药，每日 2 次。第 2 组穴位在第 1 组穴位灸治结束后 14 天进行，第 3 组穴位在第 2 组穴位灸治结束后第 10 天进行。

患者前 2 组穴位治疗结束后咯痰、喘息症状明显改善。结束 1 疗程治疗后，诸症皆有改善。1年后随访，未见复发。

按语：本则医案患者以咳嗽、喘息为主症，诊断为慢性阻塞性肺疾病，结合四诊资料辨为痰瘀阻肺、气阴两虚证，治疗应化痰祛瘀，补气滋阴。化脓灸治疗肺病效果显著并有漫长的历史，现代研究显示，化脓灸的分解产物可通过神经系统的反射途径和体液变化，以增强体内免疫和抗体的功能。本研究第1组穴位肺俞、大杼、天突、丰隆，可补益肺气，调节肺脏宣降气机，丰隆为治疗痰疾要穴，四穴合用可助肺气宣降，化痰平喘。第2组穴位中府、灵台、膏肓、脾俞，中府、灵台、膏肓均为治疗喘证常用穴，能进一步促进肺气宣降的恢复，脾俞为脾气于背部所注之处，可健脾助运，促进机体正气的恢复及痰湿之邪的消散。第3组穴位气海、风门、大椎、肾俞、足三里则注重补益正气，恢复肺、脾、肾脏腑功能，使脏腑阴阳平衡，气机升降有序，是针对本虚的治疗。3组穴位针对患者病机而设，循序渐进改善患者脏腑功能，以调节机体阴阳，振奋阳气，温化饮邪，使疾病向愈。

第五节 肺 痿

肺痿是指由于咳喘等肺系疾病日久不愈，或失治误治后，肺气受损，津液耗伤，肺失于濡养，致肺叶枯萎不荣或痿弱不用，以气短、咳吐浊唾涎沫为主要临床表现的病证。其为肺脏的慢性虚损性疾病，一般发病缓慢，病程较长，但也有急性发病者，治疗较为困难。

本病多见于中老年人及素有肺系疾病者，若年轻人罹患则多进展迅速，预后不良。本病临床表现为进行性呼吸困难，并伴有刺激性干咳，也可出现胸痛、咯血等症状，病情持续进行性发展，呈不可逆性，严重者最终因呼吸衰竭而死亡。

《黄帝内经》中虽无"肺痿"一名，却已有关于"痿"的记载，且有将其与"肺"相联系者。《素问·至真要大论》中提出："诸痿喘呕，皆属于上。""上"在此指肺，提示诸"痿"病位归之于肺。东汉时期张仲景创造性地将"痿"与"肺"相接，于是"肺痿"病名方首次得以确立。肺痿病名，首见于《金匮要略·肺痿肺痈咳嗽上气病脉证治》，如："寸口脉数，其人咳，口中反有浊唾涎沫者何？ 师曰：为肺痿之病……息摇肩者，心中坚；息引胸中上气者，咳；息张口短气者，肺痿唾沫。"对肺痿的病因、病机、临床表现、辨证论治等均有较为系统的论述，奠定了后世医家肺痿辨证论治的基础。张仲景认为，肺痿因"重亡津液"得之，病机总属"肺燥津伤""肺气虚冷"两端。肺燥津伤者，"寸口脉数，其人咳，口中反有浊唾涎沫"，可予麦门冬汤滋阴润燥；肺气虚冷者，"吐涎沫而不咳者，其人不渴，必遗尿，小便数""必眩，多涎唾"，可予甘草干姜汤温肺复气。病名得立，被诸多后世医家认同并沿袭，如后汉《中藏经·论肺脏虚实寒热生死逆顺脉证之法》中即已明言"肺痿则吐涎沫"，晋代《脉经·平肺痿肺痈咳逆上气痰饮脉证》中也有"肺痿，甚则脉浮弱"句。亦有用"萎"者，如隋代巢元方在《诸病源候论·肺萎候》中言："痿与萎同，弱而不用之意。"并对肺痿的病因病机又有新的认识，首提"肺气壅塞"说，明确了"邪实"在肺痿发病中的作用。唐代孙思邈《备急千金要方·肺痿门》明确提出该病分为热在上焦和肺中虚冷，认为"肺痿虽有寒热之分，从无实热之例"。在治疗上概要为虚寒可用生姜甘草汤、甘草汤；虚热可用炙甘草汤、麦门冬汤、白虎加人参汤，对《金匮要略》的治法有所补充。唐代王焘《外台秘要·咳嗽门》指出肺痨久嗽，劳热熏肺，肺阴大伤，可进一步发展成肺痿。晋代葛洪《肘后备急方》治肺痿有四方，总以益气温阳、滋阴润燥为法。清代尤怡则在《金匮要略心典·肺痿肺痈咳嗽上气病脉证治》中进一步指出："痿者萎也，如草木之枯萎而不荣，为津烁而肺焦也。"清代张璐《张氏医通·肺痿》在肺痿本虚论的基础上，对其治疗方法做了补充，将其治疗要点概括为"缓而图之，生胃津，润肺燥，下逆气，开积痰，止浊唾，补真气……散火热"七个方面，旨在"以通肺之小管""以复肺之清肃"。清代叶天士《叶选医衡》有"患此必十死八九，最为难治"的论述，说明本病症为疑难病，危候，预后差，死亡率高。另外，历代医家均认识到肺痿是多种肺系疾病的慢性转归，肺痈、肺痨、久嗽、喘哮等伤肺，均有转化为肺痿的可能。

肺叶"枯萎""枯焦"，是柔软的肺叶向逐渐纤维化而发硬的肺叶变化的一种形象比喻。西医学中的肺纤维化、间质性肺疾病、慢性阻塞性肺疾病、支气管扩张等发展到一定阶段均属本病范畴，可参照本节辨证论治。

【病因病机】

（一）病因

1. 久病损肺　先天禀赋不足或后天失养，损耗肺中阴液，肺气虚弱，邪气乘虚而入而致病；或肺痈、肺痨、久哮、久嗽、消渴、热病等，迁延不愈，脏腑虚损，如痰热久嗽，热灼阴伤，或肺痨久嗽，虚热内灼，耗伤阴津，或肺痈余毒未清，灼伤肺阴，或消渴津液耗伤，或热病之后，邪热伤津，津液大亏，以致热壅上焦，煎灼肺津，变生涎沫，肺失濡养，以致肺痿不用；或大病久病之后，耗伤阳气，或内伤久咳，肺虚久喘等，肺气日耗，渐而伤阳，或虚热肺痿日久，阴损及阳，致肺虚有寒，气不化津，津液失于温摄，反为涎沫，肺失濡养，肺叶渐痿不用；或痹病日久，邪气内舍于肺，均可致病。

2. 外感邪气　外感六淫大多首先犯肺，肺为华盖，合皮毛，开窍于鼻，六淫多从皮毛、口鼻侵入人体。肺痿的发病，在外感六淫中主要与风、燥、热邪关系密切。风寒、湿邪易伤阳气，风热、燥邪易伤阴液，暑热之邪易伤气阴。邪气入里犯肺，伤津耗气，肺失气津濡养，肺叶痿弱不用，加之外感邪气，肺失宣降，脏腑功能失常，久则肺脏失用，终致肺痿。

3. 情志失宜　七情变化太过则能伤及五脏，日久影响气机运行。肺主气，司呼吸，"悲忧伤肺"则容易导致气滞于肺，肺失宣肃；性情急躁易怒，肝火旺盛，易上逆犯肺，气机逆乱则劫肺络之气，致肺络失调，可影响呼吸的深浅、频率和气血生化的质量，进而致气血失调，肺失濡养，日久成痿；又有悲则气消，悲忧日久，可致肺络失充，痿弱不用。

4. 治疗不当　因医者误治，滥用汗、吐、下等治法，重亡津液，肺津大亏，肺阴亏损，损伤肺中阳气，肺失濡养，发为肺痿。如《金匮要略·肺痿肺痈咳嗽上气病脉证治》说："热在上焦者，因咳为肺痿，肺痿之病……或从汗出，或从呕吐，或从消渴，小便利数，或从便难，又被快药下利，重亡津液，故得之。"

5. 邪毒侵犯　从事煤矿、冶金、建材、机械等重体力劳动职业者由于长期接触粉尘，吸入有害气体、灰尘，影响肺气升降出入；或因长期使用抗生素、抗肿瘤药物、心血管药物等而受毒副作用损害，亦可导致肺脏损伤，肺气痿弱不用而发为本病。

6. 饮食不节　过饥则气血生化乏源，土不生金，肺络失养，因虚致痿；过饱或嗜食肥甘、醇酒炙煿、辛辣厚味，或素体脾虚，则聚湿生痰，壅塞肺络，阻滞气机，因实致痿。

（二）病机

肺痿主要病位在肺经，与脾经、肾经关系密切，病性总属本虚标实，但在其发展过程中，多虚实夹杂。基本病机有上焦虚热、肺中虚冷、邪阻肺络。本虚主要包括气虚、阴虚、津伤，标实则以痰瘀阻络为主。

肺主气司呼吸，主治节，朝百脉，通调水道。肺气不利，功能低下，不能正常主气司呼吸，故见咳喘、短气，而宗气贯心脉行气血，宗气不足则气虚血瘀；若通调水道之职失司，肺布津功能失宜，脾气上输之津液不能为肺所敷布，津停成痰，反被热邪熏灼煎熬，则成浊唾涎沫，随肺气上逆而咳嗽吐出；肺气虚冷，宣降无权，水津不能四布，则上泛于口而见多涎唾，趋于下则见小便频数，甚则遗尿。上焦虚热，熏蒸肺叶，肺津亏虚，肺叶失养则痿而不用；若肺气虚寒，则肺叶失于温煦濡养，日久亦痿而不用，如《金匮要略心典笺·肺痿肺痈咳嗽上气》云："肺为娇脏，热则气烁，故不用而痿；冷则气沮，故亦不用而痿。"阴阳互根，上焦虚热，肺津不足，肺失濡养，则阴病及阳亦可致肺中虚冷。肺气虚寒，温化失权，亦可致肺津生化不足或气不布津，致肺津相对不足。肺津不足会贯穿疾病发展的始终。

在肺痿发生、发展的过程中，肺虚可及脾、肾，出现肺脾气虚、肾不纳气等；阴阳久虚可互损；正虚则易感受外邪，而表现出不同病证，因此临床肺痿可见虚实、寒热错杂等复杂病机。肺气痿弱，津失所布，血行不畅，可致痰生、血瘀；痰阻血行，痰凝气滞，气滞血瘀，血瘀津停，而痰、瘀多互结，且"久病多瘀""久病多痰""久病入络"，肺痿多由久病转归，难以速愈，故肺痿痰、瘀、络病多并见，终成痰瘀阻络等邪实征象。根据患者体质、病因、病程长短等因素的不同，肺痿患者邪实的偏重亦有所异，应具体分析，但总以痰瘀阻络为其邪实关键。

"子病及母""金水相生"，肺朝百脉，助心行血，肝与肺共司气机升降及气血运行，肺痿日久，可影响脾胃、肾、心、肝之功能，表现出相应脏腑功能失调的症状，当知犯何逆，随证治之。

【鉴别与诊断】

（一）诊断要点

1. 以咳吐浊唾涎沫为症状。唾呈细沫稠黏，或白如雪，或带白丝；咳嗽，或不咳，气息短，或动则气喘。

2. 有多种慢性肺系疾病史，久病体虚。常伴有面色㿠白，或青苍，形体瘦削，少神乏力，头晕，或时有寒热等全身证候。

3. 有肺脏内伤旧病的病史，如久咳、哮喘、肺痨等疾病均可能转为本病。

4. 胸部高分辨 CT 可显示以肺和胸膜下分布为主的网状改变或伴有极少数磨玻璃样阴影。

5. 年龄 ≥ 50 岁，隐匿起病或无明确原因的进行性呼吸困难。

6. 肺功能、血气分析等其他理化检查有助于明确本病的诊断。

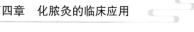

（二）鉴别诊断

1. 肺痨 肺痿与肺痨均为慢性久病，但肺痨是由于痨虫入侵所致的具有传染性的慢性虚弱性疾病，其主症为干咳无痰或少痰，痰中带鲜血，或纯血无痰，伴见五心烦热，潮热盗汗，身体逐渐消瘦，舌红少苔，脉细数等。与肺痿虚热证相似，但肺痨一般无痰中带血，与肺痿以吐涎沫为主症有别。肺痨X线检查有肺痨病灶，肺痨后期可转为肺痿，肺痨病重者可能与肺痿并见。

2. 肺胀 肺胀临床以胸中胀闷、咳嗽咯痰、气短而喘为主要表现，肺痿则以气短为特征，或为干咳，或吐浊唾涎沫。肺痿与肺胀均呈渐次加重的发展过程，一般出现在疾病的后期，临床均可出现咳喘、咯痰等症状，且最终均可见唇甲颜面晦黯等血瘀之象，甚者出现喘脱危候。但一般而言，肺痿病性多虚而肺胀多实；肺胀有发作期和缓解期，在缓解期症状多不甚严重，若由于感受外邪或劳倦、情志所伤等引起急性发作，则病情明显加重，而肺痿虽可因外感等而致病情明显加重，但一般没有明显的缓解期。

3. 肺痈 肺痿的虚热证与肺痈均属肺热证，临床皆可见咳嗽、脉数，但前者为阴虚内热之虚证，脉数而虚，咳吐浊唾，伴见短气；后者为邪热壅肺之实证，脉数而实，伴见发热，胸痛，咳唾脓痰腥臭或咳吐脓血等。肺痿多因久病肺虚、误治津气亏损致虚热肺燥或虚寒肺燥而成，以咳吐浊唾涎沫为主症，病性总属本虚标实而以本虚为主；而肺痈多因外感风热、痰热内盛致热壅血瘀、酝酿成痈、血败肉腐化脓而成，以咳则胸痛，吐痰腥臭，甚则咳吐脓血为主症，病性属实。从病程进展而言，肺痿一般发展缓慢，病程较长，后期多伴有形体消瘦；肺痈多发病急，进展快，形体消瘦不明显。从预后看，肺痿治疗较难，即使通过治疗取效，亦多是减轻病状，延缓疾病进展；而肺痈若治疗及时得当，则见效较速，多可痊愈康复，即使成痈期、溃脓期，预后亦较肺痿为好，难治者在少数。但肺痈失治久延，可以转为肺痿。肺痿脉象多为虚数或虚弱，肺痈则为浮数、滑数。

4. 喘证 喘证以呼吸困难，甚至张口抬肩、鼻翼扇动、难以平卧为特征，可见于多种肺系疾病之中；肺痿之喘息似喘而无声，实为短气，即呼吸短促而急，自觉气息不能接续。

5. 痰饮 肺痿与痰饮病均可见咳吐涎沫。痰饮病多咳吐清稀痰液或痰液成块、色白粘连成丝，一般较易咳出，且多无口干咽燥；肺痿之痰沫胶黏难出，白沫之泡小于粟粒，轻如飞絮，结如棉球，有时黏在唇边，吐而不爽，并且伴有口燥咽干。

【辨证论治】

（一）辨证要点

1. 辨病性 肺痿多由其他肺系疾病迁延日久或他病失治误治之后转归而成，是肺脏的一种虚损性疾病，病性以虚为本，可见本虚标实。其虚以气虚、阴虚为主，多责之肺、脾、肾；正气虚衰，可内生痰饮、水湿、瘀血，或因虚外感，表现本虚标实。咳吐浊唾涎沫，量少质黏稠，不易咳出或痰中带血丝者，病性属虚热；咳唾涎沫，质清稀量多，口不渴者，病性属虚寒；胸闷气短，唇甲青紫者，为有瘀血；见痰浊量多者为有痰湿。

2. 辨病位 本病病位主要在肺，疾病后期可累及脾、肾二脏，晚期亦可及心。疾病初期，以短气、干咳或咳吐涎沫为主症者，病在肺；如见短气，动则喘甚，腰膝酸软，足跟痛者，则病在肺、肾；兼见乏力懒言、食少、腹胀、便溏者，则病在肺、脾；疾病后期，出现心悸，水肿，紫绀，则病及心。

3. 辨证 根据肺痿基本病机，其基本证型有三，三者可兼夹并有所侧重。一为虚热肺燥证，可见咳吐浊唾、短气、口渴、舌红而干、脉虚数等；二为肺中虚冷证，可见不咳、口不渴、吐涎沫、短气、头眩、小便数或遗尿、舌质淡、脉虚弱等；三为邪阻肺络证，可见咳吐浊唾涎沫、短气不足以息、舌有瘀斑瘀点、苔厚腻、舌下络脉曲张、脉涩等。

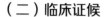

（二）临床证候

1.肺阴亏虚证 咳吐浊唾，短气，或咳痰带血，其质黏稠不易咳出，咳声不扬，甚则咳血，血色鲜红，口干咽燥，形体消瘦，皮毛干枯，可伴潮热盗汗；舌红少津，脉虚数。

2.肺脾气虚证 咳吐涎沫，纳差，腹胀，便溏，神疲倦怠，面色苍白，气短不足以息，甚至呼吸微弱无力，舌淡苔白，脉虚弱。

3.肺中虚冷证 咳吐涎沫，其质清稀量多，易咳出，口淡不渴，形寒肢冷，短气不足以息，小便频数，或遗尿，头眩，神疲乏力，食少，舌质淡润，脉虚弱。

4.肺气阴两虚兼痰瘀阻络证 胸闷气促，咳嗽，痰质黏稠，口渴咽干，午后潮热，神疲气短，唇甲青紫，舌质紫黯而干，少苔，脉虚数。

（三）治疗原则

肺痿是肺气痿弱不振的正虚之病，治疗以扶正补虚、补肺生津为原则。虚热证，治当养阴益气、清热生津，以润其枯；虚寒证，治当滋阴养阳、温肺益气，以摄涎沫。临床以虚热证为多见，但久延伤气，亦可转为虚寒证。肺痿虽见症于肺，但病关脾胃，因脾胃为后天之本、气血津液生化之源，既为肺上输津液，又为宗气之源，且脾土为肺金之母，故培土生金为肺痿常用治法。肾主纳气，为气之根，受五脏六腑之精而藏之，司摄纳，久病多及肾，故治疗肺痿还常需补肾纳气。正虚易受外邪，并可影响津、血运行而致痰生、血瘀等，出现虚实寒热错杂，治疗应分清主次，权衡标本，采用相应治法。如肺阴亏虚者宜滋阴润肺，针灸并用，行补法；肺脾气虚者宜补脾益肺，针灸并用，行补法；肺中虚冷者宜温肺益气，补土生金，针灸并用，行补法；痰瘀阻络者宜化痰活血，针灸并用，行泻法。

（四）化脓灸治疗

1. 主要处方

（1）祛邪为主，兼以扶正

治法：化痰祛瘀，益气润肺。以足太阴经、足阳明经及足太阳经穴为主。

主穴：肺俞，膏肓，足三里，三阴交，支正（见附录二，彩图31）。

配穴：瘀阻肺络证配膈俞（见附录二，彩图32）、血海（见附录二，彩图33）；痰湿蕴肺证配丰隆、阴陵泉、支正；肺脾气虚配脾俞、气海；肺中虚寒配内关（见附录二，彩图34）、肾俞。

方义：肺俞为肺气转输、输注之处，能调节肺脏经气，改善肺脏功能，消除肺脏功能失常所产生的病理证候，调理肺脏气机，宣肺平喘，化痰祛瘀；膏肓穴主治诸虚百损，上气咳逆，能补益肺气；足三里为胃经的合穴，可培中土而扶中气，土为金之母，可培土生金，濡养肺叶；三阴交为足三阴交会穴，可健运脾胃，调补正气，化湿祛痰；支正为小肠经通向心经的络穴，心与小肠相表里，因此支正能从心脏汲取血液和能量，温煦小肠经，增强小肠经运化痰湿的功能。

（2）虚者补之

治法：补益肺气。以夹脊穴、手足阳明经穴及强壮保健穴为主。

主穴：肺俞，胆俞（见附录二，彩图35），膈俞，合谷，气海。

方义：肺俞为肺之背俞穴，可以鼓动肺脏气血，通调气机；胆俞和膈俞相合为四花穴中的一组穴，四花穴为经外奇穴，主治虚弱羸瘦，功能补益虚损，滋阴益肺；合谷为手阳明经原穴，阳明为多气多血之经，能贯通气血，促使阳气升发，扶正祛邪；气海摄纳以引气纳元。

治疗时，依据不同证型灵活选择搭配穴位。

2. 操作

（1）施术前准备

药艾炷制作：将特配中药共研细末和艾绒拌匀，盛瓶备用。施治时以手捏成直径 0.6 ～ 0.8cm、高 1 ～ 1.2cm 较紧而圆的锥体，备齐灸治穴位所需壮数的艾炷。

辅助工具：打火机或火柴、线香等点火工具；治疗盘、弯盘、镊子、消毒棉签、消毒棉球、消毒镊子、一次性注射器等辅助用具（具体根据临床操作需求准备）。

穴位定位：根据化脓灸的部位，选择患者舒适、医者便于操作的治疗体位。常用体位有仰卧位、侧卧位、俯卧位、俯伏坐位、侧伏坐位。

消毒：施灸前应该对受术者施灸部位进行消毒，灸区消毒可用 0.5% ～ 1% 碘伏棉球在灸区部位由中心向外做环形擦拭消毒。施术者双手应用肥皂或洗手液清洗干净，再用速干手消毒剂消毒。

局部麻醉：使用 2% 利多卡因或 1% 普鲁卡因，以每穴 0.5 ～ 1mL 进行局部麻醉，皮丘直径约 1.5cm。

（2）施术方式

涂抹介质：将大蒜汁均匀涂拭在局部麻醉的穴位上，涂拭范围应大于艾炷底座直径。

放置艾炷：将艾炷置于选定的穴位上，放置平稳，防止燃烧时倾倒。

点燃艾炷：用线香或打火机从艾炷顶端点燃，医者应守在旁边，若患者出现不适感，医者可轻轻拍打或抓捏穴位四周。艾炷燃尽后继续换一个新艾炷，如此反复直至所需壮数。

（3）施术后处理

灸后化脓敷贴：施灸后，用消毒干棉球擦净灸穴遗留物，然后用消毒湿棉球消毒灸穴待干。将化脓灸膏药置于烤灯下 20 ～ 30cm 烘烤，温度适宜在 38 ～ 40℃（膏药刚能撕开，未见小气泡冒起），再将膏药贴于穴位处，必要时可用创可贴加固，以防松脱。

灸穴换药：换药时先暴露灸穴，用镊子去除药膏，动作要轻柔，以免患者疼痛、灸穴出血。再用消毒药水消毒灸穴，需从灸穴中点向外，以防感染，并清除灸穴脓液和周围残存的药膏。然后用消毒棉球擦净周围皮肤，亦是从灸穴中心向外的顺序。最后烘烤药膏，烘烤程度为药膏变软，无药膏溢出，烘烤过度会导致敷贴不紧，影响化脓及治疗效果。敷贴药膏需平整牢固，必要时可用创可贴加固。

（五）其他疗法

1. 方剂

（1）肺阴亏虚证：治宜滋阴润肺，方用麦门冬汤加减。沙参、玄参、麦冬、西洋参、桑叶、阿胶、杏仁、炙枇杷叶、浙贝母、炙百部、地骨皮、甘草。中成药可口服蜜炼川贝枇杷膏、养阴清肺口服液、百合固金丸等。

（2）肺脾气虚证：治宜补脾益肺，方用补中益气汤。黄芪、党参、白术、升麻、柴胡、陈皮、当归、炙甘草。中成药可口服补肺丸、补中益气丸、参苓白术颗粒等。

（3）肺中虚冷证：治宜温肺益气，补土生金，方用甘草干姜汤加味。炙甘草、干姜、人参、黄芪。中成药可口服附子理中丸。

（4）肺气阴两虚兼痰瘀阻络证：治宜益气养阴，化痰活血，方用生脉散、清金化痰汤合血府逐瘀汤加减。黄芪、太子参、南沙参、麦冬、生地黄、全瓜蒌、桑白皮、海蛤粉、葶苈子、浙贝母、当归、红花、桃仁、柴胡、枳壳、赤芍、川芎、甘草。中成药可口服黄芪生脉饮、大黄䗪虫丸、人参固本丸等。

2. 体针 咳嗽为主者取太渊、三阴交、肺俞等，可用毫针刺法，平补平泻；喘息为主者取肺俞、膏肓、肾俞、定喘、太渊、足三里等；肺气虚者加气海；肾气虚者加阴谷、关元。

3. 单方验方

（1）紫河车1具，研末，每次3g，每日1～2次。炙甘草15g，水煎服，每日1剂。

（2）太子参、麦冬、五味子、杏仁、紫菀、枇杷叶、黄精、山茱萸、枸杞子、淫羊藿等。水煎服，每日1剂，分服。功能益气养阴，降气平喘，主治虚热肺痿。

（3）太子参 15g，百合 10g，苍术 10g，白术 10g，茯苓 30g，苏梗 10g，桑白皮 12g，苏子 10g，杏仁 10g，枳壳 10g，郁金 10g，泽兰 12g，泽泻 12g，丹参 15g，山药 10g，焦山楂 15g，六曲 15g。功能益气养阴，用于肺痿气阴两伤者。

（4）党参、黄芪、沙参、当归各 15g，丹参 18g，川芎 12g，麦冬、桑白皮、杏仁各 10g，白果、黄芩、半夏各 9g，炙麻黄、甘草各 6g。功能益气养阴，活血化瘀，清热化痰定喘，用于肺痿气阴两虚，痰瘀互结。

（5）高洁化纤汤：黄芪 30g，党参 20g，鸡血藤 30g，水蛭 6g，当归 15g，甘草 10g，丹参 15g，川芎 15g，五味子 10g。

【预防与调护】

（一）预防

1. 积极预防　积极治疗咳喘等肺部疾患，防止其向肺痿转变。生活规律，视气候随时增减衣服，避免受凉淋雨、劳累。时邪流行时，尽量减少外出，避免接触患者。避免吸入粉尘和一切有毒或刺激性气体，减少对呼吸道的刺激，避免对呼吸功能的损害。

2. 体育锻炼　预防本病应注意加强锻炼，增强体质，提高机体抗御外邪的能力，所谓"正气内存则邪不可干"。

（二）调护

1. 生活调护　注意气候的转变，特别是秋冬季节气温变化剧烈，应及时增添衣被，避免受凉，防止引发呼吸道疾病。要按时作息，养成良好的生活习惯，劳逸适度，保证睡眠，提高抵抗力。痰多的患者应重视祛痰，俯卧拍背以助排痰。

2. 饮食调养　饮食宜清淡而有营养，不宜过咸，不宜过食肥甘厚味，忌食油炸之品，戒除烟酒等不良嗜好，宜多饮温水，多食富含维生素 C 的食物，保持肺胃津液的充盛、脾胃运化功能的强健。宜多吃新鲜蔬菜、水果及养阴生津之品，如雪梨、枇杷、橘子、百合、蜂蜜、银耳等，避免进食煎炸、烧烤、辛辣的食物，以免伤阴化燥，如辣椒、大蒜、洋葱、咖啡、酒、可乐等。

3. 精神调理 肺痿属难治病，预后差，死亡率高，患者易情绪紧张或消沉，应多与患者沟通交流，树立治疗信心，消除紧张情绪。患者也应学会自我调节，保持心情舒畅，气机条畅，避免性情急躁，以防郁怒化火伤肺。

病情严重者应卧床休息，或取半卧位休息，充分给氧，密切观察病情变化。

【医案选粹】

患者，男，78岁。2017年1月22日初诊。

主诉：反复咳嗽咳痰3个月，加重1周。现病史：患者于3个月前因外出受凉后出现咳嗽，咳白色清稀涎沫痰，痰量多，每日达3000mL，头痛发热，体温38.6℃。血常规示：白细胞8.68×10⁹/L，中性粒细胞56.3%；肺部CT提示：肺间质性炎症，左侧胸腔少量积液，疑似肺泡癌；支气管镜检查未见肿瘤，气管刷片和痰细胞学检查亦未见肿瘤细胞，但淋巴结B超提示双侧颈部及腋下淋巴结增大；骨扫描可见颈胸腰椎、右侧股骨头多发局灶性异常代谢增高，提示多发转移。结合临床表现、影像及骨扫描等，诊断为肺泡癌，遂给予吉非替尼、艾迪注射液及抗感染治疗，给药后体温渐退，但咳嗽、咳痰未见好转。刻下症：每日咳嗽频繁，咳吐大量稀白泡沫痰，痰质清稀如水，时有胸闷，稍有活动则胸闷气短加重，气难接续，喜卧，口干咽燥，缺少津液，不思饮食，食则难以下咽，口唇干裂，小便量每日不足500mL，大便每日1~2次，无发热恶寒，形体消瘦，神志清，精神倦怠、乏力，面色无华，困倦欲寐，形寒肢冷，胸廓对称无畸形，双肺呼吸音粗，可闻及大量水泡音，未闻及明显干啰音，手指末端颜色紫黯，舌质紫黯而干，少苔，脉虚数。

中医诊断：肺痿（肺气阴两虚兼痰瘀阻络）；西医诊断：肺泡癌合并

肺部感染。

辨证分析：患者以反复咳嗽、咳白色清稀涎沫痰为主要临床表现，考虑为中医学"肺痿"范畴，病位在肺。《金匮要略·肺痿肺痈咳嗽上气病脉证治第七》曰："寸口脉数，其人咳，口中反有浊唾涎沫者何？师曰：为肺痿之病。"肺痿病主要临床症状为咳嗽多浊唾涎沫，短气。肺脏喜润恶燥，阴液亏虚，故见口干咽燥、口唇干裂；肺脏通调水道功能失常，故见咳唾涎沫；肺脏虚损、肺气不足则精神倦怠、气短懒言。咳大量泡沫样痰是细支气管肺泡癌的显著临床表现之一，且特征性大量泡沫黏液痰一般出现在晚期患者中，久病多虚，肺阴亏耗，虚火内炽，故形体消瘦，少苔，脉虚数；久病多瘀，久而入络，故患者出现唇甲颜色紫黯、舌质紫黯而干等痰瘀阻络的邪实征象。综合患者病史资料可辨为肺气阴两虚兼痰瘀阻络。

治法：以润肺益气、扶正祛邪为基本治则。采用化脓灸治疗。①艾炷制作：将麻黄、桂枝、麝香等中药按一定比例研制成粉，与陈艾绒拌匀装瓶备用，施灸时手工将艾绒做成直径0.6～0.8cm、高1～1.2cm较紧的圆锥体，每燃一炷为1壮。②选穴：第1组，肺俞（双，9壮），膏肓（双，9壮），足三里（双，9壮）；第2组，胆俞（双，7壮），膈俞（双，7壮），气海（7壮）。③操作：灸治时先将穴位按常规消毒，然后用1%普鲁卡因0.5～1mL局部麻醉，再于大蒜汁涂拭麻醉后的穴位上施灸，完成所需壮数后，在穴位上贴上自制的化脓灸药膏，3天后换药，每日2次。第2组穴位灸治在第1组穴位灸治结束后14天进行。

患者第1组穴位治疗结束后食量增加，神气渐清，咳白色泡沫痰、痰多症状稍有改善。第2组穴位治疗结束后，患者咳吐涎沫较前明显减少，痰量每日在2000mL以内，尿量增加至1000mL，乏力症状明显好转，舌上津液渐回，舌苔渐生。结束2个疗程治疗后，诸症皆有改善，复查肺部CT示右下肺病灶有所吸收。3个月后随访，未见复发。

按语：本则医案患者以咳吐白色清稀涎沫痰为主症，诊断为肺痿，结合四诊资料辨为肺气阴两虚兼痰瘀阻络证，治疗应以润肺益气、扶正祛邪为基本治则。本案第1组穴位选取肺俞、膏肓、足三里，三穴配合调理肺脏经气，改善肺脏功能，足三里穴培中土而扶中气，而土为金之母，有培土生金、濡养肺叶之效。第2组穴位选取胆俞、膈俞、气海，胆俞为胆腑经气输注的穴位，胆主骨所生病，因此可用于治疗骨蒸潮热及肺病的部分虚热证候；膈俞穴内应于膈，又为八会穴之血会，具有调节气血、活血化瘀之效；同时二者合为治疗肺痨的经外奇穴四花穴中的一组穴，两穴相配，在功能上相互协调，能宽胸利膈、调节气血、补益虚损、滋阴益肺，配合气海温阳扶正。脾胃为后天之本，肺金之母，培土方助生金，因此在治疗肺痨时，要重视脾胃的调补，补胃津以润肺燥，补脾气以养肺体，依据虚实病机灵活调整治则治法方可达到治疗目的。

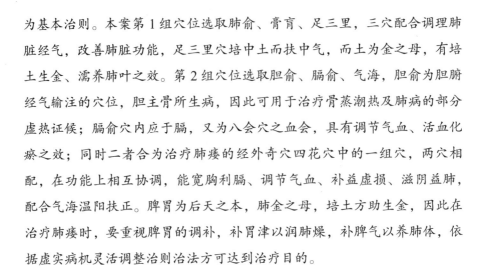

第六节　肺　痨

肺痨，又称"痨瘵""劳嗽""尸疰""虫疰"等。"痨"，有痨虫损削致虚之意，因痨虫损肺，故称肺痨。本病是以潮热、盗汗、咳嗽、咯血、倦怠乏力、身体逐渐消瘦为临床表现的肺部慢性消耗性传染性疾病。

《黄帝内经》对本病的临床特点已有较为具体的记载，认为本病是属于"虚劳"范围的慢性虚损性疾病。如《素问·玉机真脏论》说："大骨枯槁，大肉陷下，胸中气满，喘息不便，内痛引肩项，身热，脱肉破䐃……肩髓内消。"《灵枢·玉版》云："咳，脱形，身热，脉小以疾。"均生动地描述了肺痨的主症及其慢性消耗的表现。汉代张仲景《金匮要略·血痹虚劳病脉证并治》叙述了本病及其合并症，指出："若肠鸣、马刀、侠瘿者，皆为劳得之。"汉代华佗《中藏经·传尸论》已认识到本病具有传染的特点，认为："人之血气衰弱，脏腑虚羸……或因酒食而遇，或因风雨而来，或问病吊丧而得……中此病死之气，染而为疾。"唐代王焘《外台秘要·传尸方》则进一步说明了本病的危害："传尸之疾……莫问老少男女，皆有斯疾……不解疗者，乃至灭门。"唐宋及晚清时期，明确了本病的病位、病机和治则。唐代孙思邈《备急千金要方》把"尸注"列入肺脏病篇，明确病位主要在肺。宋代许叔微《普济本事方·诸虫飞尸鬼注》提出本病是由"肺虫"引起，说："肺虫居肺叶之内，蚀人肺系，故成瘵疾，咯血声嘶。"元代朱丹溪倡"痨瘵主乎阴虚"之说，确立了滋阴降火的治疗大法。元代葛可久《十药神书》收载十方，为我国现存的第一部治疗肺痨的专著。明代虞抟《医学正传·劳极》则提出"杀虫"和"补虚"两大治疗原则。

肺痨相当于西医所称之"肺结核"病。据报道，全球有 1/3 的人口携带结核病菌，且以每年 1% 的速度增长。我国目前约有 5.5 亿人染结核菌，占全国人口的 44.5%，其死亡率在老年患者中与其他传染病相比有上升的趋势。2022 年 4 月，我国公布了传染病数据，其中肺结核的发病率与死亡率均居第二位。目前对本病的治疗虽有较权威的抗结核西药，且能根治，但由于患者服药不规范或产生副作用而自行停药，使病情反复发作，且抗结核药物易产生耐药性致病情迁延。本病可发生于所有年龄段的人群，但近年老年人群发病有所增加。流调也显示，老年组肺结核的复治率居高不下，仍维持在 29.5% 的水平，而其他年龄组的复治率均有下降，甚至是明显下降。在复治患者中，耐药尤其是耐多药结核病（MDR-TB）占相当大的比例。由此可见，肺结核病仍是严重威胁人们健康及生命安全的疑难病之一。

【病因病机】

（一）病因

肺痨的致病因素，不外乎内外两端。外因系指痨虫传染，内因系指正气虚弱，两者往往互为因果。痨虫蚀肺，耗损肺阴，进而演变发展，可致阴虚火旺，或导致气阴两虚，甚则阴损及阳。

1. 外因——感染痨虫 与患者直接接触，致痨虫侵入人体为害。酒食、问病、看护或与患者朝夕相处，都是导致感染的条件。宋代杨士瀛

《仁斋直指方·痨瘵》有"瘵虫食人骨髓"之论。明代朱橚《普济方·劳瘵门》更指出："兄弟子孙，骨肉亲属，绵绵相传，以至灭族。"从互相感染的情况推断，本病有致病的特殊因子，在病原学说上，提出瘵虫感染是形成本病的病因。

2. 内因——正气虚弱

（1）禀赋不足　由于先天素质不强，小儿发育未充，"痨虫"入侵致病。如唐代王焘《外台秘要·灸骨蒸法图》指出："婴孺之流，传注更苦。"明代皇甫中《明医指掌·虚损劳瘵证》说："小儿之劳，得于母胎。"

（2）酒色劳倦　酒色过度，耗损精血，正虚受感。正如明代王纶《明医杂著·痨瘵》所云："男子二十前后，色欲过度，损伤精血，必生阴虚火动之病。"指出青壮之年，摄生不当者最易感染发病。或劳倦太过，忧思伤脾，脾虚肺弱，痨虫入侵。如清代沈金鳌《杂病源流犀烛·虚损痨瘵源流》说："有思虑过度，心气不舒，郁热熏蒸胸中，因生内热，而成痨瘵者。"

（3）病后失调　大病或久病后失于调治（如麻疹、哮喘等病）；外感咳嗽，经久不愈；胎产之后、失于调养（如产后劳）等，正虚受感。

（4）营养不良　生活贫困，营养不充，体虚不能抗邪而致感染痨虫。正如明代汪绮石《理虚元鉴·虚证有六因》中说："或贫贱而窘迫难堪，此皆能乱人情志，伤人气血。"

痨虫和正气虚弱两种病因，可以互为因果。痨虫是发病的原因，正虚是发病的基础，正虚而感染痨虫，"两虚相得"为发病的关键。

（二）病机

肺痨病机主要为痨虫蚀肺。痨虫侵袭肺脏，腐蚀肺叶，而致肺失清肃，从而发生咳嗽、咳痰、胸痛，若损伤肺中络脉，则发生咯血等症。痨虫致病最易伤阴动热，故见潮热、盗汗等症。同时应注意，正虚是发病的基础。

病理性质主要以阴虚火旺为主，并可导致气阴两虚，甚则阴损及阳。

肺喜润而恶燥，痨虫犯肺，侵蚀肺叶，肺体受病，阴分先伤，故见阴虚肺燥之候。

本病的病位主要在肺，久则可传脾肾，影响整体。由于肺主呼吸，受气于天，吸清呼浊，若肺脏本体虚弱，卫外功能不强，或因其他脏器病变耗伤肺气，导致肺虚，则"痨虫"极易犯肺，侵蚀肺体，而致发病。清代李用粹《证治汇补·传尸痨》曾说："虽分五脏见症，然皆统归于肺。"均明确突出本病病位主要在肺，因而在临床表现上，多见干咳、咽燥、痰中带血及喉疮声嘶等肺系症状。

由于五脏相关，故一脏有病常可相互影响。肾为肺之子，肺虚则母病及子，金不生水，肾失滋养，或肾虚相火灼金，子盗母气，可见肺肾两虚，伴见潮热、盗汗、骨蒸、男子失精、女子月经不调，甚或男子无精、女子闭经，或并发骨痨等肾亏之症；脾为肺之母，肺痨日久，子病及母，则脾气亦虚，可伴见气短、乏力、食少、便溏等症；若肺虚不能制肝，肾虚不能养肝，肝火偏旺，木火刑金，则见性情急躁、善怒、胁痛，或咳逆咯血；肺肾阴虚，水火失济，心火上炎，还可伴有虚烦不眠、盗汗等症；如肺虚治节失司，津血运布失畅，痰饮瘀血内生，病及于心，可见喘、悸、肿、紫绀，甚或昏迷等症。故本病主要涉及肺经、脾经、肾经等经脉，治疗应根据症状差异辨证取穴。

【鉴别与诊断】

（一）诊断要点

1. 具有以潮热、盗汗、咳嗽、咯血、倦怠乏力、身体逐渐消瘦为特征的临床表现。上述诸症可间作，也可相继发生或兼见并存。

2. 有与肺痨患者密切接触史。

3. 相关血液生化、病理检查、心电图、影像学及痰涂片等辅助检查有助于诊断。

（二）鉴别诊断

1. 虚劳 肺痨为独立的疾病，主症为咳嗽、咯血、潮热、盗汗；虚劳为多种慢性疾病虚损证候的总称，是由脏腑亏损、元气虚弱而导致，可分别出现五脏气、血、阴、阳亏虚的各种临床症状。肺痨具有传染性，病位在肺，可传至脾、肾；虚劳不具有传染性，以肾虚为主，五脏并重。

2. 肺痈 肺痈是肺叶生疮，形成脓疡，临床以咳嗽、胸痛、发热、咳吐腥臭浊痰，甚则脓血相兼为主要特征的一种疾病。肺痈与肺痨的临床症状表现不同、病理不同，肺痨以肺阴亏损为主，而肺痈则表现为热毒为患。

3. 肺痿 肺痿是肺叶痿弱不用，以咳吐大量浊唾涎沫、张口短气为主症的慢性虚损性疾病。虽然肺痨的晚期可转归形成肺痿，但有从轻至重的因果关系，而且临床表现不同。

【辨证论治】

（一）辨证要点

1. 辨病位，明病性 其病位在肺，临床以肺阴亏虚为主。肺阴虚常易累及心、肝、脾、肾，致阴虚火旺；肺阴亏虚多兼肺气虚，子盗母气，常易及脾，致气阴两亏，久延病重；由气阴两虚而致阳虚，病损及心肾，表现为阴阳两虚，或兼痰浊、瘀血停滞之候。然肺肾虚弱为本，痰浊、瘀血为标，临证必明辨阴阳虚实寒热，方不致误。

2. 辨主症，切病机 本病以与肺痨患者有长期密切接触病史及咳嗽、咯血、潮热、盗汗四大主症为主要特征。四大主症通常是其临床诊断的重要依据。肺痨的四大症或先后发生，或合并出现，轻者诸症未必悉具，重者可诸症俱全。

3. 辨证候，判顺逆 脾胃未伤，运化尚健，元气得充，脉来有根；无短气、大热；或低热较轻，无痰壅咯血等，一般为顺，较易治。若现大肉脱陷，骨枯发焦；潮热持续不解；胃气大伤，虚不受补；大量咯血，反复发作；短气不续，动则大汗，声音低微；脉浮大无根或细数疾等，为逆证，多较难治。

（二）临床证候

1.肺阴亏虚证 干咳，或咳少量黏白痰，或痰中带血丝或血点，色鲜红，咳声短促，胸部隐隐闷痛，午后手足心热，皮肤干灼，口干舌燥，甚则喉痒音嘶，或有少量盗汗，纳差，乏力等，舌边尖红，苔薄，脉细而数。

2.阴虚火旺证 呛咳气急，痰少质黏，或吐稠黄痰，量多，时时咯血，血色鲜红，午后潮热，骨蒸，五心烦热，颧红盗汗，口渴，心烦少寐，性情急躁易怒，或胸胁掣痛，男子可见遗精，女子月经不调，形体日渐消瘦，舌红而干，苔薄黄或剥，脉细数。

3.气阴两虚证 咳嗽无力，气短声低，咳痰清稀色白，偶见夹血丝，或咯血，血色淡红，午后潮热，伴有畏风、怕冷、自汗盗汗并见，纳少神疲，便溏，面色㿠白，颧红，舌质淡红、边有齿印，苔薄，脉细弱而数。

4.阴阳两虚证 咳逆喘息少气，咳痰色白，或夹血丝，血色黯淡，潮热，自汗，盗汗，声嘶或失音，颜面肢体可出现浮肿，心慌，唇紫，肢冷，形寒，或见五更泻，口舌糜烂，大肉尽脱，男子滑精、阳痿，女子经少、经闭，舌质光淡隐紫，少津，脉微细而数，或虚大无力。

（三）治疗原则

补虚培元，抗痨杀虫。本病为正气亏虚，痨虫入侵，肺阴耗伤所致，治疗可遵循杀虫和补虚两大原则。杀虫是针对病因的治疗，补其虚复其真元，以提高抗病能力。但补虚培元还要根据受损脏腑在肺、在脾、在肾的不同，以及病性为阴虚、气虚、阳虚的差异进行辨证治疗。

但应注意，肺痨以阴虚为主，因此补虚原则重在滋阴，可选取风门、膏肓、肾俞、涌泉等穴位进行艾灸治疗，可起到滋阴补益之功效；同时可以选取部分穴位施用针刺泻法以清热，但不可太过，以防伤及正气。久病不愈，兼痰浊血瘀者可针灸并用，选用血海、膈俞、太冲、合谷等穴，行气化痰，活血化瘀。

除针灸治疗外，同时应注意饮食、情志、房事等方面的调养，综合治疗，对于病情缓解和康复都具有重要作用。故《明医杂著·痨瘵》提出："然必须病人爱命，坚心定志，绝房室，息妄想，戒恼怒，节饮食，以自培其根。"

（四）化脓灸治疗

1. 主要处方

第 1 组取穴：天突（5 壮）、灵台（9 壮）、肺俞（9 壮）。

第 2 组取穴：风门（9 壮）、大椎（9 壮）。

第 3 组取穴：大杼（9 壮）、膻中（7 壮）。

配穴：阴虚加肾俞（9 壮）、关元（5 壮）、气海（5 壮）。

2. 方义 督脉总督一身之阳经，为阳脉之海，故取大椎、灵台以疏通督脉。任脉总任周身之阴经，为阴脉之海，取天突则利咽喉而调肺系，膻中会一身之气，任脉畅行则诸阴气亦可调顺，阴阳经气平衡。取足太阳经脉之大杼、风门、肺俞以疏通足太阳经气和宣通肺气，因肺主皮毛，足太阳主一身之表，使邪从表解，以达到散风寒解表邪的目的。至于辨证备用穴，是根据虚实寒热而选用，阴虚多由肾气虚耗、真气不纳导致，故取肾俞、关元大补肾脏元气，气海摄纳以引气纳元。

3. 操作

（1）施术前准备

药艾炷制作：将特配中药共研细末和艾绒拌匀，盛瓶备用。施治时以手捏成直径 0.6 ～ 0.8cm、高 1 ～ 1.2cm 较紧而圆的锥体，备齐灸治穴位所需壮数的艾炷。

辅助工具：打火机或火柴、线香等点火工具；治疗盘、弯盘、镊子、消毒棉签、消毒棉球、消毒镊子、一次性注射器等辅助用具（具体根据临床操作需求准备）。

穴位定位：根据化脓灸的部位，选择患者舒适、医者便于操作的治疗体位。常用体位有仰卧位、侧卧位、俯卧位、俯伏坐位、侧伏坐位。

消毒：施灸前应该对受术者施灸部位进行消毒，灸区消毒可用0.5%～1%碘伏棉球在灸区部位由中心向外做环形擦拭消毒。施术者双手应用肥皂或洗手液清洗干净，再用速干手消毒剂消毒。

局部麻醉：使用2%利多卡因或1%普鲁卡因，以每穴0.5～1mL进行局部麻醉，皮丘直径约1.5cm。

（2）施术方式

涂抹介质：将大蒜汁均匀涂拭在局部麻醉的穴位上，涂拭范围应大于艾炷底座直径。

放置艾炷：将艾炷置于选定的穴位上，放置平稳，防止燃烧时倾倒。

点燃艾炷：用线香或打火机从艾炷顶端点燃，医者应守在旁边，若患者出现不适感，医者可轻轻拍打或抓捏穴位四周。艾炷燃尽后继续换一个新艾炷，如此反复直至所需壮数。

（3）施术后处理

灸后化脓敷贴：施灸后，用消毒干棉球擦净灸穴遗留物，然后用消毒湿棉球消毒灸穴待干。将化脓灸膏药置于烤灯下20～30cm烘烤，温度适宜在38～40℃（膏药刚能撕开，未见小气泡冒起），再将膏药贴于穴位处，必要时可用创可贴加固，以防松脱。

灸穴换药：换药时先暴露灸穴，用镊子去除药膏，动作要轻柔，以免患者疼痛、灸穴出血。再用消毒药水消毒灸穴，需从灸穴中点向外，以防感染，并清除灸穴脓液和周围残存的药膏。然后用消毒棉球擦净周围皮肤，亦是从灸穴中心向外的顺序。最后烘烤药膏，烘烤程度为药膏变软，无药膏溢出，烘烤过度会导致敷贴不紧，影响化脓及治疗效果。敷贴药膏需平整牢固，必要时可用创可贴加固。

（五）其他疗法

1. 针刺

（1）肺阴亏虚型：常用穴为肺俞、膏肓、足三里、结核穴、中府、太渊。

（2）阴虚火旺型：常用穴为肺俞、膏肓、大椎、中府、孔最、复溜、阴郄。

（3）气阴亏虚型：常用穴为肺俞、膏肓、太溪、足三里、结核穴、脾俞、肾俞、三阴交等。毫针针刺用平补平泻法，得气后留针30分钟，间断行针。每日1次，10次为一疗程。

（4）阴阳两虚型：常用穴为肺俞、膏肓、足三里、结核穴、肾俞、命门、关元。

2. 耳针　取肺、脾、肾、内分泌、神门。每次选2～3穴，毫针中等强度刺激，留针30分钟，2～3日1次；也可用王不留行籽贴压，2～3日更换1次。

3. 穴位贴敷　大蒜1头，硫黄末6g，肉桂末3g，冰片3g，共捣为泥，取10g分别贴于涌泉穴。贴前先在皮肤上涂植物油以防起疱，贴上后用胶布固定，贴3～5小时，每天1次，连贴3天，对肺结核突然咯血者有效。

4. 单方验方

（1）仙鹤草30g，红枣、党参、生地黄、桑白皮、天花粉各10g，陈皮、五味子、甘草各6g，水煎服，每日1剂。另用百合60g、猪瘦肉适量炖服。用于治疗肺痨气阴两虚者。

（2）北沙参、黛蛤散、寸麦冬各12g，蒸百部18g，旋覆花、生白芍、栝楼皮各9g，粉丹皮、柴胡、黄芩、焦山栀各4.5g，水煎服，1日1剂。用于肺痨咳嗽血痰、胸痛。

（3）龟板30g，生地黄、熟地黄、五味子、牛膝、代赭石、茜草炭、侧柏炭、天冬各10g，水煎服，每日1剂。用于肺痨咯血，属肺肾阴虚者。

（4）白及、百部、牡蛎、炮山甲等份研粉，如病灶有活动者，百部加倍。每次口服 3 ~ 4.5g，每日 2 ~ 3 次。

（5）白及 60g，百部、甘草各 30g，共为细末，每次 3g，每日服 2 次；如蜜丸服 6g。治疗空洞型肺结核，甚效。

（6）白及粉，每次 6g，每日 3 次，饭后水送服。用于肺结核咯血、空洞型肺结核。

（7）水獭肝焙研细末，每次服 3g，每日 2 次，米汤送服。

（8）鳖鱼 1 个（去内脏），生地黄 15g，柴胡 9g，地骨皮 15g，炖汤服。治疗肺结核低热。

【预防与调护】

（一）预防

针对本病，历代医家一贯以预防为重点，防重于治，同时注意自我防护，避免在气虚、饥饿时接触肺痨患者，以免乘虚染邪。家属、医生等接触患者时也须注意防护，佩戴口罩。平时要多锻炼，培养正气，乃预防重要措施，同时应注意对新生儿进行卡介苗接种。

（二）调护

1. 一般护理 消除紧张情绪，增强抗病信心。告知患者，随着科研的进展，生活水平的提高，再加合理的治疗与适当的调养，肺结核病可逐渐恢复正常。密切观察病情变化，警惕瘀血堵塞气道和气随血脱的发生，潮热严重者多饮水，多吃水果。咳嗽重者避免过度运动，保持室内通风和一定湿度，必要时服川贝粉 3g 以止咳；盗汗多者及时更换衣被，并用清水擦身；胸痛者，应取卧位，减少活动。

2. 情志调护 注意患者的思想和精神调养，劝患者勿急躁、免暴怒、静心休养；忌酒色、节起居，养成良好的生活习惯；并适当采用饮食疗法、体育疗法等，以便早日康复，并预防病变的复发。

3. 饮食调护 应增加富有营养的食物，如牛肉、羊肉、甲鱼、豆浆、水果等；宜食补肺润燥生津之品，忌辛辣刺激动火劫液之品。

可服百合粥：鲜百合 30～50g，粳米 50g，煮熟即可，食时放入冰糖；适用于肺阴不足者。珠玉二宝粥：先将山药、生薏米各 60g 煮至烂熟，再将柿霜饼 24g 切碎，调入融化食之；适用于气虚不复者。桃仁粥：桃仁（去皮）100g，取汁和粳米同煮粥食；适用于瘀血残留者。百合 30g，瘦猪肉 200g 切块共煮烂熟，加盐调味食之；可治疗肺结核低热、干咳等。白木耳 6g，加冰糖适量，上笼蒸 1 小时，早晨空腹服食；可治肺结核潮热咳嗽、咳血。治疗肺结核咯血，鸡蛋 1 个，调入白及粉 9g，晨起用开水冲服，连用数次有效。燕窝 6g，银耳 9g，冰糖适量或燕窝、西洋参各 3g，放水炖熟服用，可治疗肺结核咳嗽、咳血、盗汗。

【医案选粹】

患者，男，40 岁。2009 年 7 月 15 日就诊。

主诉：反复咯血 5 天。现病史：患者于 10 天前感疲乏，咳嗽，并渐加重，服药后症无改善。于 7 月 10 日晚饮啤酒后突然咯出鲜血约 300mL，次日下午继续咯血约 100mL，在附近医院对症治疗后回家。7 月 14 日下午又再次咯血约 300mL，伴有血块，即到医院就诊，经 X 线胸片检查诊为"肺结核并咯血"。X 线胸片示，右上中肺可见片絮状淡薄阴影，第二前肋间可见小透亮区。痰涂片找抗酸菌（-），痰培养结核杆菌（+）。色黯红，时有血块，伴胸痛。舌红绛、边有瘀斑，苔少，脉细涩。

中医诊断：肺痨（阴虚血瘀证）；西医诊断：浸润型肺结核并咯血。

辨证分析：患者以咯血为主要临床表现，考虑为中医学"肺痨"范畴，证乃阴虚血瘀型，治以滋阴消瘀法。肺痨的病因是痨虫，病位在肺，病理性质为阴虚，在病变过程中可致五脏亏损，尤以肺、肾为重。本病多是由先天不足、后天嗜欲无度、大病久病等，耗伤正气，痨虫乘虚侵袭，伤人致病。正虚是患病的重要因素。在病情演变过程中"阴虚者十之八九"，这些都是肺痨发病的原因，可见阴虚是本病的基本病机。本病初期主要表现出肺阴伤，然后继续损及阳，最终至阴阳两虚的严重局面。

治法：采用化脓灸治疗。①艾炷制作：将麻黄、桂枝、麝香等中药按一定比例研制成粉，与陈艾绒拌匀装瓶备用，施灸时手工将艾绒做成直径0.6～0.8cm、高1～1.2cm较紧的圆锥体，每燃一炷为1壮。②选穴：第1组，肺俞（双，9壮），膏肓（双，9壮），足三里（双，9壮）；第2组，颈百劳（5壮），太溪（9壮），三阴交（双，9壮）。③操作：灸治时先将穴位按常规消毒，然后用1%普鲁卡因0.5～1mL局部麻醉，再于大蒜汁涂拭麻醉后的穴位上施灸，完成所需壮数后，在穴位上贴上自制的化脓灸药膏，3天后换药，每日2次。第2组穴位在第1组穴位灸治结束后14天进行。

患者第1组穴位治疗结束后咯血、咳嗽症状明显改善；结束1疗程治疗后，诸症皆有改善。1年后随访，未见复发。

按语：本则医案患者以咯血为主症，诊断为肺结核，结合四诊资料辨为阴虚血瘀证，治疗以滋阴消瘀法。《医学入门》中"凡病药之不及，针之不到，必须灸之"概括了灸法在临床中的应用价值。化脓灸治疗通过药物和物理的双重作用，刺激经络穴位，调理脏腑功能，达到平衡阴阳、治病防病的功效，改善肺结核患者临床症状，提高患者舒适度及依从性。同时可以调节白细胞，增强吞噬细胞的功能以及调节NK细胞，从而达到调节免疫功能的作用。本研究第1组穴位肺俞、膏肓、足三里可使其功效协同发挥作用，符合"虚则补其母"的治疗原则。特定穴中，五腧穴的使用频率居首位。根据标本根结的理论，四肢是经气之源，经气由四肢流注至头身，这是经气运行的重要形式。通过灸相应经络的五输穴，激发经气，扶助人体正气，达到治疗肺结核的目的。第2组穴位颈百劳、太溪、三阴交。颈百劳有主治多种虚劳之症的作用；太溪为肾之原穴，本脏真气所注，可清热生气；三阴交为肝、脾、肾三经之交会穴，可疏肝健脾，使肝脾共调，肺气肃降，痰清咳平。通过灸以上穴位调理肺肾，降肺补肾，扶助正气抗邪。

第七节 肺 积

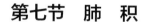

肺积是由于正气亏虚，秽浊邪毒侵袭，加之体内脏腑功能失调引发痰湿瘀毒内蕴，相互胶着搏结而成肺部肿块，临床表现为咳嗽、痰中带血或咯血、胸痛、发热、气急胸闷等症状，相当于西医学中的肺癌一病。多由于饮食失调、劳倦过度、情志不畅等导致脏腑阴阳失调、正气虚损，六淫之邪乘虚袭肺，气机不利，血行受阻；津液失于输布，凝聚为痰，气机不畅，脉络瘀阻，气、血、痰、瘀相搏，日久胶结成块。中医古籍对肺癌的临床表现、病因病机、治疗等均有所记载，主要散见于"咳嗽""肺积""息贲""肺痿""肺花疮""咳嗽""痰饮""咯血""积聚""胸痛"等病症资料中，至今仍有重要的参考价值。

近50年来，世界上很多国家的肺癌发病率和死亡率呈急剧上升趋势。2002年全世界的肺癌新病例大约为135万，死亡118万，居恶性肿瘤第1位。卫生部于2008年4月29日公布的第3次全国死因调查结果显示，我国城乡和不同区域死亡率差异较为明显，慢性非传染性疾病成为城乡居民的主要死因，肺癌已代替肝癌位列我国恶性肿瘤死亡原因首位。由于缺乏早期发现的有效手段，多数患者就诊时已是晚期，手术的机会很少，加之肺癌具有高复发率和高转移率等特点，导致肺癌的治愈率低，总体生存期不长。全身化疗是其主要治疗方法，化疗虽效果显著，但由于化疗药物选择性较差，在治疗的过程中不仅对增殖旺盛的肿瘤细胞有杀伤作用，对人体的正常细胞也有杀伤作用。因此，化疗过程中常常出现骨髓抑制、胃肠道反应等现象，有的患者常因出现过度严重的反应而终止化疗，迫使化疗效果功亏一篑。针灸作为中医特色外治疗法，具有副作用小、安全性高的优势，在缓解癌性疼痛，改善化疗后恶心呕吐、潮热、周围神经病变、继发性白细胞减少症等并发症方面具有可观的临床疗效。自1997年美国国立卫生研究院发布"针灸治疗术后或化疗后恶心呕吐有一定优势"，针灸

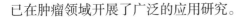

已在肿瘤领域开展了广泛的应用研究。

西医学原发性支气管肺癌是指原发于支气管黏膜和肺泡的癌肿，是常见的恶性肿瘤之一，属肺积范畴，可参考本病辨证治疗。

【病因病机】

（一）病因

1. 素体亏虚 体质内虚的状况决定了正气的强弱和肺积的易患性和倾向性，机体正气在防治癌病的发生发展中起主导作用。素体虚弱，或久病伤正，或年老体衰，或嗜烟日久，热伤津液，房事不节，均可导致正气内虚，肺阴不足，外邪得以乘虚而入，客邪留肺不去，气机不畅，终致血行瘀滞，久而成为肺部积块。正如《医宗必读·积聚》所说："积之成也，正气不足，而后邪气居之。"

2. 六淫侵袭 风、寒、暑、湿、燥、火六淫，代表了癌病的外因，发病与季节气候、居住环境有关，六淫可从口鼻或肌肤多途径入侵机体，可单独或同时合并其他因素致病，由表入里。若肺气虚弱不能抗邪，致客邪留滞肺腑经络，并与血、痰浊、热毒等病理产物互结，则可形成结块，导致肺积。另外，随着人们对自然界的开发，生活中存在着很多化学、物理及生物致癌物质，如工业废气、石棉、煤焦烟灰、放射性物质等，这些致癌物质亦可以归属于中医六淫的范畴。

3. 七情内伤 抑郁忧思、情志不遂、思虑过度等不良情绪的长期刺激皆可导致气机不畅，气阻络痹，导致津液凝聚为痰浊等；另外，悲伤日久可损伤肺精、肺气，肺脏不能正常输布津液，久则津凝为痰；血瘀、痰浊互结，渐而成块，留于肺中。正如《类证治裁·郁证》说："七情内起之郁，始而伤气，继必及血。"

4. 饮食失调 不当的饮食习惯及恣食肥甘厚腻，或辛辣腌炸烧烤，或烟酒海腥发物，导致脏腑功能失调及气血津液的紊乱，使正气亏虚，邪自内生，津伤气结痰凝而变生肿块。正如《医宗必读·痰饮》所说："脾土虚

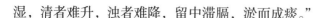

湿，清者难升，浊者难降，留中滞膈，淤而成痰。"

5.宿有旧疾 若因机体素有旧疾，肺腑阴阳偏盛或偏衰，引发肺脏气血功能紊乱，如治不得法或失于调养，病邪久羁，损伤正气，或正气本虚，驱邪无力，加重或诱发气、痰、食、湿、水、血等凝结留滞肺内，最终导致邪气壅结成块，形成肺积。

（二）病机

关于肺癌的病机，中医肿瘤发病学强调正气在发病中的主导地位，认为正气虚弱为肺癌的发病基础，如《活人机要》云："壮人无积，虚人则有之。"《灵枢·百病始生》记载："风雨寒热，不得虚，邪不能独伤人。卒然逢疾风暴雨而不病者，盖无虚，故邪不能独伤人。此必因虚邪之风，与其身形，两虚相得，乃客其形。"《医宗必读》谓："积之成也，正气不足，而后邪气踞之。"但也不排除邪气对疾病发生的重要作用，在一定条件下，邪盛正虚，则邪气可能起主导作用，肿瘤的发病与否，也取决于正邪斗争的胜负。清代沈金鳌所著《杂病源流犀烛》对肺癌的病因病机和治疗有详细的记载，书中提到："邪积胸中，阻塞气道，气不得通，为痰……为血，皆邪正相搏，邪既胜，正不得制之，遂结成形而有块。""息贲肺积病也……皆由肺气虚，痰热壅结，宜调息丸、息贲丸，当以降气清热，开痰散结为主。"又有情志失调导致气滞血瘀，痰凝毒聚，局部结而成块，如《素问·举痛论》说："悲则心系急，肺布叶举，而上焦不通，荣卫不散……思则心有所存，神有所归，正气留而不行，故气结矣。"

肺癌的发生不离虚、实两端，本病病位在肺经，疾病初期临床表现为咳嗽、咯血、胸痛等肺经失衡症状。但随着疾病的进展，肺癌痰瘀之邪可四处流窜，由表及里，并损耗周身气机，体表经络、体内诸脏均可受其侵犯，难以治愈。本病病性是本虚标实，肺、脾、肾虚为本，经气无力推动津液、气血的正常运行，导致气滞、血瘀、痰凝、毒聚为标。肺癌整体属虚、局部属实，为本虚标实、虚实夹杂的疑难杂症。发病初期邪盛而正虚不显，故以气郁、血瘀、痰结、湿聚、热毒等实证为主；中晚期由于癌瘤耗伤人体气血津液，故多出现阴伤、气虚、气血亏虚、阴阳两虚等病机转变。总之，肺癌的病因病机为正衰邪盛、虚实夹杂，其病理产物不离痰、瘀、毒。治疗应结合周身情况，根据临床患者疼痛、恶心呕吐、疲乏等症状进行辨经选穴治疗。

【鉴别与诊断】

（一）诊断要点

1. 临床症状　肺癌的临床表现包括肺部和肺外两方面的症状和体征。肺部主要表现为六大症状。

（1）咳嗽：阵发性刺激性呛咳，无痰或仅有少量白色泡沫样黏痰。

（2）咳血：间断性反复少量血痰，往往血多于痰，色泽鲜红，痰血不相混，偶见大咳血。

（3）发热：中低度发热。

（4）胸痛：持续性尖锐而剧烈的疼痛。

（5）胸闷气急：或突然出现，数日后渐轻；或缓慢出现，渐趋加重。

（6）喘鸣：局限性、吸气性哮鸣，咳嗽后并不消失。

肺外表现主要是由于肿块压迫、侵犯邻近的组织、器官，远处转移，副癌综合征（如上腔静脉综合征表现为头昏、眼花、头颈部浮肿、胸颈部浅静脉怒张）、Horner 征表现为患侧眼球凹陷，上眼睑下垂，瞳孔缩小，声音嘶哑，吞咽困难，胸闷，心悸，消瘦，杵状指、趾等，以及其他远处部位转移引起的相应症状和体征。

2. 影像学诊断　包括胸透、平片及 CT 检查。主要观察：肺部肿块特征，肺门是否增宽以及是否伴有肺不张、局限性肺气肿、阻塞性肺炎等。

3. 细胞学诊断　痰液、胸水及纤维支气管镜获得细胞学标本，证实为肺癌细胞。

4. 病理学诊断　活检取得病灶、转移灶组织，证实为原发性癌。主要有四种。

（1）小细胞癌：淋巴细胞样（燕麦细胞）、中间型细胞（梭型、多角型和其他）。

（2）鳞状细胞癌（表皮样癌）：高分化、中分化、低分化。

（3）腺癌：高分化、中分化、低分化，细支气管肺泡性/乳头状。

（4）大细胞癌：伴有黏液分泌，伴有多层结构，巨细胞性和透明细胞性。

5.生化学诊断　癌胚抗原（CEA）测定 >2.5ng/mL，肺癌患者有 61%～77% 阳性，其水平与病情轻重及预后有一定的关系。

6.分期诊断（依据 UICC1997 版国际 TNM 分期）

0 期：原位癌或病变局限于支气管黏膜层者。

Ⅰ期：病灶直径 ≤ 3cm，无肺门淋巴结或肺外转移者。

Ⅱ期 A：指病灶直径 3～5cm，或有肺不张，但无肺门淋巴结转移或肺外转移者。

Ⅱ期 B：指病灶最长直径 3～5cm，有肺门淋巴结转移。

Ⅲ期：病灶最长直径大于 5cm，或有胸膜或纵隔淋巴结转移，或有外侵，或有血管、神经压迫现象（如上腔静脉压迫、声带麻痹、膈神经麻痹），或有全肺不张者。

Ⅳ期：有胸腔外转移，或有对侧或肺门转移，或有癌性胸腔积液者。

（二）鉴别诊断

1.肺痨　肺痨与肺积均有咳嗽、咯血、胸痛、发热、身体消瘦等症状，两者易混淆。但是，一般肺痨多发于 40 岁以下患者且具有传染性，若发生在 40 岁以上者，往往在青少年时期有肺痨病史；而肺积则好发于 40 岁以上的中老年男性。肺痨经抗痨治疗后有效，肺积经抗痨治疗病情继续恶化。借助现代诊断方法有助于二者的鉴别。

2.肺痈　典型的肺痈以急性发作，高热，突发性痰多而臭为表现；肺积则发病较缓，热势一般不高，咳痰不臭或痰中带血。二者凭此不难鉴别。

3. 肺胀 肺胀由于多种慢性肺系疾病反复发作，迁延不愈，而致肺气胀满，不能敛降；症见胸部膨满，胀闷如塞，喘息气促，咳嗽咳痰，甚至颜面紫黯，肢体浮肿等。

【辨证论治】

（一）辨证要点

1. 定性 肺积为邪毒肿块结聚于肺，属里证，局部为实，多由痰、瘀、毒互结而致，临证应辨明属痰盛、瘀多分而治之。在气者应注意行气化痰之品，在血者应重活血化瘀之药。全身属虚，以气阴两虚多见，早期以肺之气阴不足常见，后期以肺、脾、肾三脏俱虚为主。

2. 辨舌脉 肺积之脉弦滑大数者多实证，标实者气滞血瘀、痰阻、热壅等毒邪较盛，病情有进一步发展的趋势。脉细、缓、弱、涩者多虚，示气血亏少，精气不足，病至中晚期，愈后较差；舌质淡胖、齿痕裂纹者虚，舌质青、红、黯紫有瘀斑、瘀线者属实；苔厚者多痰湿，黄者夹热，白者多寒；无苔者多津液亏乏，阴虚较甚。

3. 辨标本 肺积之辨证应紧紧抓住全身属虚为本这一关键。

4. 辨症状 辨咳嗽有痰无痰，若有痰是泡沫痰还是黏稠痰，或是黄脓痰。白泡痰为脾虚痰湿，黏稠痰或黄脓痰为热毒恋肺；痰血或咯血，应查看血之色泽，有无紫血块，色泽鲜红为肺热伤络，如有紫血块说明气机不畅，痰血内结而损伤络脉；若为腥臭脓痰伴血块，说明热毒、瘀血结于肺脏。辨胸痛，应辨疼痛是胀痛、窜痛，还是针刺刀割样剧烈疼痛，前者为气滞所致，后者为血瘀引起。辨发热应辨明是气虚发热、阴虚发热、湿热留恋而发热，还是热毒侵肺发热等。辨胸闷气急应辨明是肺失宣肃所致，还是动则气短的肺肾两虚所致。

（二）临床证候

1. 瘀阻肺络证 咳嗽不畅，胸闷气憋，胸痛有定处，如锥如刺，或痰血暗红，口唇紫黯，舌质暗或有瘀点、瘀斑，苔薄，脉细弦或细涩。

2. 痰湿蕴肺证 咳嗽咳痰，憋气，痰质稠黏，痰白或黄白相兼，胸闷胸痛，纳呆便溏，神疲乏力，舌质淡，苔白腻，脉滑。

3. 阴虚热毒证 咳嗽无痰或少痰，或痰中带血，甚则咳血不止，胸痛，心烦寐差，低热盗汗，或热势壮盛，久稽不退，口渴，大便干结，舌质红，舌苔黄，脉细数或数大。

4. 气阴两虚证 咳嗽痰少，或痰稀，咳声低弱，气短喘促，神疲乏力，面色㿠白，形瘦恶风，自汗或盗汗，口干少饮，舌质红或淡，脉细弱。

（三）治疗原则

肺积的病机特点为本虚标实，扶正祛邪、标本兼治是治疗本病的基本原则。本病整体属虚，局部属实，正虚为本，邪实为标。临床上应仔细分析正邪两方消长盛衰的情况，决定扶正与祛邪的主次先后。正如《医宗必读·积聚》所说："初者，病邪初起，正气尚强，邪气尚浅，则任受攻；中者，受病渐久，邪气较深，正气较弱，任受且攻且补；末者，病魔经久，邪气侵凌，正气消残，则任受补。"临床中针灸治疗注重补泻手法的运用及远近穴位的配合，并通过激发人体经气以发挥补虚泻实、平衡阴阳、扶正祛邪的功效。肺积早期，以邪实为主，治疗以祛邪为重，兼顾扶正培本。邪气偏盛者，可选用血海、膈俞、丰隆、外关、曲池等穴，并施予针刺泻法或取艾灸温通之效以行气活血、软坚散结、化痰利湿、清热解毒。肺积中期，正邪交争，治疗以扶正祛邪并行，扶正之法可选用足三里、三阴交、关元、气海、中脘、肺俞等穴，施以针刺补法或取艾灸温补之效，以发挥其益气健脾、养阴清热、益气养阴的功效。肺积晚期，以正虚为主，治宜扶正培本为主，祛邪为辅。由于肺积者正气内虚，抗癌能力低下，虚损情况突出，因此在治疗中要注意始终维护正气，保护胃气，把扶正祛邪的原则贯穿肺积治疗的全过程，但热症明显者应慎用灸法。

（四）化脓灸治疗

1. 主要处方

（1）改善症状，延长生存期

治法：扶正固本。以强壮保健穴为主。

主穴：关元，肺俞，内关，足三里，三阴交。

配穴：瘀阻肺络证配膈俞、血海；痰湿蕴肺证配中脘、丰隆、阴陵泉；阴虚热毒证配太溪（见附录二，彩图 36）、照海（见附录二，彩图 37）；气阴两虚证配气海、脾俞、胃俞（见附录二，彩图 38）。

方义：关元为任脉与足三阴经的交会穴，可补益元气，益肾填精；足三里为胃之下合穴，可健脾养胃，调补气血；三阴交为足三阴经交会穴，可健运脾胃，补益肝肾，三穴合用，可扶助正气，正对应肺积患者本虚之证；肺积病位在肺，肺俞为肺气所注之处，位临肺脏，可调理肺脏气机，补益肺气之不足，并使其清肃有权，缓解咳嗽、咳痰等症；内关为心包经的络穴，可梳理气机，行气散结。

（2）减轻化疗反应

治法：扶正益气。以督脉、足阳明、足太阴经穴为主。

主穴：大椎，足三里，三阴交。

配穴：免疫功能抑制配内关、关元；白细胞减少配膈俞、脾俞、胃俞、肝俞（见附录二，彩图 39）、肾俞；胃肠反应配内关、中脘、天枢（见附录二，彩图 40）。

方义：大椎为诸阳之会，针灸有宣导阳气、消散瘀热之效；足三里、三阴交益气健脾、化湿祛痰，可调补正气。

2. 操作

（1）施术前准备

药艾炷制作：将特配中药共研细末和艾绒拌匀，盛瓶备用。施治时以手捏成直径 0.6～0.8cm、高 1～1.2cm 较紧的圆锥体，备齐灸治穴位所需壮数的艾炷。

辅助工具：打火机或火柴、线香等点火工具；治疗盘、弯盘、镊子、消毒棉签、消毒棉球、消毒镊子、一次性注射器等辅助用具（具体根据临床操作需求准备）。

穴位定位：根据化脓灸的部位，选择患者舒适、医者便于操作的治疗体位。常用体位有仰卧位、侧卧位、俯卧位、俯伏坐位、侧伏坐位。

消毒：施灸前应该对受术者施灸部位进行消毒，灸区消毒可用0.5%～1%碘伏棉球在灸区部位由中心向外做环形擦拭消毒。施术者双手应用肥皂或洗手液清洗干净，再用速干手消毒剂消毒。

局部麻醉：使用2%利多卡因或1%普鲁卡因，以每穴0.5～1mL进行局部麻醉，皮丘直径约1.5cm。

（2）施术方式

涂抹介质：将大蒜汁均匀涂拭在局部麻醉的穴位上，涂拭范围应大于艾炷底座直径。

放置艾炷：将艾炷置于选定的穴位上，放置平稳，防止燃烧时倾倒。

点燃艾炷：用线香或打火机从艾炷顶端点燃，医者应守在旁边，若患者出现不适感，医者可轻轻拍打或抓捏穴位四周。艾炷燃尽后继续换一个新艾炷，如此反复直至所需壮数。

（3）施术后处理

灸后化脓敷贴：施灸后，用消毒干棉球擦净灸穴遗留物，然后用消毒湿棉球消毒灸穴待干。将化脓灸膏药置于烤灯下20～30cm烘烤，温度适宜在38～40℃（膏药刚能撕开，未见小气泡冒起），再将膏药贴于穴位处，必要时可用创可贴加固，以防松脱。

灸穴换药：换药时先暴露灸穴，用镊子去除药膏，动作要轻柔，以免患者疼痛、灸穴出血。再用消毒药水消毒灸穴，需从灸穴中点向外，以防感染，并清除灸穴脓液和周围残存的药膏。然后用消毒棉球擦净周围皮肤，亦是从灸穴中心向外的顺序。最后烘烤药膏，烘烤程度为药膏变软，无药膏溢出，烘烤过度会导致敷贴不紧，影响化脓及治疗效果。敷贴药膏需平整牢固，必要时可用创可贴加固。

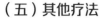

（五）其他疗法

1. 体针

（1）改善症状，延长生存期：治法为扶正固本。取穴为关元、足三里、三阴交、肺俞、内关、列缺、尺泽。配穴：厌食加下脘、天枢、上巨虚；呃逆加内关、中脘。

（2）镇痛：治法为行气活血。取穴为夹脊穴、合谷、太冲、孔最、尺泽、列缺。

（3）减轻化疗副作用：治法为扶正化浊。取穴为大椎、足三里、三阴交。配穴：化疗导致免疫功能抑制，加内关、关元、足三里、脾俞；白细胞减少，加膈俞、脾俞、胃俞、肝俞、肾俞；胃肠道不良反应，加内关、中脘、天枢；口腔咽喉不良反应，加照海、列缺、廉泉；直肠不良反应，加天枢、大肠俞、支沟、梁丘。

2. 耳针 于肺脏相应部位毫针刺，用中等或弱刺激，间隔 10 分钟行针 1 次，必要时可留针 24 小时。或用揿针埋藏或用王不留行籽贴压，每 3～5 日更换 1 次。

3. 单方验方

（1）枇杷果 50g，顿服，每日 1 次，常服。适用于肺癌气阴不足者。

（2）蟾蜍胆，每次 5 只，每日 2 次，连服 2 个月；或加半枝莲、白芙蓉 30g，水煎，分 2 次温服，每日 1 剂。适用于各型肺癌患者。

（3）玳瑁 15g，露蜂房 10g，龟甲 15g，海藻 15g，鸦胆子 10g，蟾酥 1g，研成粉剂。每次 1g，每日 2 次，白开水送服。适用于各型肺癌。

（4）党参 30g，白术 15g，茯苓 30g，半夏 10g，陈皮 10g，桑白皮 30g，苏梗 10g，桔梗 10g，枳壳 10g，竹茹 12g，甘草 5g。口服，每日 1 剂，水煎 2 次，分早、中、晚 3 次服，3 个月为 1 疗程。功效健脾化痰，宣肺祛湿，适用于脾虚痰湿型肺癌。

（5）百合 100g，荸荠 200g，蜜枣 10 枚。荸荠去皮，蜜枣去核，入锅小火煮 1 小时，加适量冰糖服食。功效滋阴清热，润肺化痰，适用于阴虚型肺癌。

（6）鳖甲、蛤粉各 30g，熟地黄 45g。炒黄后研为细粉，上下午各服 6g，饭后清茶送服。适用于阴虚内热型肺癌咯血、吐血。

（7）干百合 100g，蜂蜜 150g。入锅蒸 1 小时，趁热调匀，每日服 2 次，每次食 10 枚。适用于阴虚内热型肺癌。

（8）扶正养阴汤：黄芪 15g，党参 15g，天冬、麦冬各 15g，生地黄 15g，熟地黄 15g，玄参 15g，漏芦 30g，土茯苓 30g，鱼腥草 30g，升麻 30g。口服，每日 1 剂，水煎服，3 个月为 1 疗程。适用于正气虚弱，肺阴亏损，邪热内蕴的支气管肺癌。

【预防与调护】

（一）预防

日常生活注意培养肺之正气，积极防治肺部慢性疾病，注意春捂秋冻、有氧锻炼等益肺活动，增强防病抗病能力，减少损伤肺气的不良生活习惯，如吸烟、饮酒、过食辛辣刺激的食物。改善环境卫生，畅达情志，调节饮食，定期开展肺癌的预防性检查，做到早发现、早诊断、早治疗。

（二）调护

肺癌患者应注意心理、饮食、生活习惯等方面的护理与调摄，首先要调畅情志，增强信心，积极开展相关治疗，正确认识疾病，相信目前的医疗水平，保持乐观向上的心理，才有利于其对抗病魔并维持较好的生活质量。饮食宜进食丰富而易消化的高营养食品，多食新鲜蔬菜，避免辛辣、肥腻之品。生活习惯应劳逸结合，加强锻炼，戒掉烟酒，适当练习各种气功，如五禽戏、八段锦等，以调节周身气血，扶助正气。

【医案选粹】

患者，男，59 岁。2014 年 11 月 21 日初诊。

主诉：姑息放疗后全身乏力疲劳，并发现白细胞、中性粒细胞、血红蛋白等指标下降1周。现病史：患者于2014年2月因颈部肿物疼痛，在某医院检查，诊断为颈部淋巴转移瘤，来源于肺，后经肺部活检确诊为肺腺癌，予易瑞沙口服治疗。10月30日因全身骨痛开始行颈椎、胸椎、腰椎及骨盆姑息放疗10余次，后出现疲劳、乏力等不耐受症状停止放疗，并因此症状于11月21日转入我院治疗。入院症见：全身消瘦，疲乏，无力，需全天卧床休息，全身酸痛，咳嗽咳痰，咳痰无力，痰多色黄，盗汗，纳眠差，留置导尿，尿量可，大便3天未解。舌质暗，苔白腻，脉沉细。近1年来体重减少20kg。入院后查血常规：WBC 2.0×10^9/L，中性粒细胞 1.6×10^9/L，血红蛋白115g/L，血小板 34×10^9/L。入院后予以吉粒芬300μg皮下注射，吉巨芬3mg皮下注射，并加用中药益气养阴补血之品。但经过6天治疗，患者血常规各项指标未见好转，并出现显著下降，临床予以抗感染、输血等对症治疗，并将病情告知患者家属。复查血常规：WBC 0.9×10^9/L，中性粒细胞 0.39×10^9/L，血红蛋白53g/L，血小板 10×10^9/L。由于机采血小板暂未到位，后经针灸科会诊，协助治疗。刻下症见：周身乏力，纳食不进，低热，精神状态极差，寐不安，留置导尿，尿量可，大便2天未解。

中医诊断：肺积，虚劳（癌毒内侵、正气亏虚证）；西医诊断：肺癌，Ⅳ度骨髓抑制。

辨证分析：根据患者既往肺癌病史及放疗后疲劳表现，考虑为中医肺积及虚劳范畴。肺癌患者，癌毒内侵，于肺内阴伏结聚，癌毒戕害脏腑经络，导致肺气宣降功能受损，津液输布失职，故见咳嗽咳痰，痰多色黄，癌毒为有形实邪，且易损伤正气，故见咳生虚弱的表现。癌毒并向周身扩散，外壅荣卫，内损脏腑，经络不利，精微不生，间接加重正虚，虚极成劳，故见患者消瘦、疲倦、乏力、纳寐差等表现。另外，大量临床研究表明，人体血液白细胞、血小板、血红蛋白含量下降与中医学"正气虚陷""脾肾亏虚"密切相关，该患者的血常规与临床虚弱症状相符。结合患者舌脉，可辨证为癌毒内侵、正气亏虚证。

治法：以扶正益气为基本治则，在接受抗癌基础治疗的前提下采用艾灸及化脓灸治疗。由于患者血象低，为预防感染，先予患者温和灸治疗，于足三里、关元、气海、大椎，每个穴位灸2小时，连续治疗2天。2天后患者精神状态好转，纳食可，乏力减轻，觉全身畅快，查血常规：WBC 8.0×10⁹/L，中性粒细胞7.9×10⁹/L，血红蛋白100g/L，血小板84×10⁹/L，复查结果相同。患者血象恢复后予以化脓灸治疗增强疗效，选穴为：第1组，大椎（7壮），足三里（双，7壮），关元（7壮）；第2组，三阴交（双，7壮），中脘（7壮），气海（7壮）。操作：灸治时先将穴位按常规消毒，然后用1%普鲁卡因0.5～1mL局部麻醉，再于大蒜汁涂拭麻醉后的穴位上施灸，完成所需壮数后，在穴位上贴上自制的化脓灸药膏，3天后换药，每日2次。第2组穴位在第1组穴位灸治结束后14天进行。治疗期间及治疗后，动态检测患者的血象，患者血常规各项指标均在正常范围内，且未见明显疲惫乏力的临床表现，精神状态良好。嘱患者坚持每日自行温和灸治疗，以维持疗效。但肺癌病情凶险，变化多端，患者仍需密切关注血象变化，必要时仍需接受西医抗骨髓抑制治疗。

按语：本则医案患者主要疾病为肺癌，因放疗出现虚劳表现，结合四诊信息辨证为正气亏虚证，治疗应以扶正益气为主要治则。考虑患者治疗初期血象指标过低，有较大的感染风险，因此先予以温和灸治疗，选穴为足三里、关元、气海、大椎，足三里为补虚大穴，可健脾益气，助气血化生；关元、气海均位于人体任脉，艾灸二穴可益气温阳，固本培元，增强人体抵抗能力；大椎为手足三阳经与督脉之会，能振奋阳气，固护卫表，调补五脏，扶正祛邪；四穴合用，共奏益气扶正之效。因为患者病情危急，血象过低，故增加灸量，每穴艾灸时间延长2小时，以增加灸效。患者血象指标恢复后，再予化脓灸治疗，以增强患者的免疫能力。化脓灸选穴在温和灸的基础上增加三阴交与中脘穴，三阴交为肝、脾、肾三条阴经交会之处，能健脾补肾养肝，调和气血，统合全身，结合中脘穴健脾益气，促进气血的化生，增强卫气防御功能。

第八节 鼻 鼽

鼻鼽，是以阵发性和反复发作的鼻痒、打喷嚏、流清涕，且晨起尤为明显为主要特征的疾病。本病为临床常见病和多发病，可常年发病，亦可呈季节性发作，以儿童、青壮年居多。

鼻鼽，古代文献也称"鼽鼻""鼽水""鼻流清水"等。本病最早记载于《礼记·月令》，其中称为鼽嚏："季秋行夏令，则其国大水，冬藏殃败，民多鼽嚏。"金代刘完素在《素问玄机原病式》中解释了鼽嚏的含义"鼽者，鼻出清涕也""嚏，鼻中因痒而气喷作于声也"。鼻鼽作为病名，首见于《黄帝内经》，如《素问·脉解》中说："所谓客孙脉则头痛、鼻鼽、腹肿者，阳明并于上，上者则其孙络太阴也，故头痛、鼻鼽、腹肿也。"

鼻鼽的发病与个人体质、环境因素两个方面有关，随着城市化、工业化的发展，本病发病率有逐年上升的趋势，部分鼻鼽患者还并发哮喘。本病虽不是一种严重的疾病，但会影响患者的日常生活、学习及工作效率，并且造成经济上的沉重负担，可诱发支气管哮喘、鼻窦炎、鼻息肉等疾病。西医学的变应性鼻炎、血管运动性鼻炎、嗜酸性粒细胞增多性非变应性鼻炎等疾病可参考本篇进行辨证治疗。

【病因病机】

（一）病因

1. 外感

（1）异气侵袭：异气从口、鼻、皮毛侵袭人体，伤及肺、脾、肾三脏阳气，水津气化失常而致鼻鼽。明代吴有性著《瘟疫论》指出"温疫之为病，非风、非寒、非暑、非湿，乃天地间别有一种异气所感"。"异气"在本病非指温疫，而是指吸入性、食入性及接触性的致敏因素，即变应原

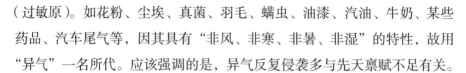

（过敏原）。如花粉、尘埃、真菌、羽毛、螨虫、油漆、汽油、牛奶、某些药品、汽车尾气等，因其具有"非风、非寒、非暑、非湿"的特性，故用"异气"一名所代。应该强调的是，异气反复侵袭多与先天禀赋不足有关。

（2）风寒邪气：风寒邪气从口鼻或皮毛侵袭，致肺气失于宣降，三焦水道不调，寒饮壅滞清窍，故见鼻痒，喷嚏频作，流大量清稀鼻涕，鼻塞等症状。

2. 内伤

（1）体质虚弱：先天禀赋不足，素体虚弱或产后体虚，病后失养，致肺脾亏虚，卫外不固，腠理疏松，营卫失调，风寒异气乘虚侵袭，伤及阳气，致肺、脾、肾三脏水液代谢功能失调。肺失通调水道，脾失运化水湿，肾失蒸腾气化，不能温化固摄水津，致水湿停聚上袭鼻窍而鼻痒，喷嚏频作，流大量清涕，鼻塞。

（2）饮食不调：如食鱼虾腥荤奶蛋等饮食失调，损伤脾胃，气血化生不足，清窍失养。同时脾不化湿，湿浊上泛而致鼻鼽。

（3）肺经伏热：反复感邪，邪蕴肺经，致肺经伏热，上蒸鼻窍，故鼻鼽反复发作。

（二）病机

肺开窍于鼻。本病发生在肺窍之鼻，可以确认疾病主要在肺经。临床上以虚证为多见，主要由于肺气虚弱，卫表不固，腠理疏松，风寒之邪或异气（包括物理性和化学性、生物性的）犯及鼻窍，津液停聚，鼻窍壅塞，遂致鼻鼽。

脾为气血生化之源，肺气的充实有赖于脾气的上输。肺气虚者往往先表现出脾气虚，或肺气虚兼见脾气虚。所以气虚（肺气虚、脾气虚或肺脾气虚）是本病重要病机之一。

肾阳为一身阳气之本，阳虚生寒是本病病机的重要一环。本病患者所见的鼻涕清稀、鼻黏膜苍白，均属寒证表现。《素问·宣明五气》说"肾为欠为嚏"，说明了喷嚏与肾的关系。多种虚寒症状综合，往往是肾阳虚弱所致。

反复感邪，或食鱼虾腥荤，致肺胃或膀胱郁热内生，上蒸鼻窍，气血郁滞，又复感异气侵袭，致营卫失调，发作鼻鼽；邪气侵袭太阳膀胱，太阳之气痹阻，膀胱蓄热于下，寒水上泛于鼻而为鼽嚏、清涕。《素问·痹论》说："胞痹者，少腹膀胱，按之内痛，若沃以汤，涩于小便，上为清涕。"部分患者虽鼻流清涕，喷嚏频频，但有鼻黏膜充血色红、口渴、心烦、溲黄涩痛、脉数等热证表现，故根据全身证脉，辨析病机不属于虚寒证范畴，而应属肺经伏热证。

【鉴别与诊断】

（一）诊断要点

1. 以阵发性鼻痒、连续喷嚏、鼻塞、鼻涕清稀量多为主要症状，伴有失嗅、眼痒、咽喉痒等症。

2. 起病迅速，症状一般持续数分钟至数十分钟。间歇期无喷嚏及鼻塞。可并发荨麻疹、哮喘等病。

3. 常因接触花粉、烟尘、化学气体等致敏物质而发病，有时环境温度变化亦可诱发。

4. 鼻腔检查黏膜多为苍白，少数充血，鼻甲肿胀。发作时有较多清稀分泌物。

5. 有条件时做鼻分泌物涂片检查、变应原皮试、血清或鼻分泌物 IgE 检查等，有助于明确诊断。

（二）鉴别诊断

1. 伤风鼻塞（风寒证） 鼻鼽与伤风鼻塞均可见鼻痒、打喷嚏、流清涕、鼻塞等症状，但鼻鼽这些症状常为发作性，发作时间在几分钟到十几分钟或数小时，症状发作快，消失亦快，常反复发作，全身症状不明显。伤风鼻塞则症状持续时间较长，多表现为一天或数天持续鼻塞、打喷嚏、流清涕且多伴有发热、恶寒、头痛、全身不适等。

2.鼻渊 鼻鼽和鼻渊患者都有可能主诉为鼻涕量多。鼻涕清稀者多为鼻鼽，鼻涕混浊者多为鼻渊。有时患者不能诉清楚是清涕还是浊涕，儿童患者尤其如此。为了鉴别鼻鼽与鼻渊，除详细询问鼻部症状和全身症状以外，可以观察鼻腔黏膜和鼻甲颜色，鼻黏膜及鼻甲色偏红者多为鼻渊，偏淡者多为鼻鼽。同时用鼻部X线片、变应原皮肤试验等方法来鉴别诊断。如果鼻鼽与鼻渊两病兼而有之者，须根据患者症状轻重来分主次，如果发热、头痛明显、脓涕量多者，先考虑鼻渊；如果鼻痒、喷嚏频发、清水涕多者先考虑鼻鼽。

【辨证论治】

（一）辨证要点

1.辨虚实 鼻痒，喷嚏，流清涕，鼻塞，鼻黏膜及鼻甲淡白或灰白色，水肿明显，并反复发作，多为虚证，即阳虚、气虚，寒湿上泛证。伴咳嗽气短、畏风自汗者属肺气虚弱；伴倦怠乏力、腹胀便溏者属脾气虚弱；伴腰膝酸软、脊背冷凉、小便清长者属肾阳不足。若反复感邪，出现鼻痒、喷嚏、流清涕、鼻塞，同时有鼻黏膜及鼻甲红赤肿胀、烦热口渴、苔黄、脉数者，为邪气郁于肺经，郁热上蒸鼻窍，多为肺经伏热之实证。

2.辨阳虚气虚 一般而言，宜根据局部症状、鼻腔检查和全身症状及舌脉结合起来辨别。但在许多情况下全身症状不明显，此时局部症状的辨证意义就显得很重要。尤其是鼻黏膜及鼻甲的颜色，偏淡者为气虚，苍白者为阳虚，偏红者为热证。

3.辨寒热 本病的临床特点为鼻痒、喷嚏连作、清涕量多，鼻黏膜色淡红、灰白或苍白，加之反复发作，病程较长，多属虚寒证，因此本病以虚寒证候多见。但少数患者在反复发作中亦会出现实热证，如患者出现鼻黏膜及鼻甲充血红肿明显，口干、烦热、脉数，虽打喷嚏、流清涕，病程较长或反复发作，亦多辨属肺经伏热证。本病多见虚寒证，少数属实热证。

（二）临床证候

1.肺气虚寒证 每遇风冷易发，鼻痒，喷嚏频频，清涕如水，鼻塞，嗅觉减退，鼻黏膜淡白或灰白，下鼻甲肿大光滑，畏风怕冷，自汗，气短懒言，语声低怯，面色苍白，或咳嗽痰稀，舌质淡，舌苔薄白，脉虚弱。

2.脾气虚弱证 患病日久，鼻塞鼻胀较重，鼻痒，喷嚏突发，清涕连连，鼻黏膜淡白，下鼻甲肿胀，面色萎黄无华，消瘦，食少纳呆，腹胀便溏，倦怠乏力，少气懒言，舌淡胖，边有齿痕，苔薄白，脉弱。

3.肾阳亏虚证 病久体弱，早晚较甚，清涕长流，鼻痒，喷嚏频频，鼻塞，鼻黏膜苍白、肿胀，面色苍白，神疲倦怠，形寒肢冷，腰膝酸软，小便清长，或见遗精早泄，舌质淡，苔白，脉沉细。

4.肺经伏热证 鼻痒，喷嚏，流清涕，鼻塞，常在闷热天气发作，鼻黏膜色红或暗红，鼻甲肿胀，或见咳嗽，咽痒，口干烦热，舌质红，苔白或黄，脉数。

（三）治疗原则

鼻鼽的治疗主要应分清肺、脾、肾阳气虚弱证与肺经伏热证，前者的治疗主要以健脾温肺、补肾固阳为主，兼以散寒摄津、利水止涕为原则，标本兼治，以治本为主；后者的治疗，宜以清泄肺经郁热、凉血祛风止嚏为治法。如肺气虚寒者宜温肺散寒，益气固表，针灸并用补法；脾气虚弱者宜益气健脾，升阳通窍，针灸并用补法；肾阳不足者宜温补肾阳，化气行水，针灸并用补法；肺经伏热者不宜使用化脓灸疗法。

（四）化脓灸治疗

1.主要处方

第1组取穴：大椎（9壮）、肺俞（9壮）、风门（9壮）。

第 2 组取穴：定喘（7 壮）、膏肓（7 壮）。

配穴：肺气虚寒配气海；脾气虚弱配脾俞、胃俞；肾阳亏虚配肾俞、命门（见附录二，彩图 41）。

2. 方义 督脉总督一身之阳经，为阳脉之海，故取大椎。取足太阳经脉之风门、肺俞以疏通足太阳经气和宣通肺气，因肺主皮毛，足太阳主一身之表，使邪从表解，以达到散风寒解表邪的目的。定喘通宣理肺，与膏肓搭配有温调肺气的作用。至于辨证备用穴，是根据虚实寒热而选用，肺气亏虚取气海摄纳以引气纳元；脾气虚弱取脾俞、胃俞以健运脾胃，加强散布水精的功能；肾阳亏虚取肾俞、命门大补肾脏元气。

治疗周期：第 2 组穴位在第 1 组穴位行化脓灸疗法结束后 14 天进行。

3. 操作

（1）施术前准备

药艾炷制作：将特配中药共研细末和艾绒拌匀，盛瓶备用。施治时以手捏成直径 0.6 ～ 0.8cm、高 1 ～ 1.2cm 较紧的圆锥体，备齐灸治穴位所需壮数的艾炷。

辅助工具：打火机或火柴、线香等点火工具；治疗盘、弯盘、镊子、消毒棉签、消毒棉球、消毒镊子、一次性注射器等辅助用具（具体根据临床操作需求准备）。

穴位定位：根据化脓灸的部位，选择患者舒适、医者便于操作的治疗体位。常用体位有仰卧位、侧卧位、俯卧位、俯伏坐位、侧伏坐位。

消毒：施灸前应该对受术者施灸部位进行消毒，灸区消毒可用 0.5% ～ 1% 碘伏棉球在灸区部位由中心向外做环形擦拭消毒。施术者双手应用肥皂或洗手液清洗干净，再用速干手消毒剂消毒。

局部麻醉：使用 2% 利多卡因或 1% 普鲁卡因，以每穴 0.5 ～ 1mL 进行局部麻醉，皮丘直径约 1.5cm。

（2）施术方式

涂抹介质：将大蒜汁均匀涂抹在局部麻醉的穴位上，涂拭范围应大于艾炷底座直径。

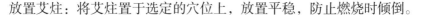

放置艾炷：将艾炷置于选定的穴位上，放置平稳，防止燃烧时倾倒。

点燃艾炷：用线香或打火机从艾炷顶端点燃，医者应守在旁边，若患者出现不适感，医者可轻轻拍打或抓捏穴位四周。艾炷燃尽后继续换一个新艾炷，如此反复直至所需壮数。

（3）施术后处理

灸后化脓敷贴：施灸后，用消毒干棉球擦净灸穴遗留物，然后用消毒湿棉球消毒灸穴待干。将化脓灸膏药置于烤灯下 20 ~ 30cm 烘烤，温度适宜在 38 ~ 40℃（膏药刚能撕开，未见小气泡冒起），再将膏药贴于穴位处，必要时可用创可贴加固，以防松脱。

灸穴换药：换药时先暴露灸穴，用镊子去除药膏，动作要轻柔，以免患者疼痛、灸穴出血。再用消毒药水消毒灸穴，需从灸穴中点向外，以防感染，并清除灸穴脓液和周围残存的药膏。然后用消毒棉球擦净周围皮肤，亦是从灸穴中心向外的顺序。最后烘烤药膏，烘烤程度为药膏变软，无药膏溢出，烘烤过度会导致敷贴不紧，影响化脓及治疗效果。敷贴药膏需平整牢固，必要时可用创可贴加固。

（五）其他疗法

1. 体针

主穴：上迎香，风门，足三里，印堂。

配穴：肺气虚寒配肺俞、气海；脾气虚弱配脾俞、胃俞；肾阳亏虚配肾俞、命门。

操作：印堂由上向下沿皮直刺至鼻根部，上迎香由下向上沿鼻翼斜刺近鼻根部，余穴常规针刺。

2. 皮肤针
取颈椎夹脊 1 ~ 4、背部第 1 侧线、前臂部手太阴肺经。叩刺以皮肤潮红或微渗血为度。

3. 穴位贴敷
取大椎、肺俞、膏肓、肾俞、膻中穴。用白芥子 30g，延胡索、甘遂、细辛、丁香、白芷各 10g，共为细末。上述药末用辣椒水调糊，涂纱布上，撒上适量肉桂粉，贴敷穴位。30 ~ 90 分钟后去除，以

255

局部红晕微痛为度。三伏天贴敷为佳。

4.耳针 取内分泌、内鼻、肺、脾、肾穴。毫针刺法，或埋针法、压丸法。

5.穴位注射 取迎香、合谷、足三里等穴。选用丹参注射液，或维生素 B_1、胎盘注射液等，每次 1 穴（双侧），每穴 0.5 ～ 1mL。

6.按摩疗法 患者先自行将双手大鱼际摩擦至发热，再贴于鼻梁两侧，自鼻根至迎香穴行擦法，至局部有热感为度。或以两手中指于鼻梁两旁行擦法 20 ～ 30 次，令表里俱热，早晚各 1 次。再由攒竹向太阳穴推按至热，每日 2 ～ 3 次。或可于每晚睡觉前，自行揉按足底涌泉穴至发热，并辅以揉按两侧足三里、三阴交等。

7.单方验方

（1）荜茇、良姜、菖蒲、白芷、川芎、细辛各等份，布包烘热，敷囟门及前额处，每日 1 次。适用于风寒邪气郁肺而致的鼻塞、喷嚏、流清稀鼻涕、头痛等。

（2）黄芪 30g，白术 15g，防风 12g，白芷 15g，辛夷 12g，细辛 3g，桂枝 10g，白芍 15g，徐长卿、乌梅、蝉蜕各 12g，地龙 10g。粉碎为面，装 1 号胶囊，备用。口服，1 次服 4 粒，1 天服 3 次。用于鼻痒、喷嚏、流大量清稀鼻涕、鼻塞等。

（3）塞鼻方：五倍子、辛夷、蔻仁、石榴皮、细辛各等份，为末。每次适量，早晚用消毒脱脂棉片裹药，塞鼻约 30 分钟，左右交替使用。适用于鼻塞、喷嚏、涕清稀量多者。

（4）黄芪、乌梅、诃子肉、地龙各 10g，柴胡 3g，防风、豨莶草各 6g。水煎剂，早晚各服。用于鼻痒、喷嚏频作者。

【预防与调护】

（一）预防

1.消除或尽量避免接触变应原 常见的变应原包括尘螨、花粉、真菌、动物毛屑、蟑螂、过敏食物等。患者应根据自身情况采用不同的方法进行预防。如对尘螨过敏者，室内家具应尽可能简洁，不使用地毯、草垫、呢绒织物，减少室内积尘，保持空气流通，卧具应采用不透气的套子密封，勤洗勤晒，定期清洗空调滤网。对花粉过敏者，花粉飘散季节应避免室外活动，避免室内养花，条件允许可安装空气过滤器。

2. 体育锻炼　中医学认为锻炼形体可以促进气血流畅，使人体肌肉筋骨强健，脏腑功能旺盛，并可借形动以济神静，从而使身体健康，以达到减少或减轻鼻鼽发作的目的。适合的项目有游泳、划船、太极拳、散步、骑车、慢跑等。

（二）调护

1. 生活调护　注意气候的影响，特别是秋冬季节气温变化剧烈，应及时增添衣被，避免受寒，防止外邪诱发致病。慎接触可诱发鼻鼽的各种因素，如煤气、杀虫气雾剂、汽油、油漆及屋尘、蟑螂、花粉等。

2. 饮食调养　饮食宜清淡，忌肥甘厚味、辛辣，杜绝以往曾产生过敏而发病的食品。临床上鼻鼽药膳疗法通常以补益为主，补肺、补脾、补肾。一般不宜进食生冷、寒凉之品；不宜进食鱼、虾、蟹、生鸡、鲤鱼等"发物"。

3. 精神调理　避免精神刺激和过度劳累，因精神刺激、过劳不利于机体的康复。青少年患者应适当参加体育活动以促进身心的发育；老年患者因身体抵抗力差，可参加太极拳、气功等健身活动，增强体质，减少发病。

【医案选粹】

患者，女，27 岁。2020 年 12 月 21 日初诊。

主诉：过敏性鼻炎病史 2 年，加重 1 周。现病史：2 年前因外感风寒致感冒，咳嗽流涕，自服感冒药（具体不详）后咳嗽明显好转，仍有打喷嚏、流清涕症状。症状迁延不愈，每日阵发性鼻痒鼻塞，喷嚏频频，流清涕，遇冷加重，且伴有眼痒咽喉痒，嗅觉减退，自诉使用色甘萘甲那敏鼻喷雾剂或服用盐酸西替利嗪片后症状可缓解。1周前因气温骤降，上述症状加重，夜间鼻塞难以入睡，使用药物后无法缓解，遂至慈利县中医医院就诊。刻下症：鼻痒，喷嚏连连，清涕如水，鼻塞，嗅觉减退，伴眼痒咽喉痒，上述症状遇寒加重。平素畏风怕冷，自汗，偶有咳嗽，咳稀痰。食少纳呆，大便不成形，夜寐差，倦怠乏力，少气懒言。舌质淡胖，边有齿痕，舌苔薄白，脉虚弱。查体可见鼻黏膜淡白，下鼻甲光滑肿大。

中医诊断：鼻鼽（肺脾气虚证）；西医诊断：变应性鼻炎。

辨证分析：患者以反复发作性鼻痒、打喷嚏、流清涕为主症，考虑为中医学"鼻鼽"范畴，其病位在肺，患者病变日久致肺脾气虚。肺气亏虚，卫表不固，脾气虚弱则清阳不升，鼻窍失养，风寒乘虚而袭，邪正相争，正气争而不胜，则鼻痒、喷嚏频频。肺气失于宣降，肺失清肃，气不摄津，津液外溢，则清涕自流不收。水湿停聚，卫外不固，腠理疏松，营卫失调，故遇寒症状加重，畏风怕冷，自汗。因风寒束肺，肺气不宣，则咳嗽痰稀。脾气虚弱，水湿不运，停聚鼻窍，故鼻塞、清涕连连、下鼻甲肿大、黏膜淡白。脾胃虚弱，受纳腐熟及输布之功能失职，则食少纳呆，大便不成形。倦怠乏力，少气懒言也为脾气虚之象。结合患者舌脉象可辨为肺脾气虚证。

治法：以健脾温肺、升阳通窍为基本治则，采用化脓灸治疗。①艾炷制作：将白芥子、细辛、丁香、白芷等中药按一定比例研制成粉，与陈艾绒拌匀装瓶备用，施灸时手工将艾绒做成直径0.6～0.8cm、高1～1.2cm较紧的圆锥体，每燃一炷为1壮。②选穴：第1组，大椎（双，9壮）、肺俞（双，9壮）、风门（双，9壮）；第2组，定喘（双，7壮）、膏肓（双，7壮）、脾俞（双，7壮）、胃俞（双，7壮）。③操作：灸治时先将穴位按常规消毒，然后用1%普鲁卡因0.5～1mL局部麻醉，再于大蒜汁涂拭麻醉后的穴位上施灸，完成所需壮数后，在穴位上贴上自制的化脓灸药膏，3天后换药，每日2次。第2组穴位在第1组穴位灸治结束后14天进行。

患者2组穴位治疗结束后鼻痒鼻塞、喷嚏频频、流清涕症状明显改善，2个疗程治疗结束后，诸症皆有改善。1年后随访，未见复发。

按语：本则医案患者以反复发作性鼻痒、打喷嚏、流清涕为主症，诊断为变应性鼻炎，结合四诊资料辨为肺脾气虚证，治疗应以健脾温肺、升阳通窍为基本治则。第1组穴位肺俞、大椎、风门，主要体现增强肺气、坚固卫表的功能，其中肺俞为肺气所注之气，灸之能补益肺气，恢复肺脏宣发肃降之功；大椎为手足三阳经与督脉阳气汇合之处，灸之可鼓舞一身上下之阳气，并增强卫表之气；取风门不仅可以补肺益气，亦可固表卫外，强化机体免疫功能。第2组穴位定喘、膏肓、脾俞、胃俞，膏肓穴可开胸顺气，补肺健脾；脾俞、胃俞以健运脾胃，加强散布水精的功能。两组穴位共奏健脾益气、温肺散寒之功。

第九节 鼻 渊

鼻渊是指外邪侵袭，邪热壅盛，蒸灼鼻窍，或脏腑虚损，邪滞鼻窍所致的以鼻流浊涕，量多不止，头痛，鼻塞，嗅觉减退及鼻道积脓为主要表现的鼻病。鼻渊是耳鼻喉科临床的常见病、多发病，尤以青少年为多见。鼻渊一年四季均可发生，但以冬季或冷暖交替季节多发，无明显地域性。西医学急慢性鼻窦炎可参考本病辨证施治。

本病又有"脑漏""脑崩""脑泻""脑砂""控脑砂"等病名，鼻渊病名及其定义最早见于《黄帝内经》。如《素问·气厥论》说："胆移热于脑，则辛頞鼻渊。鼻渊者，浊涕下不止也。"又《素问·至真要大论》中言："少阴之复，懊热内作……甚则入肺，咳而鼻渊。"此后历代医家在《黄帝内经》基础上对本病病因病机、治疗诊断的认识不断发展，宋代《严氏济生方·鼻门》提出："苍耳散治鼻流浊涕不止，名曰鼻渊。"开创芳香开窍法治疗鼻渊之先河。明代张景岳针对"胆热"所致鼻渊的观点，在《景岳全书·卷二十七》中提出"新病者多由于热，久病者未必尽为热证"的观点，发展了鼻渊辨证论治内容。鼻渊有虚证与实证之分，实证起病急，病程短、治疗及时，数日可愈；若失治、误治则可转为虚证，虚证则病程长、缠绵难愈。若浊涕常流，入于咽喉，可致喉痹、咳嗽、痰多及呕吐；若因涕多黏稠，擤鼻方法不当，浊涕流窜耳窍，则可致耳胀痛或脓耳；若邪毒腐骨入脑，则可致鼻渊变证（鼻源性颅内并发症）。

鼻窦炎的患病率在全球范围内差异较大，且受地区、种族、生活环境等众多因素影响。根据国内 2015 年一项针对 7 个城市 10636 名中国人的问卷调查显示，国内慢性鼻窦炎的自报患病率为 8%。此病常罹患于处于生长发育期的青少年，据郑州市儿童医院对 4154 名本市儿童耳鼻咽喉疾病进行分析，本病发病率为 23.0%，且 5 岁以上儿童患者中男性多于女性，但成年人发病率男女性别无明显差异。若急性期不及时治疗常迁延为慢性，会导致患者记忆力下降、精神不集中、嗅觉下降、食欲减退。由于上下呼吸道相连，甚至可能诱发咳嗽、哮喘、气管炎、支气管炎等并发症，严重影响青少年的生长发育和学习生活。

临床常见的急慢性鼻窦炎、副鼻窦炎均可参照本节进行治疗。

【病因病机】

（一）病因

1. 外感邪气　多以风邪为先导，常夹寒、热、湿等邪而致病，其中尤以风热或风寒入里化热者居多。风为百病之长，常夹他邪合而伤人。风邪具有清扬之性，风邪伤人，人体鼻窍常先出现异常表现，肺开窍于鼻，在液为涕。涕，即鼻涕，为鼻窍的分泌液，有润泽鼻窍、防御外邪、利于呼吸的作用。鼻涕由肺津所化，并有赖于肺气的宣发，《素问·宣明五气》有"五脏化液……肺为涕"。在正常生理情况下，鼻涕可以润泽鼻窍而不恣意外流，但若风邪夹寒、热之邪侵袭肺卫，可见肺气失宣，肺津不化。而鼻涕增多，若风寒之邪，可见鼻流清涕；若风热之邪，则可见鼻流黄涕。明代虞抟在《医学正传》中提出因外感风寒之邪所致的鼻渊，如"触冒风寒，始则伤于皮毛，而成鼻塞不通之候，或为浊涕，或流清涕……名曰'鼻渊'，此为外寒束内之证也"。又如，李时珍在《本草纲目》对本病的病因概述为："鼻流浊涕，是脑受风热，鼻流清涕，是脑受风寒包热在内。"

2. 内伤　主要由肺、肝胆、脾、胃脏腑失调，如肺经风热、肺经郁火、肝胆郁热、脾胃湿热，循经上蒸窦窍，腐灼气血而成实证鼻渊；或由于脏腑虚损，肺脾气虚，无力托毒外出，邪滞窦窍而成虚证鼻渊。①六淫化火。外感风热邪毒，或风寒化热，内舍于肺，肺失清肃，邪壅于鼻，郁而化火，与气血搏结，灼腐窦窍而成鼻渊。如《医碥·伤风寒》说"盖鼻渊属风热入脑，热气涌涕伤鼻"；又如《类证治裁》说"有脑漏或鼻渊，由风寒入脑，郁久化热"。②饮食不当。过食肥甘及辛辣刺激，中焦运化失常，脾胃湿热内蕴，化为痰热，循经上蒸鼻窍而成鼻渊。如张介宾《景岳全书》谓："此症多由酒醴肥甘，或久用热物，或火由寒郁，以致湿热上熏，津汁溶溢而下，离经腐败，有作臭者，有大臭不堪闻者。"说明肥甘厚腻及燥热之物可以导致鼻渊。③七情异常。多见郁怒伤肝，肝失疏泄，气郁化火，上灼窦窍而致鼻渊。或思虑过度而伤脾，脾失健运，升降失常，清阳不升，浊阴上泛，鼻窍蒙浊而致虚证鼻渊。④肺虚卫弱。禀赋不足，肺气虚弱，卫表不固，易感外邪，邪滞清窍，鼻失温养而致虚证鼻渊。如《诸病源候论·卷四十八》中提及："肺主气而通于鼻，若气虚受风冷，风冷客于头脑，即其气不和。令气停滞，搏于精液，脓涕结聚。"首次从肺气虚角度阐述了鼻渊的病因病机。

3. 金刃所伤　刀枪金刃或钢筋钉铆不慎伤及头面及窦窍，治之不及或误治，邪毒直袭窦窍，化火内灼而致鼻渊。

（二）病机

肺开窍于鼻，对于外感风、寒、热、湿邪引起的鼻渊，多以头痛、鼻塞、流涕、发热、恶寒等肺系外感表证为主。

鼻虽为肺之外窍，但大肠经、胃经、胆经循行均经过鼻窍，因此鼻渊之病位在鼻，以窦窍为主，病位主脏在肺，但与脾胃、大肠、肝胆无不相关。内伤鼻渊多为肺、脾胃、大肠之脏腑失调及痰、湿、热（火）内生所致。鼻为肺之外窍，若肺热则热邪循经上犯，腐灼黏膜则致鼻流浊涕，或鼻衄，鼻部疼痛拒按。如《辨证录·鼻渊门》中提到"肺本清虚之府，最恶者热也，热甚则涕黄，热极则涕浊，败浊之物，岂容于清虚之府，自必从鼻之门户而出矣"，说明了肺热是导致本病发生的重要原因。另外，肺气虚弱，卫表不固，易感外邪，寒湿滞鼻也会导致本病发生。《杂病源流犀烛·卷二十三》曰："鼻为肺窍，外象属土。"脾主运化水谷精微，为后天之本，具有升清降浊之功，脾气升清则髓海充实，髓海充实则鼻可识香臭，鼻腔顺畅。《素问·玉机真脏论》曰："脾为孤脏……其不及则令人九窍不通。"若久病失养，或饮食不节，或思虑过度，耗伤脾胃，脾虚则不能升清降浊，致湿浊内生，困聚鼻窍而为病。另外，湿热之邪内蕴脾胃，复受外邪侵袭，与湿热相合，困结脾胃，升降失常，湿热循经上蒸，停聚鼻窍，蒙蔽清阳而成鼻渊。胆脉起于目锐眦，布于脑后，其气上通脑，脑通于颃，颃下为鼻，故胆通过髓海与鼻联系。若胆寄相火的功能正常，水火气机升降自如，阳气才能游行上下，宣达于内外。若胆火妄动，灼津成涕，胆气携涕上于脑，脑与胆气相通，可发为鼻渊。《黄帝内经》首先提出了"胆热"相关的病机，如《素问·气厥论》说："胆移热于脑，则辛颍鼻渊。鼻渊者，浊涕下不止也。"

另外，古籍中也记载了肾阳不足所致的鼻渊病变。肾为先天之本，可资助、协调一身脏腑之阴阳，并主司调节全身津液的代谢。若肾阳不足，则各脏腑输布、排泄水液的机能不能正常发挥，最终水湿停滞于鼻窍而致流涕，如《素问·宣明五气》提到"肾为欠为嚏"。若肾阳虚寒，易受寒邪侵袭，邪气循经入里，寄于鼻窍，而成虚寒性鼻渊，如《秘传证治要诀及类方》指出"有不因伤冷而涕多者……此由肾虚所生"。

综上所述，鼻渊病机特点是：实证鼻渊多见于肺经风热、肺经蕴热、胆经郁热、脾胃湿热；虚证鼻渊多责之于肺、脾、肾气虚，邪滞窦窍。鼻渊之病机，初始多为肺经风热，或外感风寒，郁遏于肺，形成肺经蕴热；若素有胆经热盛，则易于化火，演变为胆腑郁热；若夹有湿邪，复又脾胃积热，内外合邪，则可演变为脾胃湿热等实证。在实证病机演变过程中，由于脏腑功能失调，多有痰、湿、火内生，上蒸窦窍。病久邪盛正虚，肺脾不足，抗邪无力，不能托毒外出，可转化为肺脾气虚，邪滞窦窍，浊蒙清窍之虚证或虚实夹杂证，严重者又可致生喉痹、耳胀、脓耳或其他变证。急性实证及时治疗，一般预后较好，但部分患者常反复发作转为慢性虚证，而使病情缠绵难愈，欲彻底治疗颇为棘手。

【鉴别与诊断】

（一）诊断要点

1. 病史　多有伤风鼻塞、过度疲劳等病史。

2. 症状　以鼻流脓涕、量多不止为主要症状，常伴有鼻塞、嗅觉减退等症状。症状可局限一侧，但常双侧同时发生。部分患者有明显头痛，且局限于前额、鼻根部、颌面部、头顶部、眼球后或枕后部等，有一定的时间规律。急性鼻渊发病迅速，病程较短，可伴发热及全身不适。

3. 检查　①鼻腔检查：鼻黏膜红肿，鼻甲肥大。中鼻道、嗅裂等处可见较多脓涕。病程日久者可见中鼻甲处息肉样变或息肉。②前额、颌面或鼻根等部位或有红肿及压痛，证实鼻渊明显。③鼻窦X线或CT等影像学检查可协助诊断。④上颌窦穿刺冲洗有助于了解上颌窦有无病变。

（二）鉴别诊断

主要应与鼻窒、鼻鼽相鉴别。

1. 鼻窒　与鼻渊均有鼻塞、流涕。但鼻窒多长期鼻塞，呈间歇性、交替性，甚至持续性鼻塞，伴有浊涕黏稠，量少，不易擤出，嗅觉减退。检查见下鼻甲肿胀，鼻底处有黏稠涕。X线鼻窦摄片无异常。

2. 鼻鼽　与鼻渊均有鼻塞、鼻涕多。但鼻鼽多以突然或反复发作的鼻痒、频繁喷嚏、大量清水鼻涕为临床特征。发病迅速，症状来得突然，消失亦快，过后如常人，但常反复发作，全身症状不明显。检查见鼻腔黏膜

肿胀或水肿，色淡白或黯淡，尤以下鼻甲为甚，鼻道内以清水样分泌物居多。（表4-1）

表4-1　鼻渊与鼻窒、鼻鼽的鉴别诊断表

	鼻窒	鼻鼽	鼻渊
病史	有反复外感史	有过敏病史	可有外感史
症状特点	发病渐起，症状逐渐加重，交替性或持续性鼻塞，症状经久不除	发病快，症状消失亦快，阵发性鼻塞，以鼻痒、喷嚏、流清涕为主要症状，症状消失后则如常态，发作时间短，往往数小时即减轻或消失	发病渐起，症状逐渐加重，鼻塞可轻可重，以流脓涕、头痛为主要症状，症状经久不除
检查	1. 鼻黏膜多为红肿 2. 鼻涕黏稠、色黄量少 3. 影像学检查鼻窦无阳性体征	1. 鼻黏膜多为苍白，水肿 2. 鼻涕清稀、水样 3. 部分患者过敏原检查阳性	1. 鼻黏膜多为红肿 2. 脓涕量多，中鼻道多见引流 3. 影像学检查鼻窦有阳性体征

【辨证论治】

（一）辨证要点

1. 辨外感内伤　起病急，病程短，鼻涕量多不止，头痛，鼻塞，嗅觉减退并伴恶风、发热者多属外感邪毒，病脏在肺，邪在肌表，易于治疗；病程较长，久病鼻塞、头痛，流脓涕、量多不止，反复发作，多与肺、肝胆、脾胃等脏腑失调有关，邪在于里，多缠绵难愈。

2. 辨寒热虚实　鼻流黄脓涕、量多不止，头痛，鼻塞，鼻黏膜鲜红肿胀，多属热证、实证：若伴恶风，发热，舌红，苔薄黄，脉浮数者，属肺经风热证；若伴胸闷咳嗽，咳痰黄稠，鼻气灼热，口干咽痛者，多属肺经郁火证；若伴口苦咽干，胸胁苦满，便秘溺赤，舌红苔黄，脉弦数有力者，属肝胆郁热证；若伴倦怠乏力，头重胀痛，纳呆腹胀，小便黄赤，舌红苔黄腻，脉濡数者，多属脾胃湿热证。鼻流白黏涕或黄白脓涕，量多，头痛或头昏闷胀，鼻塞时轻时重，鼻黏膜色淡肿胀，嗅觉减退，遇风冷加重者，多属寒证、虚证；若伴恶寒，无汗，身痛，舌淡红苔薄白，脉浮紧者，多属外感风寒证（尚未热化）；若伴经常倦怠乏力，恶风自汗，咳嗽气短者，多属肺气虚寒证。

（二）临床证候

1.肺经风热证 鼻涕量多，黏稠，鼻塞，头痛，嗅觉减退；鼻黏膜红肿，中鼻甲明显，中鼻道或鼻裂处可见黏性或脓性分泌物；前额、颌面及鼻根等部位有压痛；全身可有发热恶风，咳嗽痰多；舌红、苔薄黄，脉浮数。

2.胆腑郁热证 鼻流脓涕，黄稠量多，或有臭味，鼻塞，嗅觉减退，头痛较甚；鼻黏膜红肿，中鼻道或嗅裂等处可见脓性分泌物；前额、颌面及鼻根、枕后等处有压痛；全身可有烦躁易怒，口苦咽干，眩晕耳鸣，便秘尿赤；舌红、苔黄，脉弦数。

3.脾胃湿热证 鼻流脓涕，黄黏量多，鼻塞较重，嗅觉减退，头昏闷胀或头重如裹；鼻黏膜红肿较甚，中鼻道或鼻裂等处可见黏脓性分泌物；前额、颌面及鼻根等部位有压痛；全身可有胸脘痞闷，倦怠乏力，食少纳呆，小便黄赤；舌红、苔黄腻，脉滑数。

4.肺气虚寒证 鼻涕白黏而量多，鼻塞，时有喷嚏，嗅觉减退，遇风冷则诸症加重；鼻黏膜色淡肿胀，中鼻甲肥大或见息肉样变，中鼻道及嗅裂处有白黏分泌物；头昏头胀，气短乏力，声微懒言，自汗恶风，咳痰白黏；舌淡、苔薄白，脉缓弱。

5.脾气虚弱证 鼻涕白黏，量多，嗅觉减退，鼻塞较重，头晕头重或闷胀；鼻黏膜色淡肿胀，中鼻甲肥大或息肉样变，中鼻道及嗅裂等处可见白黏分泌物；面色萎黄，肢倦乏力，纳差少食，腹胀便溏；舌淡胖有齿痕、苔薄白或白腻，脉细弱。

（三）治疗原则

鼻渊的治疗在辨明外感内伤与虚实寒热的基础上进行。外感所致鼻渊多选用中药和针刺治疗，以风热或风寒化热之实证为主，治宜疏风清热、宣肺通窍，中药治疗可选用银翘散合苍耳子散加减，针灸治疗可选用合谷、商阳、大椎、风池等穴，以针刺泻法。内伤所致鼻渊，多以肺、肝胆、脾胃脏腑失调为主，且有虚实之不同。根据辨证所得，实证鼻渊，以胃热熏蒸为主者应清胃泻火，宣肺通窍，方药选用凉膈散加减，针刺治疗可选用厉兑、内庭、合谷、曲池等，予以针刺泻法；肝胆湿热者，应清利肝胆，化浊通窍，方药选用龙胆泻肝汤加减，针刺治疗可选用太冲、关冲、液门、章门等穴，清利肝胆。虚证鼻渊，多以补肺固表、托毒排脓和健脾益气、升清通窍为主，可予以补中益气汤，并配合艾灸治疗。

需要注意的是，鼻渊毕竟是鼻流浊涕，量多不止，且头痛、鼻塞症状为主的鼻病。因此，在辨证治疗的基础上应注意配合排脓、止痛药物的使用。

（四）化脓灸治疗

1. 主要处方

第 1 组取穴：肺俞（9 壮）、大椎（9 壮）、风门（9 壮）。

第 2 组取穴：足三里（7 壮）。

配穴：肺气虚寒配气海；脾气虚弱配脾俞、胃俞。

2. 方义　督脉总督一身之阳经，为阳脉之海，故取大椎。取足太阳经脉之风门、肺俞以疏通足太阳经气和宣通肺气，因肺主皮毛，足太阳主一身之表，使邪从表解，以达到散风寒解表邪的目的。足三里为保健要穴，灸之可补肺气，健旺脾气，强壮补虚，扶正祛邪。肺气亏虚取气海摄纳以引气纳元；脾气虚弱取脾俞、胃俞以健运脾胃。

治疗周期：第 2 组穴位在第 1 组穴位行化脓灸疗法结束后 14 天进行。

3. 操作

（1）施术前准备

药艾炷制作：将特配中药共研细末和艾绒拌匀，盛瓶备用。施治时以手捏成直径 0.6 ～ 0.8cm、高 1 ～ 1.2cm 较紧的圆锥体，备齐灸治穴位所需壮数的艾炷。

辅助工具：打火机或火柴、线香等点火工具；治疗盘、弯盘、镊子、消毒棉签、消毒棉球、消毒镊子、一次性注射器等辅助用具（具体根据临床操作需求准备）。

穴位定位：根据化脓灸的部位，选择患者舒适、医者便于操作的治疗体位。常用体位有仰卧位、侧卧位、俯卧位、俯伏坐位、侧伏坐位。

消毒：施灸前应该对受术者施灸部位进行消毒，灸区消毒可用 0.5% ~ 1% 碘伏棉球在灸区部位由中心向外做环形擦拭消毒。施术者双手应用肥皂或洗手液清洗干净，再用速干手消毒剂消毒。

局部麻醉：使用 2% 利多卡因或 1% 普鲁卡因，以每穴 0.5 ~ 1mL 进行局部麻醉，皮丘直径约 1.5cm。

（2）施术方式

涂抹介质：将大蒜汁均匀涂拭在局部麻醉的穴位上，涂拭范围应大于艾炷底座直径。

放置艾炷：将艾炷置于选定的穴位上，放置平稳，防止燃烧时倾倒。

点燃艾炷：用线香或打火机从艾炷顶端点燃，医者应守在旁边，若患者出现不适感，医者可轻轻拍打或抓捏穴位四周。艾炷燃尽后继续换一个新艾炷，如此反复直至所需壮数。

（3）施术后处理

灸后化脓敷贴：施灸后，用消毒干棉球擦净灸穴遗留物，然后用消毒湿棉球消毒灸穴待干。将化脓灸膏药置于烤灯下 20 ~ 30cm 处烘烤，温度适宜在 38 ~ 40℃（膏药刚能撕开，未见小气泡冒起），再将膏药贴于穴位处，必要时可用创可贴加固，以防松脱。

灸穴换药：换药时先暴露灸穴，用镊子去除药膏，动作要轻柔，以免患者疼痛、灸穴出血。再用消毒药水消毒灸穴，需从灸穴中点向外，以防感染，并清除灸穴脓液和周围残存的药膏。然后用消毒棉球擦净周围皮肤，亦是从灸穴中心向外的顺序。最后烘烤药膏，烘烤程度为药膏变软，无药膏溢出，烘烤过度会导致敷贴不紧，影响化脓及治疗效果。敷贴药膏需平整牢固，必要时可用创可贴加固。

（五）其他疗法

1. 体针　每次选主穴和配穴各 1～2 穴，每天针刺 1 次，7～10 天为 1 疗程，手法以捻转补法为主，留针 20 分钟。主穴：迎香、攒竹、上星、禾髎、阳白。气虚有寒者，配列缺、合谷、足三里；肺经有热者，配印堂、内庭、尺泽。

2. 贴压耳穴　取患者一侧内鼻、前列腺、鼻柱耳穴贴压固定王不留行籽。每耳穴药籽按压 1～2 分钟，每天 3～6 次，3 天更换贴压另一侧耳穴。

3. 艾条灸法　鼻渊虚寒证多用灸法。每次选取主穴及配穴各 1～2 穴，悬灸 20 分钟灸至患者焮热、皮肤潮红为度，7～10 天为 1 疗程。主穴：囟会、前顶、迎香、四白、上星。配穴：足三里、三阴交、肺俞、脾俞、肾俞、命门。

4. 滴鼻　用苍耳子、辛夷、白芷、川芎、细辛、藿香、鹅不食草等具有芳香通窍作用的中药，配以适量的薄荷、冰片，做成滴鼻剂滴鼻，如鼻炎灵滴剂。适用于久病鼻塞，鼻涕黏稠，黏膜干燥，嗅觉减退者，每次每侧鼻腔 2～3 滴，每日 4 次。

5. 热熨法　用荜茇、天南星研末，炒热包裹，温熨囟前 20～30 分钟，每日 1～2 次，有温经散寒通窍的作用。适用于儿童肺脾气虚证鼻窒、鼻渊者。

6. 雾化吸入　可用内治法，利用中药在煎煮药液过程中产生的蒸汽雾滴吸入鼻内起到治疗作用。亦可用中药煎煮液或中成药注射剂如清热解毒注射液、柴胡或黄芪注射液做超声雾化吸入。清热解毒注射液或柴胡注射液适用于鼻窒、鼻渊肺经蕴热者，黄芪注射液适用于鼻渊肺脾气虚者。每次 20 分钟，每日 2 次。

7. 上颌窦穿刺　用于上颌窦炎者。此方法既有助于诊断，也可用于治疗，但应在全身症状消退和局部炎症基本控制后施行。有的患者一次冲洗即愈，否之，则每周冲洗 1 次，直至再无脓液冲洗出。

8. 单方验方

（1）蒲公英、地丁、丝瓜络各 30g，白芷、苍耳子各 12g，每日 1 剂，水煎服。适用于外感风热，鼻渊初病，鼻塞，流黄浊涕，量多不止者。

（2）苍耳子、辛夷各 15g，川芎、丹参各 30g，每日 1 剂，水煎服。适用于以头痛明显、伴鼻塞、流脓涕为主要症状之鼻渊。

（3）鱼腥草、白芷、羌活、黄芩各 15g，每日 1 剂，水煎服。适用于肺中痰热上蒸所致之鼻渊，症见鼻流黄涕，量多不止，鼻塞，嗅觉减退及头中胀痛者。

【预防与调护】

（一）预防

1. 及时彻底治疗伤风鼻塞及邻近器官（如乳蛾、牙痛、牙宣）等疾病。

2. 防止鼻旁窦炎的形成。采用正确的擤鼻方法，以免引起急慢性鼻旁窦炎。禁用手挖鼻，以免引起鼻疔等炎症。保持鼻腔通畅，以利于鼻腔及窦窍浊涕引流排出。

3. 体育锻炼：指导患者降低工作强度，多休息，外出时戴口罩。嘱托患者锻炼身体，中医学认为锻炼形体可以使气血流畅，旺盛脏腑功能，从而使身体健康，增强体质，预防疾病。早晨可用冷水洗脸，以增强鼻腔黏膜的适应能力及抗病能力。

（二）调护

1. 生活调护　鼻渊患者需要注意保暖，夏日不宜太贪凉，不能整天在空调环境里待着，也不能过食冷饮及冷冻的食物；冬天要注意保暖，避免受凉以预防感冒，特别是头部需要注意保暖。注意改善生活及工作环境，减少环境污染。

2. 饮食调护　饮食宜清淡营养，忌食肥甘、厚腻、辛辣、刺激、寒凉之品。

3. 精神调理 避免精神刺激和过度劳累，因精神刺激、过劳不利于机体的康复。青少年患者应适当参加体育活动以促进身心的发育；老年患者因身体抵抗力差，可参加太极拳、气功等健身活动，增强体质，减少发病。

【医案选粹】

患者，男，30 岁。2018 年 10 月 20 日初诊。

主诉：反复鼻塞、流脓涕 4 年余，加重 1 周。现病史：患者 4 年前因感冒受凉后出现鼻塞、流脓涕，伴喷嚏，睡觉时喜张口呼吸，间或流鼻血，2～3 分钟可自行停止，当时未予重视，其间症状反复，1 周前患者感受风寒后鼻塞、流脓涕症状加重，遂前来慈利县中医医院门诊就诊。刻下症：面色偏白，鼻塞，遇寒加重，喷嚏时作，嗅觉减退，头昏，头胀，气短乏力，语声低微，舌质淡，苔薄白，脉缓弱。专科查体：鼻黏膜淡红肿胀，中鼻甲肥大，中鼻道可见有黏性分泌物。

中医诊断：鼻渊（肺气虚寒证）；西医诊断：慢性鼻窦炎。

辨证分析：患者以鼻塞、流脓涕为主症，属中医学"鼻渊"范畴，病位在鼻，以窦窍为主，病位主脏在肺。患者 4 年前因外感风寒，风寒之邪侵袭肺卫，肺气失宣，肺津不化发为此病。患者病程日久，邪盛正虚，肺气虚弱，无力托邪，邪滞鼻窍，则鼻塞、涕多、鼻甲肿大、嗅觉减退；肺卫不固，腠理疏松，故遇寒则鼻塞加重、鼻涕增多、喷嚏时作。结合患者乏力、语声低微、头昏及舌质淡、苔薄白、脉弱无力等舌脉象，辨证为肺气虚寒。

治法：以补肺通窍、祛风散寒为基本治则，予以化脓灸治疗。①艾炷制作：将苍耳子、辛夷、白芷、川芎、细辛等中药按一定比例研制成粉，与陈艾绒拌匀装瓶备用，施灸时手工将艾绒做成直径 0.6～0.8cm、高 1～1.2cm 较紧的圆锥体，每燃一炷为 1 壮。②选穴：第 1 组，肺俞（双，9 壮）、大椎（双，9 壮）、风门（双，9 壮）；第 2 组，足三里（双，7 壮）、脾俞（双，7 壮）、胃俞（双，7 壮）。③操作：灸治时先将穴位按常规消毒，然后用 1% 普鲁卡因 0.5 ～ 1mL 局部麻醉，再于大蒜汁涂拭麻醉后的穴位上施灸，完成所需壮数后，在穴位上贴上自制的化脓灸药膏，3 天后换药，每日 2 次。第 2 组穴位在第 1 组穴位灸治结束后 14 天进行。

患者 2 组穴位治疗结束后鼻塞、流脓涕症状明显改善，2 疗程治疗结束后，诸症皆有改善。1 年后随访，未见复发。

按语：本则医案患者以鼻塞、流脓涕为主症，诊断为慢性鼻窦炎，结合四诊资料辨为肺气虚寒证，治疗应以补肺通窍、祛风散寒为基本治则。第 1 组穴位肺俞、大椎、风门，主要体现增强肺气、坚固卫表的功能，其中肺俞为肺气所注之气，灸之能补益肺气，恢复肺脏宣发肃降之功；大椎为手足三阳经与督脉阳气汇合之处，灸之可鼓舞一身上下之阳气，并增强卫表之气；取风门不仅可以补肺益气，亦可固表卫外，强化机体免疫功能。第 2 组穴位足三里为保健要穴，灸之可补肺气，健旺脾气，强壮补虚，扶正祛邪；脾俞、胃俞以健运脾胃，增强气血。两组穴位针对患者病机而设，循序渐进改善患者脏腑机能，以调节机体阴阳，达补肺通窍、祛风散寒之功。

第十节　喉　痹

喉痹根据发病因素和病程长短可分为急喉痹和慢喉痹。急喉痹常由于风、寒、热、燥等外邪侵袭肺卫结于咽部，或肺、胃、痰火上灼咽喉所致，临床主要表现为咽部红肿、灼热疼痛、干燥、异物感等；无明显地域性，在人群中分布极广，男女老幼皆可患病，常见于冬春与秋冬之交发病；病程短，易治愈，平时应注意防寒保暖，合理饮食，适当锻炼。慢喉痹是指咽部干燥、痒痛不适、咽内异物感、经久不愈的一种慢性咽病，其病因病机复杂，多由急喉痹反复发作转变而来。慢喉痹的发病率较高，病情易反复，且缠绵难愈，因此给患者的工作、生活带来一定的影响。平时应预防急喉痹的反复发生，保持咽部卫生，戒烟戒酒，调畅情志。

"喉痹"一名，首见于《五十二病方》，《黄帝内经》中有多处关于喉痹的记载，并在《素问·阴阳别论》中指出阴阳失调是导致喉痹发生的基础，如"一阴一阳结，谓之喉痹"。东汉末年，张仲景在《伤寒论》中首次论述了少阴型咽痛，这一观点对后代医家认识阴虚火旺型咽痛有重要的指导意义。宋代医家许国祯在《御药院方·卷九》一书中初次将喉痹分为急喉痹与慢喉痹，说明当时人们对咽喉疾病有了更进一步的了解。朱丹溪认为痰热和虚火是导致喉痹的重要病机，曾在《丹溪心法》中讲述："喉痹，大概多是痰热，重者用桐油探吐。一方，射干，逆流水吐之。又方，李实根皮一片，嚼口内，更用……。咽喉生疮痛，是虚热血虚，多属虚火游行无制，客于咽喉也。用人参、荆芥、蜜炙黄柏。"并记叙了滴鼻法、嚼化法等多种治疗喉痹的外治方法。后世医家也有认为虚火喉痹与脾胃亏虚有关的。如《外科正宗》："夫咽喉虽属于肺，然所致有不同者，自有虚火实火之分……假如虚火者，色淡微肿，脉也细微，小便清白，大便自利，此因思虑过多，中气不足，脾气不能中护，虚火易致上炎……"指出了脾气亏虚也能导致虚火上炎，引起虚火喉痹。可见中医发展至今，关于喉痹的发病机制及中医论治体系已逐渐规范。当下，由专家共识将喉痹疾病的表述范围缩小，最终将喉痹分为急性、慢性喉痹，系对应于急性、慢性咽炎。

西医学中的急性咽炎、慢性咽炎可参考本病进行辨证论治。

【病因病机】

（一）病因

古人认为喉痹多可在内伤、外感、寒热、虚实几个方面辨证。急喉痹多因实证导致，主要可分为外邪侵袭和脏腑失调，其中外邪侵袭多因外感风寒、风热、燥热使人致病；脏腑失调主要为热邪壅盛于肺胃或痰热壅盛。而慢喉痹多由素体本虚、肾阴不足、饮食失节、思虑劳倦过度等因素引发。

1. 外邪侵袭　外邪侵袭是急喉痹的常见病因，风寒入侵，导致咽喉经络闭塞，气血运行不利则咽痛；风热侵袭，耗伤肺气，同时热盛伤津，津液流失，咽部失养。风、寒、热等外邪停留于卫表，同时可出现发热、恶寒等营卫不和之象。

2. 饮食失节　素嗜肥甘厚味、辛辣滋腻、醇酒炙煿等物，导致中焦运化失职，可聚湿生痰。痰湿之邪，积久化热，痰火上灼，直达咽喉汇聚之处，导致咽窍失养。

3. 阴阳虚损　患者素体不强，或温热病后，或过食辛辣，或房劳过度导致肾阴受损，肾阴亏虚，阴液不足，虚火上炎，灼于咽喉，引发喉痹；寒凉攻伐太过，操劳过度，思虑忧伤，或久病误治，以致脾肾阳虚，虚阳浮越，上扰咽喉而为病。

4. 情志失调　忧郁恼怒、思虑过度等不良情绪的长期刺激，可导致肝气郁而不畅，导致肝失疏泄，气机郁滞，影响津液运行，导致津液聚而成痰，痰郁而化热，痰火循经上炎，灼伤咽喉为病。

5. 痰瘀互结　饮食不节，损伤脾胃，或气机不畅，津液输布失常等原因导致痰浊内生，阻滞血脉，进一步导致血行不畅；或急喉痹反复发作，余邪滞留，久则气血壅滞引发慢喉痹。

（二）病机

本病的基本病机为邪气壅结咽喉，或咽喉失养致咽喉不利。多因受凉、饮食不当、调养失当所诱发。咽喉位于人体颈部，是人体经脉重要的通行之道，在十二经脉中肺经、大肠经、胃经、脾经、肾经、小肠经、肝经、心经均与咽喉相联络，因此虽然在生理结构上咽通于胃，喉为肺系，但喉痹的病机却不局限于肺胃二系。

喉痹有急喉痹与慢喉痹之分，急喉痹多为外邪侵袭所致，临床表现多以实证为主。风为百病之长，常夹他邪合而伤人，风邪具有清扬之性，易伤及人体头面之处，《素问·太阴阳明论》指出"伤于风者，上先受之"，因此咽喉常为外邪伤及之处。风寒之邪，袭手太阴肺经之门户，导致局部经络闭塞，气血运行不利则咽痛，寒邪客于肺系，宣降失调，则吞咽功能受限。如《景岳全书·卷二十八·咽喉》中指出："是必以少阴少阳之火令，太阳之寒令，太阴之湿令，而复兼风寒之邪，皆有此证，故治此者，不必治喉痹，但治外邪，其喉自愈。"急喉痹是由风寒外袭，邪郁不能外达所致，并指出"治外邪"病"自愈"的治疗原则。另外，风热侵袭，易损伤肺络，灼伤肺津，并引发肺失宣降，使咽部失养，引发咽痛等表现，《太平圣惠方·卷之十五》中曾提到风热之邪引发喉痹的记载："风邪热气，搏于脾肺，则经络阻塞不通利，邪热攻冲，上焦壅滞，故令咽喉疼痛也。"脾胃热盛，痰热内蕴，痰热之邪上犯咽喉，局部脉络损伤，气血运行不畅，也会出现咽喉部的灼热肿胀，并伴有口臭、口中黏腻不爽、压痛等表现。如《太平圣惠方·卷三十五》说："夫咽喉卒肿痛者，由人脏腑充实，脾肺暴热之所致也。"《外科正宗·卷二》亦说："实火者，过饮醇酒，纵食膏粱，叠褥重衾，食餐辛烈，多致热积于中，久则火动痰生，发为咽肿。"急喉痹绝大多数可在短时间内获得治愈，预后良好。若治疗不当或患者本身是特异体质，可迁延为慢喉痹，甚至可诱发肺系疾病，以及水肿、心悸等病证。慢喉痹的发生多与脏腑虚损，咽喉失养相关。咽与肺相通，肺阴亏虚则生内热，循经上扰可致咽干咽痛；肺为水之上源，有行水之功，肺虚易水液布散失调致咽干。《素问·阴阳类论》阐述了咽干的病位在于脾。津液的生成和输布有赖于脾，脾土亏虚可致津液生成减少和输布障碍，从而导致咽干。《灵枢·经脉》曰："是主肾所生病者……咽肿，上气，嗌干及痛。"少阴之阴被伤可致虚热循经上扰于咽喉而致咽痛，如《伤寒论》中的猪肤汤证。另外喉痹也可由大肠经、小肠经、肝经、心经病变所引发，因此临床应详查病症，明辨病机，以明确喉痹的病变机理，正确指导选穴用药。

【鉴别与诊断】

（一）诊断要点

1. 急喉痹 是因外邪客于咽部所致，以咽痛、咽黏膜肿胀为特征的急性咽病，主要指急性咽炎。

（1）病史：可有感冒病史，或有接触高温、粉尘环境及嗜食辛辣肥甘史。

（2）症状：起病急，咽痛灼热，病情重者有吞咽困难及恶寒、发热等。

（3）检查：咽部黏膜及悬雍垂、咽侧索充血肿胀，咽后壁淋巴滤泡红肿。

（4）应与乳蛾、急喉风相鉴别。

2. 慢喉痹 是因脏腑虚弱，咽部失养，或邪滞于咽所致，以咽部不适、咽黏膜肿胀或萎缩为特征的慢性咽病，主要指慢性咽炎。

（1）病史：可有急喉痹反复发作史，或嗜好烟酒、辛辣食物史，或长期接触有害气体史。

（2）症状：咽部干燥，咽痒咳嗽，轻微疼痛，灼热感或有异物不适感等。

（3）检查：咽黏膜、悬雍垂、咽侧索肥厚，咽后壁淋巴结滤泡增生，甚者融合成片；或咽黏膜干燥萎缩。

（二）鉴别诊断

1. 急乳蛾 咽痛明显，咽部检查可见喉核肿大或可见其表面有脓点，可连成伪膜。喉痹患者咽部检查喉核不肿大，其表面亦无脓点。

2. 喉关痈 常见于急乳蛾之后，发于一侧喉核上方的软腭，疼痛剧烈，红肿隆突，腭垂被推向对侧，触压患部有波动感。

3. 梅核气 发病有明显的情志因素，咽异物感明显，咽肌膜无明显充血肿胀或肥厚改变，经暗示治疗，症状可迅速消失。与慢喉痹易混，鉴别关键在于诱发或加重因素，症状与情绪有关者，为梅核气。

【辨证论治】

（一）辨证要点

1. 急喉痹

（1）辨表里　发病急，病程短，病起发热恶寒，头痛鼻塞，咽痛不剧，舌质淡红，舌苔白或微黄，脉浮者为表证；病程较长，高热口渴，便结溲赤，咽痛剧烈，舌红苔黄，脉洪数者为里证。

（2）辨寒热　喜冷恶热，口渴引饮，咽部灼热干痛，黏膜红肿，脉数而有力，躁急多烦者属热证；无实热诸证，而咽痛轻微，口淡不渴，黏膜淡红，脉浮紧，形体薄弱者属寒。

（3）辨咽痛　咽痛是急喉痹的主要症状和特点，其出现皆因邪毒所致，因为不论风寒、风热或肺胃热盛，皆为邪毒壅滞，结灼咽喉而出现咽痛之症。其辨在于：因于风寒可见咽喉微痛不适，或刺痛，吞咽不利；因于风热见咽部灼热干痛，吞咽时明显；因于肺胃热盛所致者，则见咽喉灼热，疼痛剧烈，吞咽困难。

（4）辨咽肿　急喉痹病患，咽部肌膜有不同程度的肿胀改变，依据其肿胀程度可以辨寒热。一般咽部微肿或不肿，喉核不红肿，多因于风寒；咽部及蒂丁肿胀，咽底肿胀或有小瘰突起，多因于风热；蒂丁肿胀较著，咽底小瘰肿大者，多为肺胃热盛。

（5）辨咽肌膜色泽　咽部肌膜微红带紫或淡红，多为风寒为患；咽部肌膜微红或色红，多为风热为患，病尚在表；肺胃热盛则可见咽部、喉关、咽底肌膜色鲜红或深红。

2. 慢喉痹

（1）辨虚损　午后颧红，五心烦热，咽干少饮，灼热微痛，脉细数无力者为阴虚；面色萎黄，倦怠乏力，咽干微痛，欲热饮，脉缓弱无力者为气虚。辨虚损重点是：察症，审脉，兼顾素体禀赋。

（2）辨咽干　阴虚见咽干而少饮；气虚则咽干而时欲热饮。

（3）辨咽痛、异物感　咽部灼热隐痛，如痰或异物黏着感，常有"吭、喀"之动作，诸症午后加重，多为阴虚；咽喉微干痛，有异物梗阻感或痰黏着感，上午及过劳后加重，多为气虚。

（4）辨肌膜色形　咽部肌膜黯红、微肿或肥厚，咽底小瘰高突，粒小紧束如帘珠状，或咽底肌膜干燥、变薄、苍白发亮，多为阴虚所致；咽肌膜色淡微肿，喉底小瘰增生，粒大而扁平色淡，或融合成块，咽底肌膜可有白黏分泌物黏着，多为气虚。

（二）临床证候

1. 急喉痹

（1）外感风热　咽痛灼热，吞咽不利，咽黏膜色鲜红肿胀，兼有发热恶寒，头痛，咳嗽痰黄；舌边尖红、苔薄白或薄黄，脉浮数。

（2）外感风寒　咽部微痛，咽黏膜色淡红肿胀，恶寒头痛，咳嗽痰稀；舌淡红、苔薄白，脉浮紧。

（3）肺胃热盛　咽痛较剧，吞咽困难，咽黏膜红肿，咽后壁淋巴滤泡红肿，口渴多饮，口气臭秽，咳嗽痰黏，便秘尿黄；舌红、苔黄，脉洪数。

2. 慢喉痹

（1）肺肾阴虚　咽部微痛，干痒咳嗽，灼热或咽部哽哽不利，咽黏膜微红、干燥或萎缩，或有手足心热，午后颧红，失眠多梦，耳鸣；舌红、苔薄，脉细数。

（2）脾胃虚弱　咽干微痛，咽喉不适，痰黏着感，咽黏膜淡红或微肿，咽后壁淋巴滤泡增生，口干不欲饮或喜热饮，或恶心，呃逆反酸，倦怠乏力，少气懒言，或腹胀，胃纳欠佳，大便不调；舌淡红，边有齿印，舌苔薄白，脉细弱。

（3）脾肾阳虚　咽部异物感，哽哽不利，痰涎稀白，病程日久，咽黏膜色淡，形寒肢冷，腹胀食少，大便稀薄；舌淡胖、苔白，脉沉细。

（4）痰瘀互结　咽部微痛，伴异物梗阻感，痰黏着感，咳痰不爽，咽黏膜黯红，或见恶心欲吐，胸闷不舒；舌黯红或有瘀斑、瘀点，苔薄白，脉弦滑。

（三）治疗原则

1. 急喉痹　凡治本病，首先辨表里，次辨寒热，再审病之所由起。病由外起，多为表证，或兼里热。病之初起，多属实证，"透邪"为先，临床治疗多选用中药及针刺泻法。

风邪兼夹，治有主次。证有外邪相夹，有内外相引。相夹者，有夹寒、夹热之分；相引者，乃风邪引动内热。中药治疗：风热者，以辛凉解表为主，佐以清热利咽；风寒者以辛温解表为主，佐以宣肺利咽；里热偏重，治以清热解毒、化痰通便为主；内热导致里结者，可泻下而导热下行；风与痰浊相引，当治风痰。中药治疗应注意，人有体质强弱不同，病有深浅久暂之分。解表不可大发其汗，不可过多使用苦寒之品；热邪易伤阴，可加一二味养阴清热之品，固护阴液。

针灸治疗，则多以泻法为主，以热证为主者可在少商、商阳穴处点刺放血，另外选用合谷、曲池、内庭行针刺泻法，以清热利咽，风寒为主证者则配用风池、风门以疏风解表。

2. 慢喉痹　凡治本病，首辨虚实。临床所见本病虚证多实证少。虚证之治疗，首辨何脏何腑，因何因而起；次辨阴虚、阳虚，或是气虚；再辨所兼标实之邪，可选用中药、针及灸进行治疗。凡治虚证，因本虚难复，贵在徐徐渐进，持之以恒，缓以图治，必日见其功。切不可操之过急，否则欲速则不达。

针灸治疗阴虚者可选用太溪、照海、阴陵泉，滋阴润喉，可用针刺平补平泻治法；气虚及阳虚者可选用气海、关元、足三里，益气温阳，疏利咽喉，可选用针刺治疗或灸法。

（四）化脓灸治疗

1. 主要处方

慢喉痹：

第 1 组：太溪（5 壮）、照海（5 壮）、列缺（5 壮）。

第 2 组：气海（5 壮）、足三里（5 壮）、肺俞（5 壮）。

配穴：肺肾阴虚配膏肓（9 壮）；脾胃虚弱配脾俞（9 壮）、胃俞（9 壮）；脾肾阳虚配脾俞（9 壮）、肾俞（9 壮）；痰瘀互结配膈俞（9 壮）。

2. 方义　太溪为肾之原穴，有滋阴降火作用；照海属足少阴肾经，通阴跷脉，列缺属手太阴肺经，通任脉，二穴相配，为八脉交会组穴，专治咽喉疾患；气海、足三里为补益要穴，可益气温阳，气行血畅，以化散痰瘀之邪，疏利咽喉；肺俞穴为肺气汇聚之处，灸之可调节肺气，恢复肺之宣肃功能。

治疗周期：第 2 组穴位在第 1 组穴位灸治结束后 14 天进行。

3. 操作

（1）施术前准备

药艾炷制作：将特配中药共研细末和艾绒拌匀，盛瓶备用。施治时以手捏成直径 0.6 ～ 0.8cm、高 1 ～ 1.2cm 较紧的圆锥体，备齐灸治穴位所需壮数的艾炷。

辅助工具：打火机或火柴、线香等点火工具；治疗盘、弯盘、镊子、消毒棉签、消毒棉球、消毒镊子、一次性注射器等辅助用具（具体根据临床操作需求准备）。

穴位定位：根据化脓灸的部位，选择患者舒适、医者便于操作的治疗体位。常用体位有仰卧位、侧卧位、俯卧位、俯伏坐位、侧伏坐位。

消毒：施灸前应该对受术者施灸部位进行消毒，灸区消毒可用 0.5% ～ 1% 碘伏棉球在灸区部位由中心向外做环形擦拭消毒。施术者双手应用肥皂或洗手液清洗干净，再用速干手消毒剂消毒。

局部麻醉：使用 2% 利多卡因或 1% 普鲁卡因，以每穴 0.5 ～ 1mL 进行局部麻醉，皮丘直径约 1.5cm。

（2）施术方式

涂抹介质：将大蒜汁均匀涂拭在局部麻醉的穴位上，涂拭范围应大于艾炷底座直径。

放置艾炷：将艾炷置于选定的穴位上，放置平稳，防止燃烧时倾倒。

点燃艾炷：用线香或打火机从艾炷顶端点燃，医者应守在身旁，若患者出现不适感，医者可轻轻拍打或抓捏穴位四周。艾炷燃尽后继续换一新艾炷，如此反复直至所需壮数。

治疗周期：第 2 组穴位在第 1 组穴位灸治结束后 14 天进行。

（3）施术后处理

灸后化脓敷贴：施灸后，用消毒干棉球擦净灸穴遗留物，然后用消毒湿棉球消毒灸穴待干。将化脓灸膏药置于烤灯下 20～30cm 处烘烤，温度适宜在 38～40℃（膏药刚能撕开，未见小气泡冒起），再将膏药贴于穴位处，必要时可用创可贴加固，以防松脱。

灸穴换药：换药时先暴露灸穴，用镊子去除药膏，动作要轻柔，以免患者疼痛、灸穴出血。再用消毒药水消毒灸穴，需从灸穴中点向外，以防感染，并清除灸穴脓液和周围残存的药膏。然后用消毒棉球擦净周围皮肤，亦是从灸穴中心向外的顺序。最后烘烤药膏，烘烤程度为药膏变软，无药膏溢出，烘烤过度会导致敷贴不紧，影响化脓及治疗效果。敷贴药膏需平整牢固，必要时可用创可贴加固。

（五）其他疗法

1. 急喉痹

（1）体针　主要选用手太阴经，手足阳明经及任、督脉等经络的穴位。常用穴位有列缺、尺泽、鱼际、合谷、手三里、陷谷、足三里、内庭、人迎等。每次选 3～4 穴，每天 1～2 次，用泻法。可采用放血疗法，若红肿痛甚时，在耳轮 1、2、3 上用三棱针，针刺 1～2 分深，放血 1～2 滴；或在耳壳背部找出明显之小静脉，用三棱针刺破，放血 2～5 滴。亦可用针刺少商、商阳出血 1 ～ 2 滴。

（2）耳针　选穴：咽喉、肺、心、肾上腺、神门，用耳针刺或用王不留行籽贴压，每日按压 3 次，每穴 1 分钟，两耳交替进行。

（3）吹药法　适用于各型急喉痹。所用药物一般以气味芳香、清热解毒、消肿止痛为主。常用药物有冰硼散、珠黄散、双料喉风散、西瓜霜喷剂等，可根据局部红肿疼痛等情况选用。每隔 1 ～ 2 小时吹药 1 次，每次约 0.2g。

（4）含漱法　用于燉赤肿胀，疼痛较剧者。有清热消肿、止痛利咽、清洁口咽作用。可用金银花、菊花、薄荷煎水含漱。

（5）含化法　用具有清热解毒、祛瘀消肿、润燥生津作用的药物制成丸剂或片剂，含于口内，使药物缓缓溶解，较长时间作用于咽部。可选用铁笛丸、草珊瑚含片等。

（6）吸入法　适用于各型急喉痹。所用药物一般以辛香散邪为主。亦可根据证情之寒热选用相应药煎煮后，蒸气吸入或超声雾化吸入，每日 1 ～ 2 次，每次 15 分钟。

（7）单方验方

1）桔梗 5g，生甘草 3g，川贝母 5g，黑元参 9g，赤小豆 9g，山豆根 9g，生栀子 9g，川连 3g，生石膏 9g，薄荷 5g，净蝉衣 2g，射干 6g。主治实证喉痹，并治实证喉痛。早期可连服 2 ～ 3 剂。

2）疏风清热汤：荆芥，防风，牛蒡子，甘草，金银花，连翘，桑白皮，赤芍，桔梗，黄芩，天花粉，玄参，浙贝母。

2. 慢喉痹

（1）针刺　主要选用足少阴肾、手太阴肺等经脉的穴位。常用穴有合谷、内关、足三里、曲池、肺俞、尺泽、太溪、照海、复溜等。每次选 3 ～ 4 个穴位，每日 1 次，留针 10 ～ 20 分钟，用补法。

（2）耳针　选穴：咽喉、肺、肾、肾上腺、神门等，用耳针留针或用王不留行籽贴压，每日按压 3 次，每穴 1 分钟，两耳交替进行。

（3）埋针　选穴：璇玑，用皮内针平刺埋针，7 天为 1 疗程，换针需休息 3 天。

（4）含化法　用具有养阴清热、润喉生津作用的药物制成药丸或片剂，含于口内，慢慢溶化，较长时间作用于咽部。可选用铁笛丸、草珊瑚含片、西瓜霜含片等。

（5）吸入法　适用于各型慢喉痹。可依据证型不同选用相应药物煎煮后，蒸气吸入或雾化吸入。

（6）后壁注射　适用于咽异物感症状顽固、咽后壁瘰粒明显的患者。在咽后壁注射药液 1 ～ 2mL，每周 1 ～ 2 次，5 次为 1 疗程。药物可选用板蓝根注射液、消痔灵等。

（7）单方验方

1）海浮石 12g，白芥子 12g，清半夏 12g，青皮 12g，陈皮 12g，木香 12g，香附 20g。制用法：共研粉炼蜜为丸，每丸重 10g，日 3 次，每次 1 丸。适应证：情志不舒，肝气郁结，咽喉如物阻塞，吐之不出，咽之不下。主治梅核气（包括咽炎）。

2）苦酒汤：米醋 10mL，蜂蜜 10g，蛋清 1 枚，调匀后慢慢含服，每日 3 次。

3）川贝母 10g，野菊花 15g，麦冬 20g，煎汤，每次送服云南白药 0.5g，每日 3 次，10 天为 1 疗程。

【预防与调护】

（一）预防

首先，对于慢性咽炎患者应注意适度用嗓，在平日生活中一定要注意避免大声喊叫，以及长时间说话。其次要经常开窗通风，保持空气流通，避免接触灰尘、刺激性食物、恶劣空气环境等，另外也要积极治疗可能引起慢性咽炎的相关疾病，比如鼻炎、鼻窦炎等。最后，患者应注意口腔卫生，早晚可用盐水漱口，漱口后不妨再喝一杯淡盐水，可清洁和湿润咽喉，预防细菌感染。慢性咽炎发病与不注意口鼻、身体保暖有关，因此要注意保暖，夏日睡觉时房间内温度不要太低，洗澡后应及时擦干身体、吹干头发，天气寒冷时应佩戴口罩、围巾，使口鼻不受干冷空气的刺激。

（二）调护

喉痹患者应从饮食、用嗓习惯等方面注重疾病的调护。饮食方面，宜饮食清淡，热性喉痹可适当多饮清凉饮料，如绿茶、金银花茶、胖大海等，忌食辛辣炙煿之品，并且拒绝烟酒对肺系的损害，防止肺津灼伤，使咽喉失于滋养。体温过高时，要适当降温及注意休息。注意口咽卫生，早晚饭后漱口、漱咽。改变用嗓习惯，降低讲话分贝，不要长时间讲话，降温时应及时佩戴围巾等保护咽喉，并预防感冒。另外应积极锻炼，增强体质，提高机体素质。改善环境，加强个人防护，尽量减少有害气体对咽部的刺激。积极治疗急喉痹，以减少慢喉痹的发病。调畅情志，乐观豁达，建立战胜疾病的信心。

【医案选粹】

患者，女，25岁。2013年3月10日就诊。

主诉：咽干、咽痒，咽部异物感5年，加重1周。现病史：患者自述5年前因感冒经久未治，后出现咽干、咽痒、咽部异物感，晨起时咳白色黏痰，受凉后加重。平日常自服健民咽喉片、黄氏响声丸等，咽干、咽痒、咽部异物感等症状缓解不明显。自述饮热水后，咽部不适感可暂时减轻。饮食可，小便正常，进食生冷后易出现便溏，时有痛经。刻下症：咽部稍肿，咽部异物感，咽干，少量白色黏痰，咽痛饮热水后改善，怕冷，手脚不温暖，纳寐可，大便时稀，小便调。舌淡红，苔白，脉缓。查体：咽部黏膜稍有充血水肿，咽后壁有5个滤泡增生，呈淡红色。

中医诊断：喉痹（任脉虚寒证）；西医诊断：慢性咽炎。

辨证分析：患者以咽部肿、干、异物感，及少量白色黏痰为主要临床表现，考虑为中医学"喉痹"范畴，其病位在咽喉。患者5年前罹患感冒，而咽喉为肺胃之门户，外邪侵袭，咽喉首当其冲，但病情经久未治，结合患者体质，故留邪损伤咽喉，致此病。任脉为阴经脉气会聚之处，并与督脉共司诸经百脉，协调阴阳。《素问·骨空论》描述任脉循行："任脉者，起于中极之下，以上毛际，循腹里上关元，至咽喉，上颐循面入目。"任脉循行于身前正中，经过咽喉。人们常将咽干不适症状与阴虚或阳热相连，但患者缺少阴虚或阳热的体征，咽部以外症状表现为怕冷，手脚不温暖，大便时稀，并结合患者舌淡红、苔白、脉缓的体征，考虑患者病变核心以阳虚生寒为主，因此该病应从寒论。慢性咽炎所表现出的淋巴滤泡增生、咽侧索肿大等，在中医可归属于"有形之痰"，为"阴成形"的病理改变。寒邪客于任脉，导致阴寒有形之邪内生并阻塞经络，导致津不上承，咽部失养，故见咽部稍肿，咽部异物感，咽干，且不适症状在饮热水后缓解，虚寒之邪伤及肺气，肺气宣肃失司，津液聚而为痰，故见少量白色黏痰。综合四诊信息辨证为任脉虚寒证。

治法：以温任散寒、祛痰利咽为基本治则，采用化脓灸结合隔盐灸治疗。①艾炷制作：将麻黄、桂枝、麝香等中药按一定比例研制成粉，与陈艾绒拌匀装瓶备用，施灸时手工将艾绒做成直径 0.6 ～ 0.8cm、高 1 ～ 1.2cm 较紧的圆锥体，每燃一炷为 1 壮。②化脓灸选穴：第 1 组，关元（7 壮），肾俞（双，7 壮），列缺（温和灸，20 分钟），照海（温和灸，20 分钟）；第 2 组，天突（9 壮），肺俞（双，9 壮），气海（9 壮）。隔盐灸选穴：神阙。③操作：灸治时先将穴位按常规消毒，然后用 1% 普鲁卡因 0.5 ～ 1mL 局部麻醉，再于大蒜汁涂拭麻醉后的穴位上施灸，完成所需壮数后，在穴位上贴上自制的化脓灸药膏，3 天后换药，每日 2 次。第 2 组穴位在第 1 组穴位灸治结束后 14 天进行。隔盐灸治疗：将重 0.7g 的艾绒，制成炷底直径约 1.5cm、炷高约 2.0cm 的艾炷；将适量干燥的粗盐敷于神阙穴上，粗盐形状为以神阙作为中点直径约 8cm 的圆形，高出皮肤约 0.8cm；在粗盐上放置艾炷，用打火机将艾炷点燃；在艾炷烧尽后，更换另一壮艾炷，再次点燃，每次 3 壮，患者可自觉脐部皮肤温热，此穴不宜发疱。从化脓灸治疗的第 1 日开始，于神阙穴进行隔盐灸治疗，每日 1 次，灸艾炷 9 壮；于列缺、照海两穴行温和灸治疗，每日 20 分钟，3 穴均治疗 15 日。

患者 2 组穴位化脓灸治疗结束后自觉咽部爽利，咽喉部异物感、咽干、咽肿减轻明显，嘱患者于家中将上述穴位自行温和灸治疗 1 个月巩固疗效。1 年后随访，未见复发。

按语：本则医案患者以咽喉部异物感、咽干、咽肿为主症，诊断为喉痹（慢性咽炎），结合四诊资料辨为任脉虚寒证，治疗应以温任散寒、祛痰利咽为基本治则。本研究第 1 组穴位取关元、肾俞、列缺、照海四穴，关元属于任脉，可以补益元气，温阳散寒，调和冲任；任脉根于肾，选用肾俞温补肾中元阳，从而发挥温煦作用，除散阴邪，协调阴阳；列缺、照海均为八脉交会穴，列缺从手太阴肺经循喉咙，与任脉相通，搭配照海，可治咽喉疾患，有通利咽窍之效。第 2 组穴位取穴天突、气海、肺俞，主要发挥温补任脉、祛痰利咽的功能，其中天突位于颈项部，可发挥近治作用，起到化痰利咽开窍的作用；气海为任脉之穴，居于脐下，为元气汇聚之处，灸之可补气温阳，通调任脉；咽痛饮热水后改善、怕冷为肺气虚弱之象，因此选用肺俞穴，补肺益气。神阙穴，又称为气舍，位于任脉上，可通诸经百脉，为元阴元阳系结的部位，可通过经脉与五官九窍相联系。《针灸甲乙经》指出："冲脉任脉者，皆起于胞中，上循脊里，为经络之海。其浮而外者，循腹上行，会于咽喉，别而络口唇。"故神阙穴可通过经脉的循行发挥远部效应，治疗咽喉疾病。于神阙穴进行隔盐灸，可达温阳散寒、通调任脉、清利咽喉之效。

附录一

腧穴定位表

经络	常用腧穴	定位
手太阴肺经	中府	在前胸部，横平第 1 肋间隙，锁骨下窝外侧，前正中线旁开 6 寸
	尺泽	在肘区，肘横纹上，肱二头肌腱桡侧缘凹陷中
	孔最	在前臂前外侧，腕掌侧远端横纹上 7 寸，尺泽与太渊的连线上
	列缺	在前臂外侧，腕掌侧远端横纹上 1.5 寸，拇短伸肌腱和拇长展肌腱之间，拇长展肌腱沟的凹陷中
	太渊	在腕前外侧，桡骨茎突与腕舟状骨之间，拇长展肌腱尺侧凹陷中
	鱼际	在掌，第 1 掌骨桡侧中点赤白肉际处
手阳明大肠经	合谷	在手背，第一掌骨和第二掌骨之间，约平第 2 掌骨桡侧的中点
	曲池	在肘外侧，尺泽与肱骨外上髁连线的中点处
足阳明胃经	天枢	在上腹部，横平脐中，前正中线旁开 2 寸
	足三里	在小腿外侧，犊鼻下 3 寸，犊鼻与解溪连线上
	丰隆	在小腿外侧，外踝尖上 8 寸，胫骨前肌的外缘
足太阴脾经	太白	在足内侧，第 1 跖趾关节远端赤白肉际凹陷中
	三阴交	在小腿内侧，内踝尖上 3 寸，胫骨内侧缘后际
	阴陵泉	在小腿内侧，胫骨内侧髁下缘与胫骨内侧缘形成的凹陷中
	血海	在股前内侧，髌底内侧端上 2 寸，股内侧肌隆起处
手太阳小肠经	支正	在前臂外侧，腕背侧远端横纹上 5 寸，尺骨尺侧与尺侧腕屈肌之间

续表

经脉	常用腧穴	定位
足太阳膀胱经	大杼	在背部，第 1 胸椎棘突下，后正中线旁开 1.5 寸
	风门	在背部，第 2 胸椎棘突下，后正中线旁开 1.5 寸
	肺俞	在背部，第 3 胸椎棘突下，后正中线旁开 1.5 寸
	膈俞	在背部，第 7 胸椎棘突下，后正中线旁开 1.5 寸
	肝俞	在背部，第 9 胸椎棘突下，后正中线旁开 1.5 寸
	胆俞	在背部，第 10 胸椎棘突下，后正中线旁开 1.5 寸
	脾俞	在背部，第 11 胸椎棘突下，后正中线旁开 1.5 寸
	胃俞	在背部，第 12 胸椎棘突下，后正中线旁开 1.5 寸
	肾俞	在腰部，第 2 腰椎棘突下，后正中线旁开 1.5 寸
	膏肓	在背部，第 4 胸椎棘突下，后正中线旁开 3 寸
足少阴肾经	太溪	在踝后内侧，内踝尖与跟腱之间的凹陷中
	照海	在足内侧，内踝尖下 1 寸，内踝下缘边际凹陷中
手厥阴心包经	内关	在前臂前侧，腕掌侧远端横纹上 2 寸，掌长肌腱与桡侧腕屈肌腱之间
手少阳三焦经	外关	在前臂后侧，腕背侧远端横纹上 2 寸，尺骨与桡骨间隙中点
足厥阴肝经	行间	在足背，第 1、2 趾间，趾蹼缘后方赤白肉际处
督脉	命门	在腰部，第 2 腰椎棘突下凹陷中，后正中线上
	灵台	在背部，第 6 胸椎棘突下凹陷中，后正中线上
	大椎	在颈后部，第 7 颈椎棘突下凹陷中，后正中线上
任脉	关元	在下腹部，脐中下 3 寸，前正中线上
	气海	在下腹部，脐中下 1.5 寸，前正中线上
	水分	在上腹部，脐中上 1 寸，前正中线上
	中脘	在上腹部，脐中上 4 寸，前正中线上
	膻中	在前胸部，横平第 4 肋间隙，前正中线上
	天突	在颈前部，胸骨上窝中央，前正中线上
经外奇穴	定喘	在脊柱区，横平第 7 颈椎棘突下，后正中线旁开 0.5 寸

附录二

腧穴定位彩图

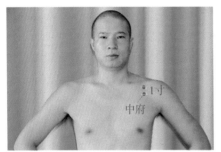

彩图 1　中府

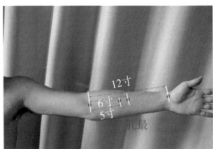

彩图 2　孔最

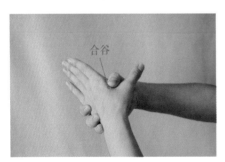

彩图 3　合谷

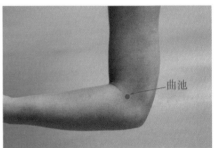

彩图 4　曲池

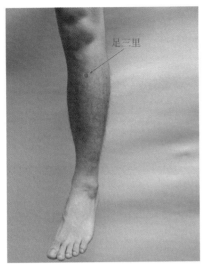

彩图 5 足三里

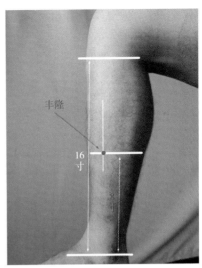

彩图 6 丰隆

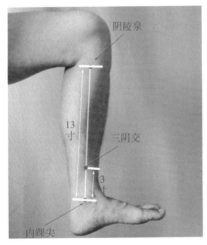

彩图 7 三阴交

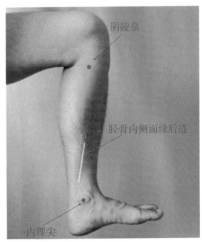

彩图 8 阴陵泉

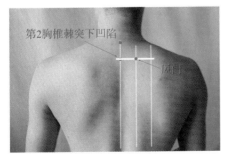

彩图 9 风门

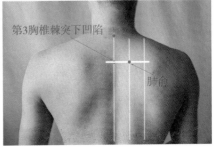

彩图 10 肺俞

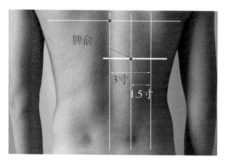

彩图 11　脾俞

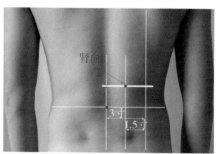

彩图 12　肾俞

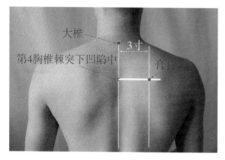

彩图 13　膏肓

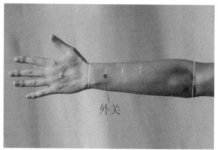

彩图 14　外关

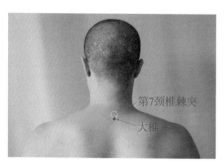

彩图 15　大椎

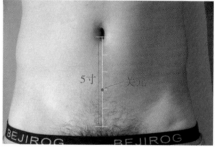

彩图 16　关元

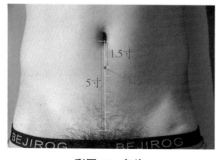

彩图 17　气海

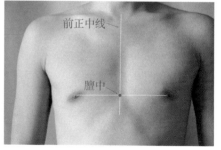

彩图 18　膻中

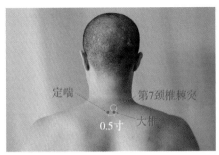

彩图 19　定喘

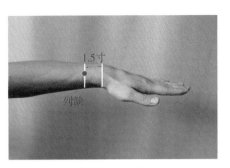

彩图 20　列缺

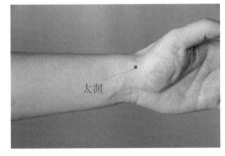

彩图 21　太渊

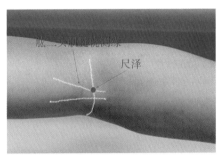

彩图 22　尺泽

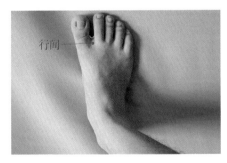

彩图 23　行间

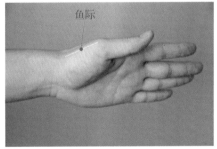

彩图 24　鱼际

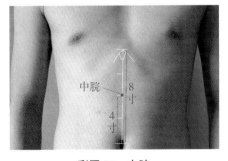

彩图 25　中脘

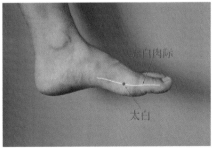

彩图 26　太白

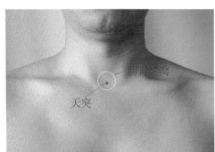

彩图 27　天突

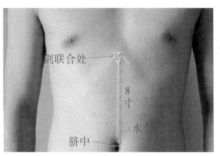

彩图 28　灵台

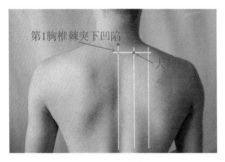

彩图 29　大杼

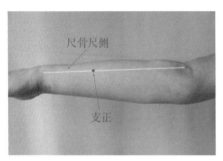

彩图 30　水分

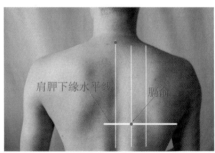

彩图 31　支正

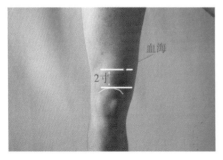

彩图 32　膈俞

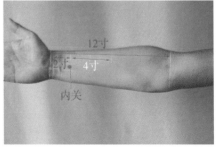

彩图 33　血海

彩图 34　内关

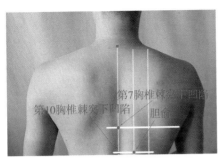

彩图 35 胆俞

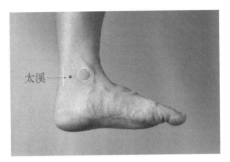

彩图 36 太溪

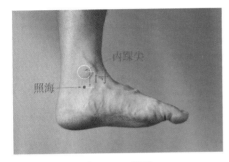

彩图 37 照海

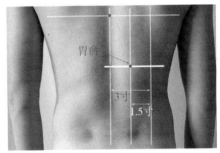

彩图 38 胃俞

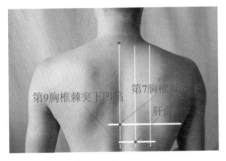

彩图 39 肝俞

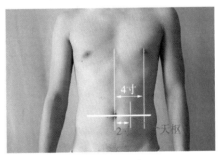

彩图 40 天枢

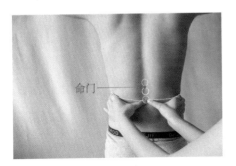

彩图 41 命门

主要参考文献

［1］刘密.艾灸疗法［M］.北京：中国医药科技出版社，2012.

［2］常小荣，洪净，易受乡.图解中国灸疗技法（中英双解）［M］.北京：人民军医出版社，2012.

［3］常小荣，张建斌.针灸医籍选读［M］.北京：中国中医药出版社，2021.

［4］肖泓，韦衮政.中医肺病学［M］.北京：科学出版社，2020.

［5］王廷峰.扶阳化脓灸法［M］.3版.郑州：河南科技出版社，2022.

［6］常小荣，岳增辉.人体经络穴位快速取穴养生图解［M］.长沙：湖南科技出版社，2018.

［7］李建生.中医临床肺脏病学［M］.北京：人民卫生出版社，2015.

［8］梁繁荣，常小荣.针灸学［M］.3版.上海：上海科技出版社，2018.

［9］邵智愚，郭金依，路雪晴，等.改良无痛麦粒化脓灸治疗风邪犯肺型咳嗽变异性哮喘：随机对照试验［J］.中国针灸，2024，44（3）：261-265.

［10］邹容，江宏池，杨华，等.基于艾绒燃烧特性的质量评价标准探究［J］.时珍国医国药，2023，34（7）：1786-1788.

［11］杨永清，尹磊淼，朱维良，等.源自针灸临床的靶标发现科学路径——以针刺防治哮喘为例［J］.中国药理学与毒理学杂志，2021，35（10）：726-727.

［12］曹树琦，沈宇平，蔡卫根.化脓灸述要及灸后治疗［J］.中华中医药杂志，2019，34（6）：2641-2643.

［13］张国山，刘密，章海凤，等.艾灸温通、温补效应之间的关系［J］.时珍国医国药，2013，24（10）：2468-2469.

［14］康晓娥，姚和平，陈明清，等.化脓灸治疗慢性支气管炎30例临床观察及血浆前列腺素F_（2a）测定［J］.湖南中医杂志，1994（2）：14-16.